全国卫生职业教育实验实训规划教材

（供口腔医学、口腔医学技术、口腔护理等专业使用）

口腔护理技术

（第 2 版）

主编　戴艳梅　刘巧玲

手机扫描注册
观看操作视频
一书一码

北京科学技术出版社

图书在版编目(CIP)数据

口腔护理技术/戴艳梅,刘巧玲主编. — 2版. —北京：北京科学技术出版社,2020.7

全国卫生职业教育实验实训规划教材

ISBN 978-7-5714-0952-4

Ⅰ.①口⋯　Ⅱ.①戴⋯　②刘⋯　Ⅲ.①口腔科学－护理学－高等职业教育－教材　Ⅳ.①R473.78

中国版本图书馆 CIP 数据核字（2020）第 082844 号

口腔护理技术（第2版）

主　　编：戴艳梅　刘巧玲
策划编辑：曾小珍
责任编辑：刘瑞敏
责任校对：贾　荣
责任印制：李　茗
封面设计：天露霖文化
出 版 人：曾庆宇
出版发行：北京科学技术出版社
社　　址：北京西直门南大街 16 号
邮政编码：100035
电话传真：0086-10-66135495（总编室）
　　　　　0086-10-66113227（发行部）　0086-10-66161952（发行部传真）
电子信箱：bjkj@bjkjpress.com
网　　址：www.bkydw.cn
经　　销：新华书店
印　　刷：北京捷迅佳彩印刷有限公司
开　　本：710mm×1000mm　1/16
字　　数：323 千字
印　　张：19.25
版　　次：2020 年 7 月第 2 版
印　　次：2020 年 7 月第 1 次印刷
ISBN 978-7-5714-0952-4

定　　价：88.00 元

京科版图书，版权所有，侵权必究。
京科版图书，印装差错，负责退换。

教材评审委员会

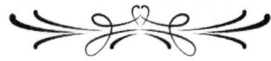

顾问

王　兴（中华口腔医学会名誉会长，中国医师协会副会长，北京大学口腔医学院教授）

刘洪臣（中华口腔医学会副会长，北京口腔医学会监事长，解放军总医院口腔医学中心主任、口腔医学研究所所长）

刘静明（中华口腔医学会理事，北京口腔医学会副会长，首都医科大学附属北京口腔医院副院长，首都医科大学口腔学系副主任，首都医科大学口腔联合教研室主任）

牛光良（中国牙病防治基金会培训部主任，北京口腔医学会副会长，北京中医药大学附属中西医结合医院副院长）

宿玉成（中华口腔医学会口腔种植专业委员会主任委员，中国医学科学院北京协和医院口腔种植中心主任）

赵继志（中华口腔医学会口腔激光医学专业委员会副主任委员、全科口腔医学专业委员会常务委员，中国医学科学院北京协和医院口腔科主任）

王　昊（中华口腔医学会全科口腔医学专业委员会委员，北京口腔医学会口腔颌面影像专业委员会主任委员，首都医科大学附属北京天坛医院口腔科主任）

主任委员

张彦文（天津医学高等专科学校）

副主任委员（以姓氏笔画为序）

马　莉（唐山职业技术学院）

王　庆（天津医学高等专科学校）

王建国（漯河医学高等专科学校）

毛　静（枣庄科技职业学院）

吕瑞芳（承德护理职业学院）

刘小兵（石家庄医学高等专科学校）

孙华祥（聊城职业技术学院）

李占华（邢台医学高等专科学校）
　　李相中（安阳职业技术学院）
　　辛金红（深圳市坪山区康泰健职业培训学校）
　　张紫阳（新乡医学院三全学院）
　　郎庆玲（黑龙江省林业卫生学校）
　　屈玉明（山西卫生健康职业学院）
　　胡景团（河南护理职业学院）
　　袁甬萍（宁波卫生职业技术学院）
　　耿　磊（齐鲁医药学院）
　　郭兴华（潍坊护理职业学院）
　　郭积燕（北京卫生职业学院）
　　戴艳梅（天津市口腔医院）

视频审定专家（以姓氏笔画为序）
　　王　琳（北京大学口腔医院）
　　王　霄（北京大学第三医院）
　　王伟健（北京大学口腔医院）
　　牛光良（北京中医药大学附属中西医结合医院）
　　冯小东（首都医科大学附属北京同仁医院）
　　冯向辉（北京大学口腔医院）
　　冯培明（北京中医药大学附属中西医结合医院）
　　成鹏飞（中国中医科学院眼科医院）
　　刘　刚（北京中医药大学附属中西医结合医院）
　　刘建彰（北京大学口腔医院）
　　刘静明（首都医科大学附属北京口腔医院）
　　李靖桓（首都医科大学附属北京口腔医院）
　　杨海鸥（首都医科大学附属北京同仁医院）
　　张　楠（首都医科大学附属北京口腔医院）
　　陈志远（首都医科大学附属北京同仁医院）
　　郑树国（北京大学口腔医院）
　　胡菁颖（北京大学口腔医院）
　　祝　欣（北京大学口腔医院第二门诊部）
　　姚　娜（北京大学口腔医院第二门诊部）
　　熊伯刚（北京中医药大学附属中西医结合医院）

编者名单

主　编　戴艳梅　刘巧玲
副主编　梁晓波　程淑玲　赵娜娜　杨　楠
　　　　　李浩楠　闫　闯
编　者（以姓氏笔画为序）
　　　　　刘巧玲（黑龙江省林业卫生学校）
　　　　　闫　闯（黑龙江护理高等专科学校）
　　　　　李浩楠（天津市口腔医院）
　　　　　杨　楠（天津市口腔医院）
　　　　　陈子坤（天津市口腔医院）
　　　　　陈晓东（天津市口腔医院）
　　　　　赵娜娜（天津市口腔医院）
　　　　　胡春媛（天津市口腔医院）
　　　　　夏　丽（天津市口腔医院）
　　　　　徐德平（黑龙江省林业卫生学校）
　　　　　梁晓波（天津市口腔医院）
　　　　　程淑玲（天津市口腔医院）
　　　　　戴艳梅（天津市口腔医院）

前言 / PREFACE

本教材为"全国卫生职业教育实验实训规划教材（供口腔医学、口腔医学技术、口腔护理等专业使用）"系列教材之一。

本教材的编写在原有《口腔专科护理》教材的基础上，选取临床常见的26项口腔护理技术，对整体操作流程进行系统的介绍，内容的组织结合临床需求并紧密围绕临床工作，突出了诊疗过程中四手护理配合及医护患沟通的方法和要点，更好地体现了口腔护理专业的内涵。另外，本教材针对临床常用、学生必须掌握的18项操作技术，配套有供学生学习的视频，实现了纸质教材和数字化教材的有机结合，使教学更加形象、生动，加强了对学生职业素质及职业技能的培养，更有利于提升教学效果。

本教材由一批工作在口腔护理临床及教学一线、具有丰富经验的口腔护理专家编写，内容更为贴近临床实践。

本教材在编写过程中得到了天津医学高等专科学校口腔系、天津市口腔医院教学办公室的帮助；同时，在视频拍摄过程中还得到了摄影师陈瑞和老师的帮助，在此表示衷心感谢。

由于编者水平有限，教材中难免有不足之处，诚恳地希望广大师生和同行多提宝贵意见，以便今后修订。

戴艳梅　刘巧玲

2020年2月

目录 / CONTENTS

实训一　口腔门诊患者接诊流程 /1

实训二　口腔四手操作技术 /9

实训三　口腔保健方法指导 /21

实训四　口腔重复使用器械的消毒灭菌技术 /31

实训五　职业暴露的预防及应急处理 /39

实训六　口腔常用材料的调拌技术 /47

实训七　石膏模型灌注技术 /71

实训八　橡皮障隔离术的四手护理配合技术 /79

实训九　口腔局部麻醉的四手护理配合技术 /89

实训十　光固化复合树脂粘接修复术的四手护理配合技术 /97

实训十一　根管治疗术的四手护理配合技术 /107

实训十二　显微根管外科手术的四手护理配合技术 /125

实训十三　牙周基础治疗的四手护理配合技术 /135

实训十四　牙周器械养护和琢磨的护理技术 /143

实训十五　窝沟封闭术的四手护理配合技术 /149

实训十六　硅橡胶印模材料制取印模的护理配合技术 /157

实训十七　冠及固定义齿修复的四手护理配合技术 /169

实训十八　预成纤维桩修复的四手护理配合技术 /181

实训十九　可摘局部义齿修复的四手护理配合技术 /191

实训二十　全口义齿修复的四手护理配合技术 /203

实训二十一　种植义齿修复的护理配合技术 /219

实训二十二　正畸固定矫治器带环粘接的四手护理配合技术 /245

实训二十三　正畸固定矫治器托槽粘接的四手护理配合
技术 /255
实训二十四　牙齿拔除术的四手护理配合技术 /269
实训二十五　下颌阻生牙拔除术的四手护理配合技术 /279
实训二十六　口腔颌面外科双人法口腔冲洗护理技术 /289
参考文献 /296

实训一

口腔门诊患者接诊流程

◆ 病例导入

患者，男性，35岁，左下后牙疼痛3日，口服镇痛药未缓解，近1日加重，夜不能寐，特来本院就诊要求治疗。接诊护士应如何根据患者主观诉求进行专科接诊？接诊口腔门诊患者时的护理配合包括哪些方面的内容？

◆ 知识要点

一、口腔门诊患者接诊内容

门诊就诊是指患者从就诊开始到诊疗结束的整个过程。护士作为第一接诊人，其接诊工作的主要内容有：对患者进行导诊、初步分诊，对特殊患者可陪同送诊，引导患者进入候诊区域，合理安排患者进入诊室进行治疗，诊疗过程中协助医师、安抚患者，结束后整理用物、预约复诊、进行健康科普等。

二、口腔门诊患者接诊流程

口腔门诊患者接诊流程：导诊咨询→各科分诊（挂号）→候诊或转诊→诊室接诊→预约复诊或随诊。

◆ 操作技术

一、学习要点

口腔门诊接诊要求护士衣帽整洁、穿戴规范、仪表端庄；与患者沟通时要语言亲切，语调轻柔，态度和蔼。护士应充分进行接诊前各项准备工作，协助医师进行诊疗，诊疗过程中注意安抚患者紧张情绪，关注医患双方的需要。诊疗结束后，护士应详细交代医嘱、注意事项，预约复诊时间，进行口腔卫生宣教等。

二、操作规程

（一）简易流程

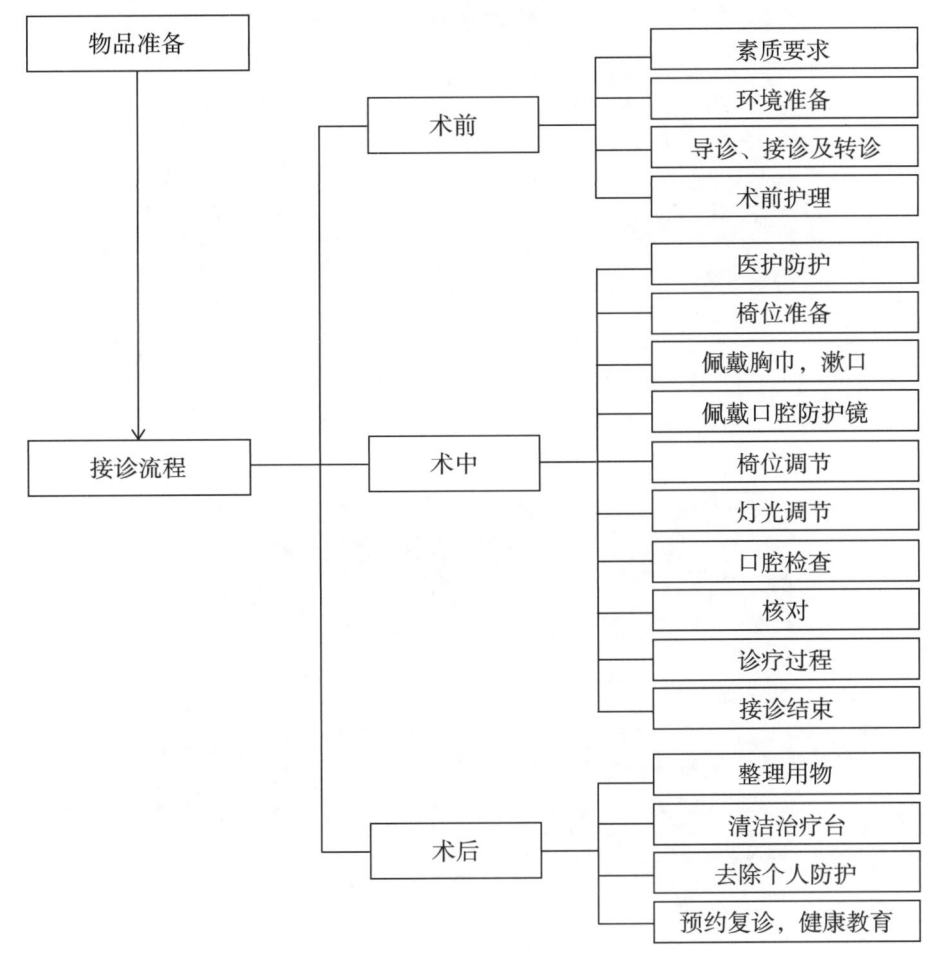

（二）分步流程

📖 **物品准备**

◆ 常规物品准备（图1-1）。口腔检查器械（镊子、口镜、探针）、三用枪头、吸唾管、口杯、面镜、面巾纸、口腔防护镜、防污膜、手套、口罩等。

◆ 专用物品准备（以本病例之急性牙髓炎为例，图1-2）。高速手机、低速手机、开髓车针、橡皮障套装、暂封材料、充填器、G钻、麻醉注射器、局部麻醉药物、专用注射针头、碘伏棉球、根管冲洗药物、根管消毒药物、一次性针头等。

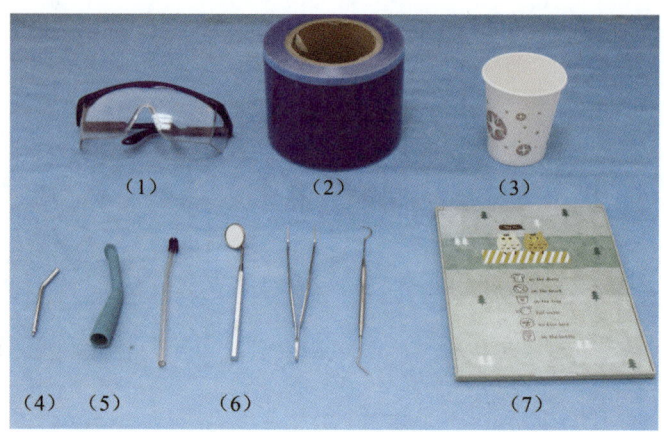

图 1-1　常规物品准备

(1) 口腔防护镜；(2) 防污膜；(3) 口杯；(4) 三用枪头；

(5) 吸唾管；(6) 口腔检查器械；(7) 面镜

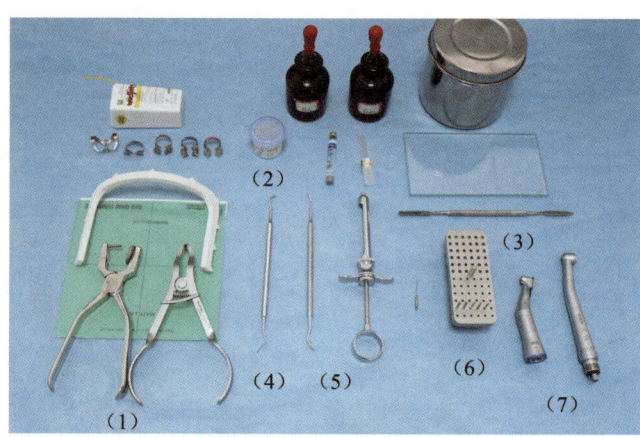

图 1-2　专用物品准备

(1) 橡皮障套装；(2) 暂封材料；(3) 调拌刀、调拌板；(4) 充填器；

(5) 局部麻醉药物、卡局式注射器、碘伏棉球、一次性针头；(6) 开髓车针、G 钻；

(7) 高速手机、低速手机

接诊流程（图 1-3～1-6）

术前（表 1-1）

表 1-1　口腔门诊患者接诊护理技术（术前）

操作步骤	操作要点
1. 素质要求	熟悉口腔门诊接诊流程，可熟练、自然地进行规范化口腔门诊接诊，沟通能力强

续表

操作步骤	操作要点
2. 环境准备	保持环境的整洁、明亮、舒适、安全；口腔综合治疗台工作正常
3. 导诊、接诊及转诊	(1) 询问患者一般情况，如姓名、性别、年龄、职业、婚否等，导诊护士应面带微笑，真诚友善 (2) 导诊护士应耐心询问病情，分析预见患者疾病情况，进行初次分诊 (3) 引导患者进行挂号，必要时进行送诊 (4) 分诊护士主动迎接患者，指导其填写病历封面，介绍周边环境，进行相关疾病健康宣教，告知预计候诊时间，以待下一步诊疗 (5) 发现非科室业务范围内疾病，协助进行转诊
4. 术前护理	(1) 问诊咨询。态度和蔼，耐心解释，吐字清晰，热情服务。常用语有："请问您哪里不舒服？""您好，我是×××护士，请将您的病历给我看一下。""请填写以下内容。""请这里稍等。""请跟我来。" (2) 心理护理。讲明治疗步骤及如何配合，消除患者对治疗的焦虑心理

术中（表1-2）

表1-2　口腔门诊患者接诊护理技术（术中）

操作步骤	用物准备	医师操作要点	护士操作要点	医护患沟通要点
1. 医护防护	手套、口罩、口腔防护镜、防污膜等	了解患者基本情况，进行个人防护	诊疗前治疗台感染控制，个人防护等	告知主治医师患者基本情况及候诊患者数量，保证诊疗顺利进行
2. 椅位准备	综合治疗台、面巾纸	自我介绍，核实患者身份信息	打开扶手引导患者坐下，关闭扶手（递面镜、纸巾，如为女性患者，请其擦去口红）（图1-3）	"我是您的责任护士×××，将陪您完成本次诊疗。"
3. 佩戴胸巾，漱口	口腔检查器械、口杯	视诊	为患者佩戴一次性胸巾，纸面朝上，松紧以插入一指为宜（图1-4），倒漱口水，指导患者漱口	"请您漱口，吐到痰盂里。"（附肢体行为语言）
4. 佩戴口腔防护镜	口腔防护镜	问诊，采集病史	为患者佩戴口腔防护镜，如患者佩戴眼镜，先请患者摘下眼镜，将其放置到安全位置	"请您佩戴口腔防护镜，您的眼镜先交给我保管。"
5. 椅位调节	椅位按钮	治疗前向患者解释注意事项，告知护士治疗椅位	将椅位升高调整椅背，调节椅背头托，上颌𬌗平面与地面成90°，下颌𬌗平面与地面平行（图1-5）	"下面为您调节椅位，请您不要紧张。"根据治疗牙位，可嘱患者向左或向右轻微转动头部

续表

操作步骤	用物准备	医师操作要点	护士操作要点	医护患沟通要点
6. 灯光调节	光源按钮	告知护士治疗牙位	护士坐下，灯罩垂直向下，打开光源，从患者胸部向上调节光源至患者口腔处；根据医师所检查牙位随时调节灯光，保证检查区域光照充足、视野清晰，避免照射患者眼睛（图1-6）	"下面为您进行一般检查，请您张大口，不要紧张，如有不适请举左手示意。"
7. 口腔检查	诊疗相关器械设备	为患者进行全面的口腔一般检查，结合辅助检查进行正确诊断，与患者沟通后确定下一步诊疗方案或给出治疗建议	安装三用枪头、吸唾管等，检查用物，打开包装，安装高速或低速手机、车针，准备局部麻醉物品，向医师传递消毒棉球，回收器械及敷料	向患者展示灭菌指示条，告知患者消毒标准，请其查看消毒日期，安抚患者
8. 核对				治疗前医护患再次核对牙位、确定本次治疗程序
9. 诊疗过程	橡皮障套装、诊疗器械	结合具体病例开展诊疗	术区隔离、视野维护、吸引、传递、交换等四手操作护理配合	告知患者如有不适举左手示意，指导患者配合诊疗，关注患者表情变化
10. 接诊结束	回收车、医疗垃圾桶等	交代医嘱和注意事项	关闭灯光，复位治疗台，去除口腔防护镜，嘱患者漱口，协助患者清洁面部，撤去胸巾，打开扶手，帮助患者下椅位	"本次治疗结束，感谢您的配合。"

术后（表1-3）

表1-3 口腔门诊患者接诊护理技术（术后）

操作步骤	操作要点
1. 整理用物	收回治疗盘及器械，按照医疗垃圾分拣流程处理所有用物
2. 清洁治疗台	口腔综合治疗台清洁消毒，遵循从洁到污的原则
3. 去除个人防护	护士洗手，摘口罩
4. 预约复诊，健康教育	再次告知患者注意事项，预约复诊时间，进行术后健康教育

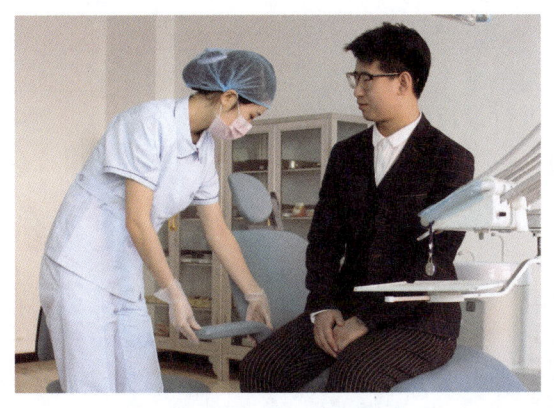
图1-3 协助患者就位

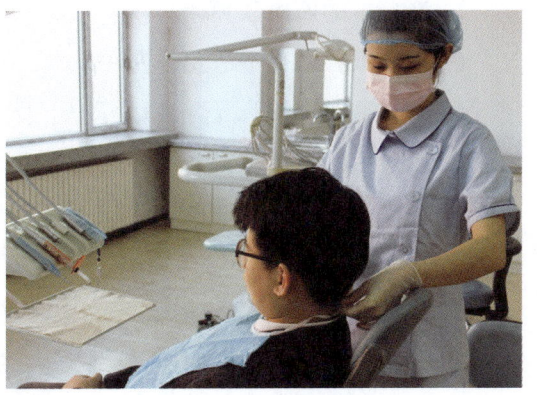
图1-4 佩戴胸巾

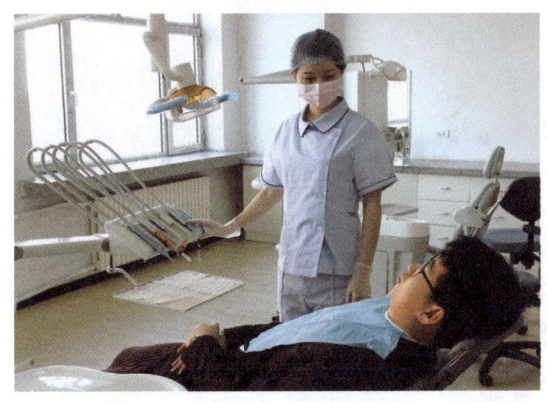
图1-5 调整椅位

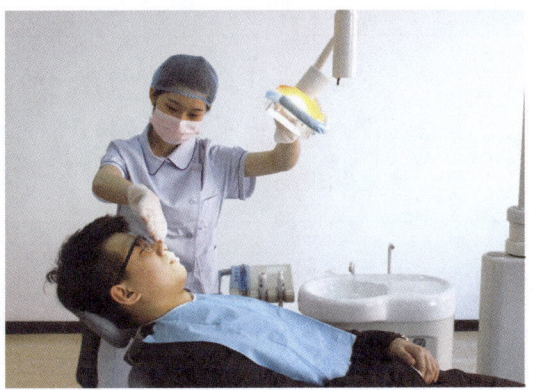
图1-6 调整光源

三、临床护理要点

（1）沟通有效，微笑服务。应使患者尽快熟悉诊疗环境，减轻紧张感。语速缓慢，距离适当，注意力集中。

（2）接诊前应在可能受污染区域贴上防污膜，准备常规检查器械。

（3）根据医师诊断，备齐治疗用物，安抚患者。

四、健康教育

1. 治疗前的健康教育

（1）根据治疗计划向患者介绍本次治疗的步骤和配合方法。

（2）指导患者在治疗过程中不要用口呼吸，避免误咽误吸。

（3）嘱患者治疗中如有不适要举左手示意，以免乱动导致误伤软组织。

2. 治疗中的健康教育

（1）嘱患者如有不适要举左手示意。

（2）嘱患者稍转头配合治疗，护士及时进行橡皮布下口内的吸唾。

3. 治疗后的健康教育

（1）治疗后不适的处理。向患者说明麻醉药物失效后如有牙齿轻度疼痛为正常现象，2~3日就可缓解。

（2）及时复诊，不适随诊。

（3）口腔保健指导。嘱患者保持良好的口腔卫生。

◆ 链　接

> 对于不属于本科室业务诊疗范围的疾病，可进行转诊，转诊可采用以下形式：①电话转诊；②转诊单或病历转诊；③转诊介绍信转诊。对于转诊应做到准确、快捷，避免耽误病情。

◆ 思 考 题

接诊时如诊疗牙位为上颌牙，椅位调节标准为（　　）

A. 上颌𬌗平面与地面成45°

B. 上颌𬌗平面与地面平行

C. 上颌𬌗平面与地面成90°

D. 任意角度均可

E. 以医师要求为准

正确答案：C

答案解析：口内一般诊疗操作时，椅位调节标准为上颌𬌗平面与地面成90°，下颌𬌗平面与地面平行。口腔颌面外科拔牙操作时，椅位调节标准为上颌𬌗平面与地面成45°~60°，下颌𬌗平面与地面平行。

实训二

口腔四手操作技术

知识要点

一、口腔四手操作的定义

口腔四手操作技术指口腔治疗全过程中，医师、护士采取舒适坐位，患者采取放松的仰卧位，医护双手同时在口腔治疗中完成各种操作，平稳而迅速地传递所用器械及材料，从而提高工作效率及医疗质量的护理技术。

二、口腔四手操作的目的

通过医师和护士之间的相互配合，缩短治疗时间，提高工作效率，确保工作质量。同时，患者在护士的指导下，减少恐惧，增加配合度，使医师能顺利地完成治疗。在四手操作中，医师和护士均采取舒适的坐位，减少体力消耗，保障医护人员的健康。同时可以避免治疗时交叉感染，减少医院感染的发生。

操作技术

一、学习要点

口腔四手操作中医、护、患的位置关系和体位；口腔器械的传递与交换；口镜与探针、镊子、拔牙钳、卡局式注射器等特殊器械的传递方法；吸引器的使用方法，包括吸引器的握持方法、放置位置及注意事项等。

二、操作规程

（一）医、护、患的位置关系和体位

1. 医、护、患的位置关系 在实施四手操作时，医师、护士有其各自互不干扰的工作区域，以保证顺畅的工作线路和密切的相互配合。为了更好地说明医师、护士及设备与患者之间的位置关系，可将医师、护士、患者的位置关系假想成一个钟面，以患者的面部为中心，分成4个时钟区（图2-1）。

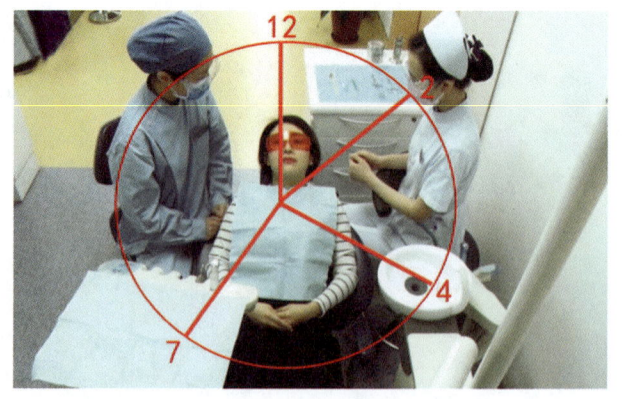

图2-1 医师、护士、患者的位置关系示意

（1）医师工作区。位于时钟7~12时位置，一般为时钟11时处，治疗下颌牙时多选时钟7~9时位置，治疗上颌牙时多选用时钟9~12时位置。此区不能放置物品，以免医师改变位置时影响操作。医师工作区也是患者到达和离开椅位的通道。

（2）静止区。位于时钟12~2时位置。此区可放置相对固定的设备，如护理桌等。

（3）护士工作区。位于时钟2~4时位置，通常多选时钟3时处。此区不能放置物品，保证护士既可接近传递区，又可通往安放护理桌的静止区。

（4）传递区。位于时钟4~7时位置。靠近患者口腔的空间是医师和护士传递材料和器械的区域；远离患者面部的空间，通常用来安放口腔治疗盘和手机等设备。

2. 医、护、患的体位

（1）医师的体位。头部略前倾约30°，视线向下，以利于眼睛观察手指的活动。操作高度大约在胸骨中部或与心脏部位水平，医师眼睛距离患者口腔36~46cm。身体长轴垂直，后背挺直靠椅背。上臂长轴垂直。肘靠近上身侧面，保持与两肋接触（图2-2A）。坐骨结节与股骨下端连线在同一水平，脚平放于地面上，下肢垂直，大腿与地面约成15°，两腿自然分开（图2-2B）。

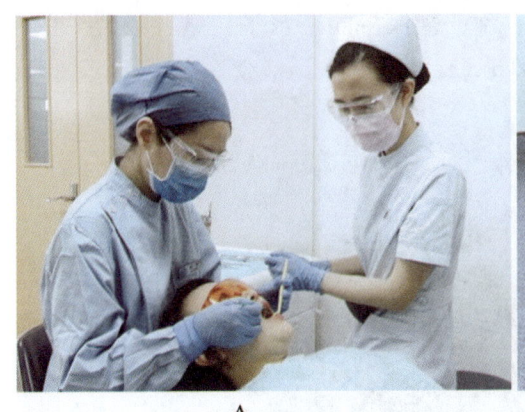 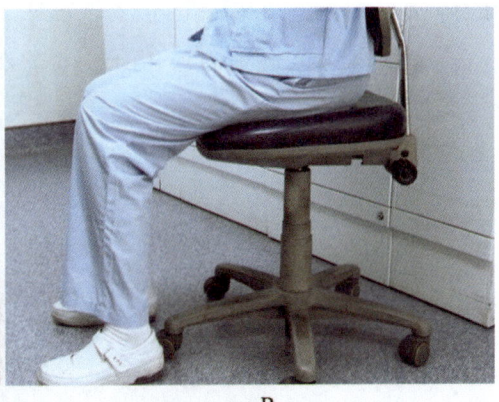

图2-2 医师的体位（A和B）

（2）护士的体位。护士面向医师，头尽量垂直，后背挺直。护士的眼睛应在医师眼平面上方4cm左右。座椅扶手放在肋下区以作为身体倾斜位工作时的支撑，肘尽量靠近身体。双脚放在脚托上，以保持大腿血液循环通畅（图2-3A）。护士的左髋部与患者肩部平齐，大腿与地面平行；大腿的长轴与患者左耳和左肩连线平行；与患者身体的长轴成45°，座椅尽量接近治疗椅（图2-3B）。

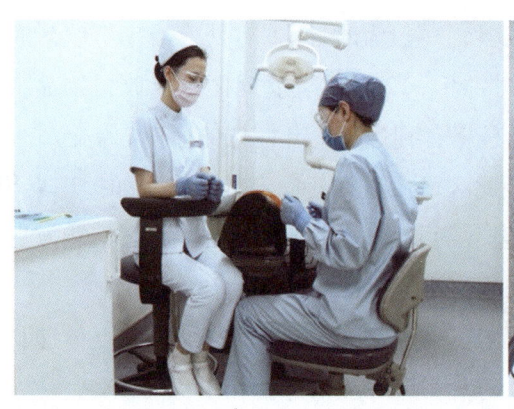
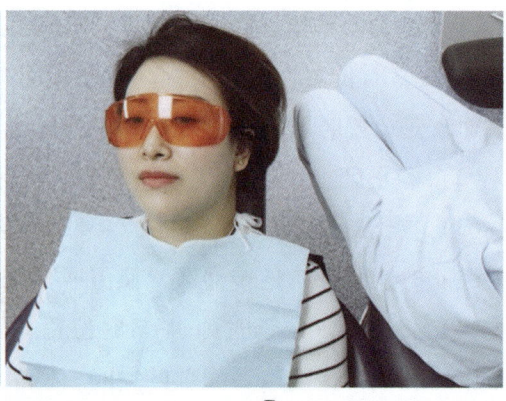

图2-3 护士的体位（A和B）

（3）患者的体位。患者仰卧位或接近仰卧位时，脊柱完全放松，患者的腿和头应处于同一水平位置，双腿自然伸直，踝部稍有弯曲。口腔综合治疗台靠背一般呈水平位或抬高7°~15°，上颌牙列与水平面约成90°（图2-4A）。患者的头放在头托顶端，保持放松舒适的体位（图2-4B）。患者坐位时，椅背上缘与患者肩胛相平，头托支撑在枕骨部位，椅背与头托的距离合适，头、颈、背保持同一水平，患者眼睛平视，自然张口，保持下牙弓𬌗平面与地面平行（图2-4C）。

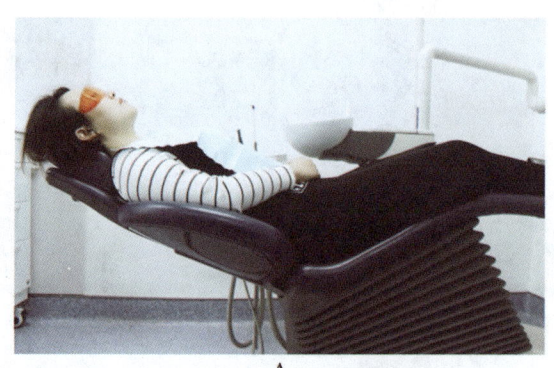

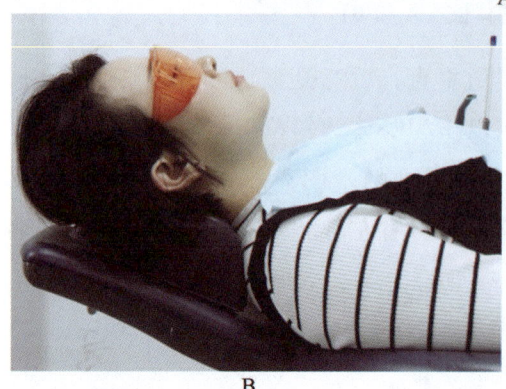
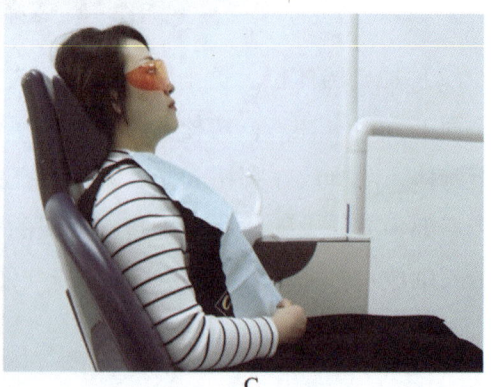

图2-4 患者的体位（A~C）

(二)器械的传递与交换

1. 口腔器械的传递 为维持医师的正确操作姿势,使医师充分利用治疗时间,提高工作效率和质量,护士应协助拿取治疗器械并传递给医师。传递时,要求时间准确,位置恰当,传递器械无误。因此,护士应将器械按治疗顺序排放整齐。临床上使用的器械传递方法包括握笔式直接传递法、掌-拇握式传递法、掌式握持传递法。

(1)器械的一般传递方法。握笔式直接传递法是临床中最常用的方法,护士以左手拇指、示指、中指握持器械的非工作末端至传递区上方。工作端的方向可以向上或向下,根据治疗位置而定。治疗上颌牙时,工作端的方向向上;治疗下颌牙时,工作端的方向向下。护士将器械工作端向前、向下传递给医师。当医师从患者口中取出器械时,护士左手应即刻伸至传递区,准备接过已用完的器械,护士接过器械时应握持器械的非工作端(图2-5)。

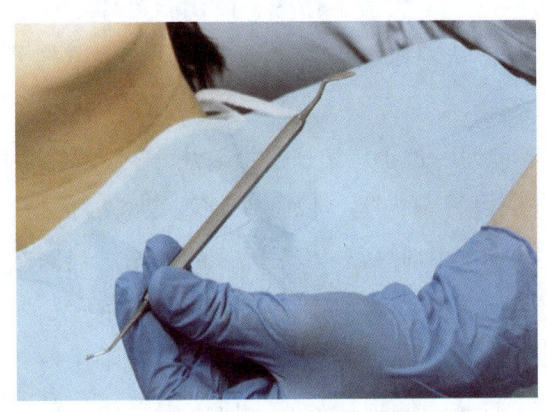

图2-5 握笔式直接传递法

(2)器械的特殊传递方法。

1)口镜与探针同时传递。护士左手握持探针的非工作端,右手握持口镜柄的中部,分别将探针和口镜递送到医师的手中(图2-6)。

2)镊子的传递。镊子未夹持任何物品时,可采用上述的一般传递方法。当镊子夹持物品,如夹取棉球时,采用掌-拇握式传递法,护士手的位置应近镊子的工作端,并稍用力,以免夹持物松脱。镊子的工作端应对着护士,将柄部置于医师手中(图2-7)。

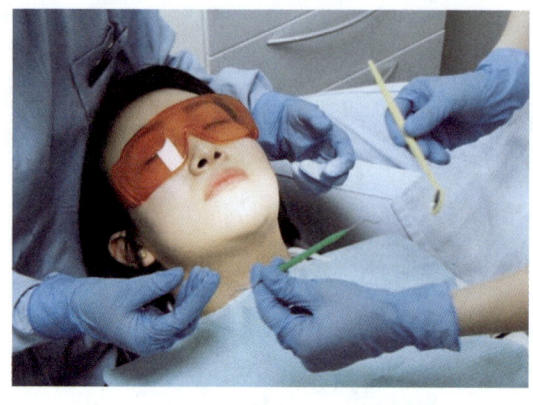
图2-6 口镜与探针同时传递

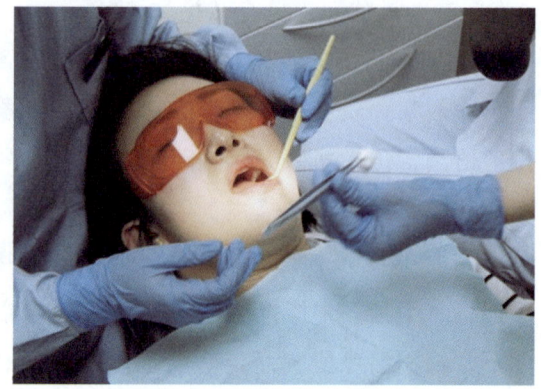
图2-7 镊子的传递

3）拔牙钳的传递。采用掌式握持传递法。护士传递时把关节打开，左手握持拔牙钳的近钳喙处或关节的柄部，避免污染钳喙，露出拔牙钳手柄。护士将拔牙钳送至传递区，医师右手以掌式握持法握住拔牙钳，直到医师已握紧拔牙钳后，护士才可松手（图2-8）。

4）卡局式注射器的传递。护士传递注射器时用示指固定注射器的翼部，其余手指握住注射器的针筒，并使可视窗向上，以便医师观察注射剂量，针尖方向朝向自己，针尖斜面向下，将注射器针栓圆形指环套入医师的拇指。当医师手指牢固抓住注射器后，护士右手使用持针器拔开针头保护套。医师开始注射，完成注射后保持抓握姿势，手回到传递区域，护士左手紧握住注射器中部，同时右手用持针器将针头保护套对准针头。套针头保护套时，如果不使用持针器，应单手直接使针头找准针头保护套，将其挑起后套好（图2-9）。

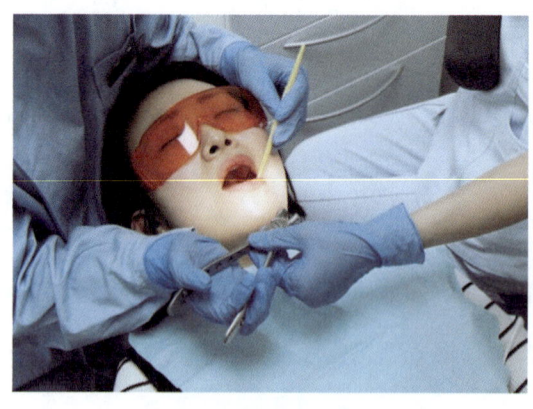
图2-8 拔牙钳的传递

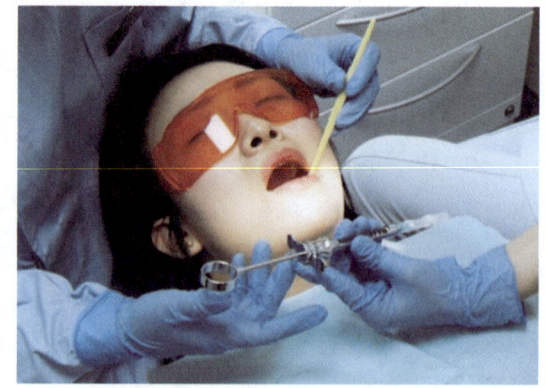
图2-9 卡局式注射器的传递

2. 口腔器械的交换 正确地传递与交换器械是缩短患者治疗时间、保证医疗质量的前提。临床上使用的器械交换方法有双手器械交换法、平行器械交换法和旋转器械交换法。

（1）双手器械交换法。护士一手传递新器械给医师，另一手取回前一段治疗用完的器械。传递和取回的动作要领同前述器械的传递方法（图 2-10）。这种器械交换方法的优点是传递和取回分用两只手进行，避免了器械的相互碰触和污染，但护士的右手需要操作吸引器时则无法应用。

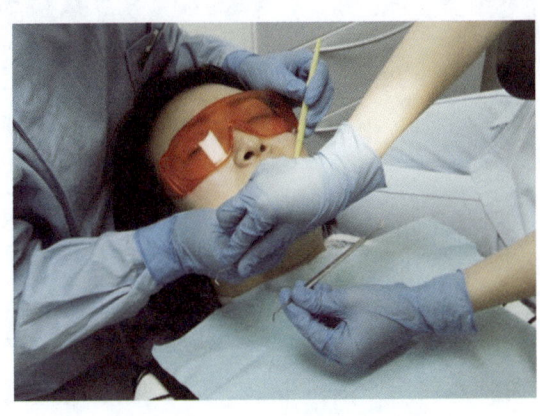

图 2-10　双手器械交换法

（2）平行器械交换法。这是临床中最常用的方法，护士以左手拇指和示指握持新器械非工作端末端送至传递区；用小指和环指夹握住医师已使用过的器械的非工作端；护士将新器械工作端向下、向前传递给医师；医师右手在递过用完的器械后，维持在传递区的位置，接过护士传递的新器械（图 2-11）。

（3）旋转器械交换法。护士使用左手拇指与示指握持新器械非工作端送至传递区；用小指和环指夹握住医师已使用过的器械的非工作端；护士左手顺时针旋转 180°，将新器械传递给医师；医师右手在递过用完的器械后，维持在传递区的位置，接过护士传递的新器械（图 2-12）。

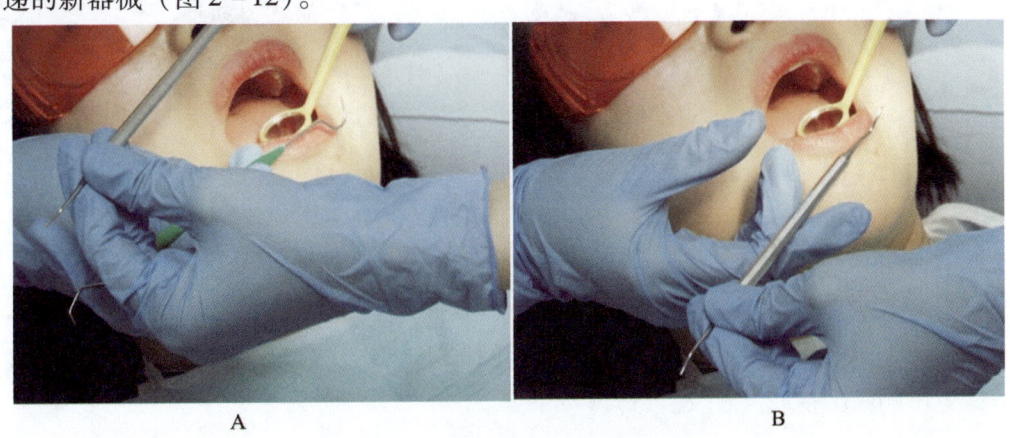

图 2-11　平衡器械交换法（A 和 B）

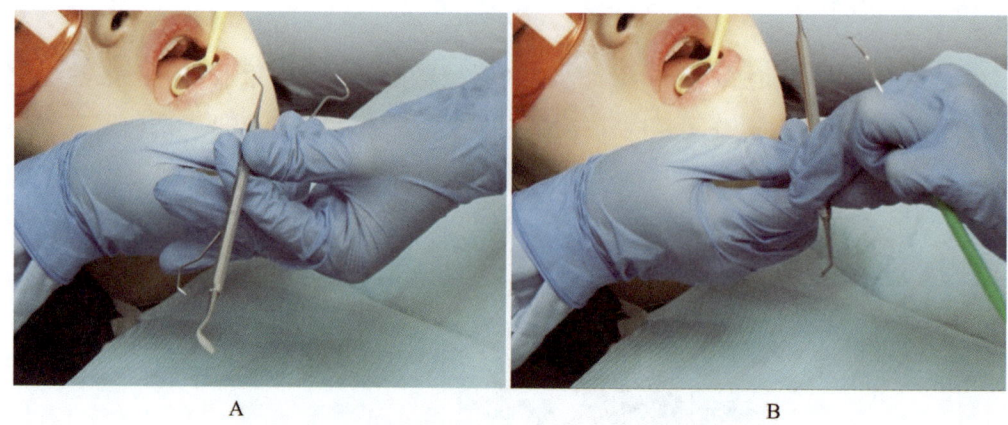

图 2-12 旋转器械交换法（A 和 B）

（三）吸引器的使用

吸引器是现代口腔治疗中必备的工具之一，应能及时吸净口腔内的水雾、碎屑及唾液，保持手术视野的清晰。使用原则：不影响医师视线及操作，保持治疗区域清晰，动作要轻柔，不能损伤患者口腔黏膜。

1. 吸引器的握持方法

（1）执笔式握持法。用于上下前牙（图2-13）。

（2）反向掌-拇式握持法。用于上下后牙，可有效牵拉患者的颊和舌（图2-14）。

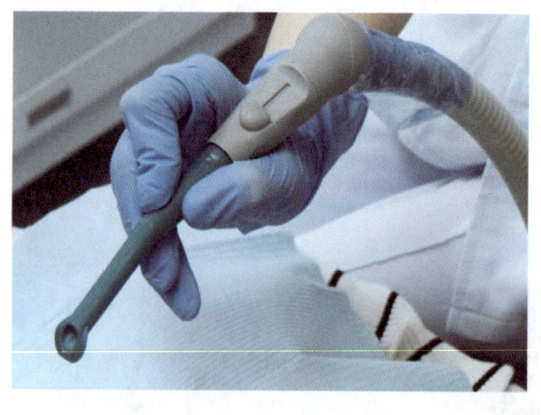

图 2-13 执笔式握持法

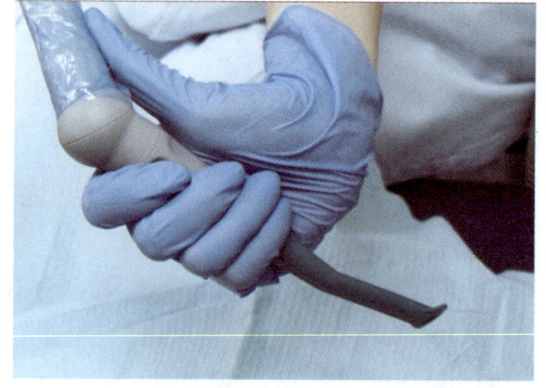

图 2-14 反向掌-拇式握持法

2. 吸引器放置的基本位置

（1）操作区。在操作区吸唾，吸引器头应尽可能接近并平行于治疗牙的颊侧或舌侧，使高速手机使用过程中产生的水分被很快吸走。吸引器头尖端辅助牵拉腮颊及舌体，避免影响医师视线（图2-15）。

（2）磨牙后区。当操作区吸唾不能有效去除所有的水和液体时，建议在磨牙后区吸唾。医师在使用高速手机时，患者多数情况处于仰卧位，手机冷却水和唾液也往往都积在咽部，且吸唾头放置在这里可以完全离开术者操作区。吸引器头放置在翼下颌舌骨嵴的舌侧约3mm处，勿触及软腭，以免诱发恶心（图2-16）。

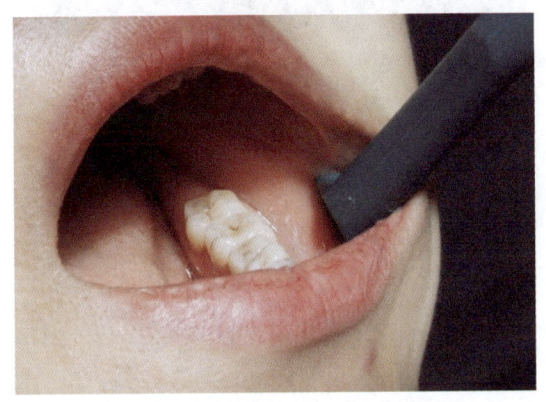

图2-15 吸引器头放置在操作区

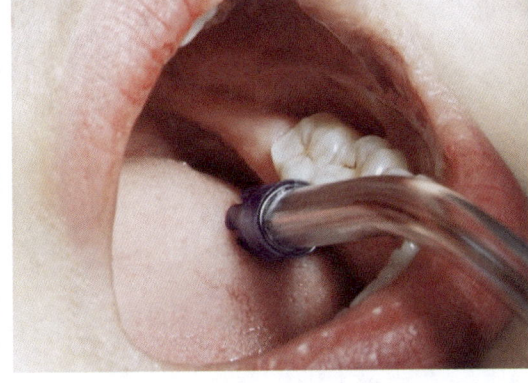

图2-16 吸引器头放置在磨牙后区

3. 不同操作区域的吸唾方法

（1）左侧上磨牙区。吸引器头应放置在治疗牙的附近，吸口斜面应离开牙面1cm，以免改变手机喷出的冷却水雾的方向（图2-17）。

（2）左侧下磨牙区。吸引器头吸口斜面与治疗牙的颊面或舌面平行并离开牙面1cm，这样可提供吸口的最大面积，从而获得最佳的吸引效率（图2-18）。

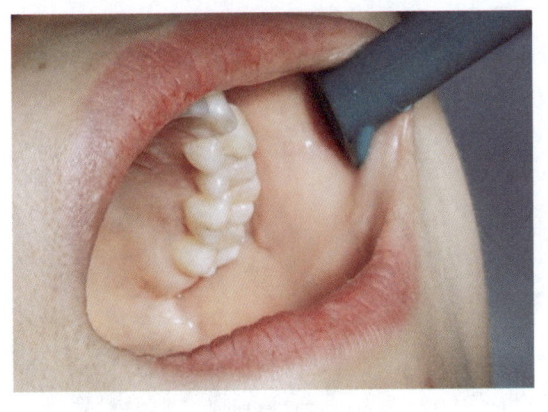

图2-17 左侧上磨牙区吸唾

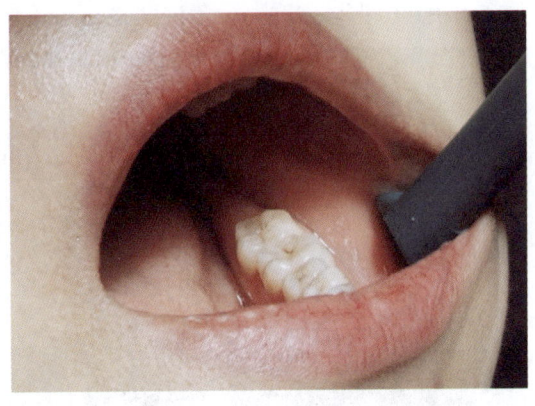

图2-18 左侧下磨牙区吸唾

（3）右侧上磨牙区。吸引器头与牙齿的𬌗面平齐或低于其高度，以免阻挡医师的视线（图2-19）。

（4）右侧下磨牙区。当医师在口腔内的操作位于患者口腔右下象限时，按照操作点位操作，吸引器头应放置在被治疗牙位的舌侧，这时舌下组织极易被吸引器吸入而阻塞管口。为了避免这种情况，护士应将吸引器头向上旋转90°，使吸口斜面朝上压在舌体之上（图2-20）。

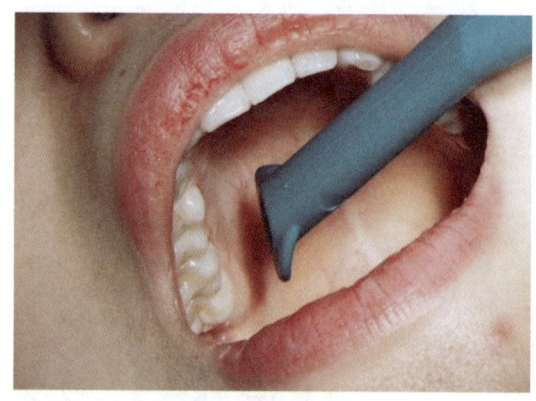

图2-19 右侧上磨牙区吸唾

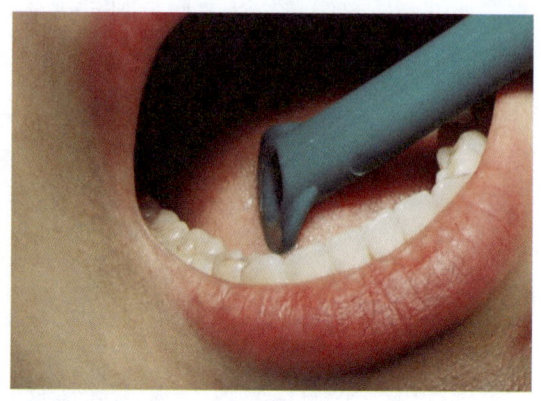

图2-20 右侧下磨牙区吸唾

（5）上颌前牙区。吸引器头朝向上颌正中。吸引器头部分可与患者切端正中接触。医师进行唇侧牙体预备时吸引器头的斜面应平行于牙体舌侧且略越过切端，也可以在患者的唇侧前庭放置两个棉卷以推开上唇，使视野更加清晰；同时能保护软组织免受损伤、人为地形成通道使水流入咽喉区，防止水雾溅到面部、鼻孔及外耳道（图2-21）。

（6）下颌前牙区。吸引器头朝向下颌正中，吸引器头部分与患者切端正中接触。医师进行下颌前牙舌侧的预备时吸引器头的斜面平行于牙体唇侧，可同时起到牵拉下唇的作用（图2-22）。

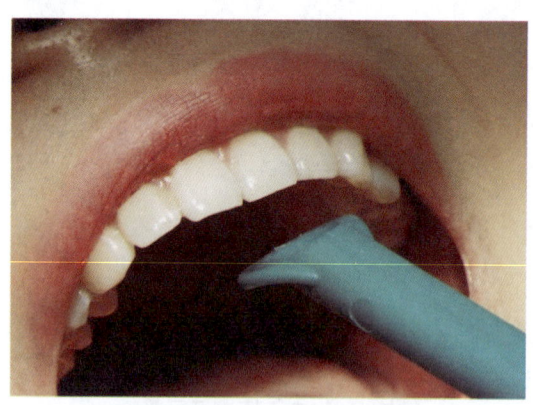

图2-21 上颌前牙区吸唾

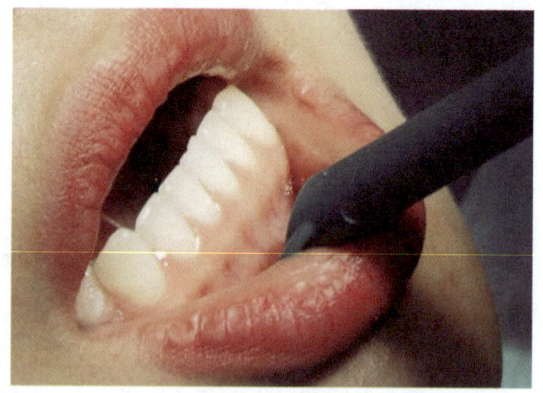

图2-22 下颌前牙区吸唾

4. 吸引器使用注意事项

（1）吸引器头应放置于治疗部位附近区域，以保证有效吸引，应注意，吸引器的位置不能影响医师的操作。

（2）吸引器头的放置应避免口内敏感区域，以免引起患者恶心。

(3) 吸引器头勿紧贴黏膜，以避免损伤黏膜和阻塞管口。

(4) 操作时动作宜轻柔，牵拉软组织时应避免引起患者不适。

◆ 链　接

早在 1954 年，由美国克尔·帕索尼克（Kill Pathonic）提出了"四手操作"的概念。由于当时的工业技术较为落后，各种口腔设备及器械均不能满足"四手操作"的要求，多种原因使得"四手操作"技术未能付诸临床实践。1960 年，美国口腔科医师比奇（Beach）提出"平衡的家庭操作位"（balanced home operating position, BHOP），并在临床应用，从而改变了口腔科医师长期处于弯腰、扭颈的工作姿势，缩短了患者就诊及治疗的时间，提高了医师工作效率及质量。1985 年，Beach 又在 BHOP 的基础上提出了"PD"理论，"PD"意译为"本体感觉诱导"，其核心观点为"以人为中心，以零为概念，以感觉为基础"。这种操作原理是通过人的本体感觉诱导，使人体的各个部位处于最自然、最舒适的状态。经过长期临床实践 Beach 将这种由"PD"理论指导的口腔四手操作称之为"PD performance"，中文译为"PD 操作"，为口腔医护人员正确的操作姿势和体位提供理论基础。

◆ 思 考 题

1. 临床上最常用的器械传递方法是（　　）

　　A. 平行器械传递法　　　　　　B. 旋转器械传递法

　　C. 握笔式直接传递法　　　　　D. 掌－拇握式传递法

　　E. 掌式传递法

正确答案：C

答案解析：临床上最常用的器械传递方法为握笔式直接传递法。

2. 在实施四手操作技术时，医师、护士有其各自的互不干扰的工作区域，护士的工作区域是（　　）

　　A. 位于时钟 7～12 时　　　　　B. 位于时钟 12～2 时

　　C. 位于时钟 2～4 时　　　　　　D. 位于时钟 4～7 时

　　E. 以上均正确

正确答案：C

答案解析：护士工作区位于时钟 2～4 时位置，通常多选时钟 3 时位置。

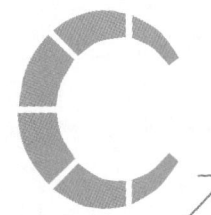

实训三

口腔保健方法指导

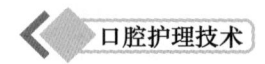

病例导入

患者，男性，46岁，自觉牙面不洁，口臭，刷牙时牙龈出血，要求治疗。检查：牙石2度，牙龈红肿，牙齿无松动，龈袋3mm。根据患者主观症状、临床检查，医师诊断为"牙龈炎"。主治医师进行超声波龈上洁治术，牙线辅助清洁邻面，牙面抛光，牙周冲洗消毒，上药，术后医嘱指导患者纠正不良的刷牙方法，帮助患者正确掌握牙线及牙间隙刷的使用方法。作为护理人员，应如何进行有效的口腔保健方法指导？

知识要点

一、牙菌斑、牙石与牙龈炎、牙周炎的关系

牙菌斑是口腔内由基质包裹的互相黏附，或黏附于牙面或修复体表面的软而未矿化的细菌性生物膜，不能被水冲去或漱掉。牙菌斑主要对牙和牙龈构成危害，其细菌产生的毒素和其他有害物质会刺激牙龈，产生炎症，即牙龈炎。

牙石又称牙结石，开始时大量的牙菌斑堆积并混杂食物残渣、唾液内物质、细胞脱落物等，形成乳白色的软垢，后逐渐钙化变硬，沉积于牙齿表面。作为异物，它会不断刺激牙周组织，并会压迫牙龈，影响血液循环，造成牙周组织的病菌感染，引起牙龈发炎萎缩，形成牙周袋。

牙菌斑与牙石是牙周疾病发展的重要致病因素。如果对牙菌斑及牙石不加以控制，任其发展，牙龈炎会发展为不可逆的牙周炎，引起牙槽骨的破坏，最终导致牙齿松动、脱落。

二、口腔保健的方法

保持口腔卫生、维护口腔健康，关键在于控制牙菌斑。控制、清除牙菌斑的方法主要有机械方法和化学方法。正确刷牙，以及使用牙线和牙间隙刷是日常最简单有效的机械方法。

操作技术

一、学习要点

牙刷、牙线及牙间隙刷的正确使用方法；健康指导要点，包括指导患者正确选择牙刷；牙线、牙间隙刷使用的意义等。

二、操作规程

（一）简易流程

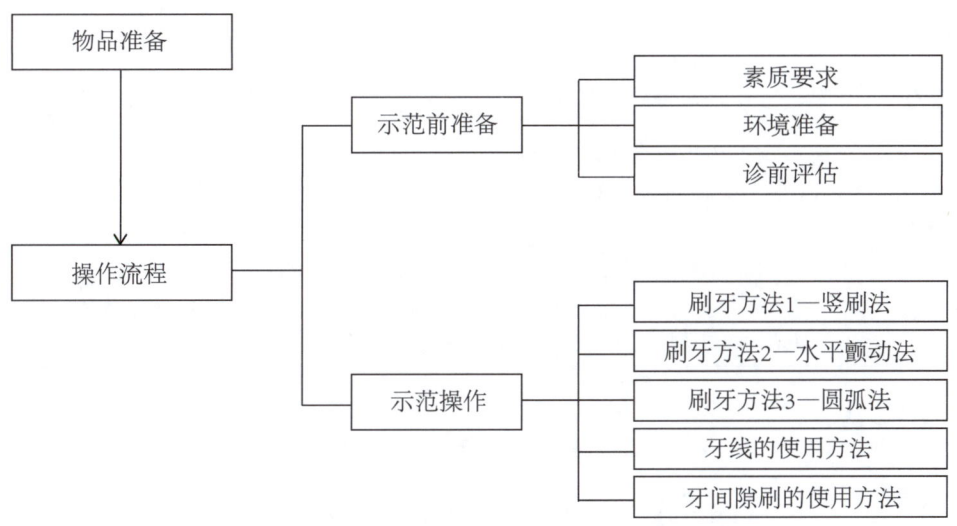

（二）分步流程

物品准备（图3-1）

宣教用全口牙列模型、示范牙刷、牙线、牙间隙刷。

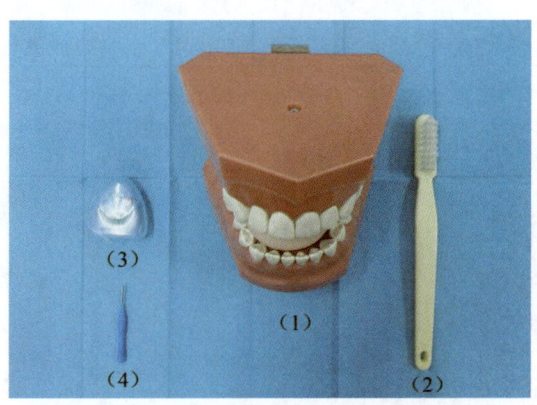

图3-1　口腔保健方法指导的物品准备

（1）宣教用全口牙列模型；（2）示范牙刷；（3）牙线；（4）牙间隙刷

操作流程

示范前准备（表 3-1）

表 3-1　牙刷、牙线及牙间隙刷示范前准备

操作步骤	操作要点
1. 素质要求	掌握牙刷、牙线及牙间隙刷的使用方法，以及口腔健康指导要点等
2. 环境准备	环境整洁、明亮、舒适、安全；用物清洁、功能正常
3. 诊前评估	（1）核实患者身份信息。至少核对姓名、性别、年龄三项 （2）患者的一般情况。口腔卫生情况、口腔卫生习惯、刷牙方式等 （3）患者的心理状况。患者心理状态、情绪反应、就诊目的、美观要求及社会支持等 （4）患者的知识认知情况。对口腔保健的方法与意义等知识的认知情况

示范操作（表 3-2 ~ 3-6）

表 3-2　刷牙方法 1——竖刷法（Roll 刷牙法）

操作步骤	操作要点
1. 刷唇、颊面（图 3-2）	选择细毛牙刷，使刷毛与牙长轴平行，紧贴牙面指向根尖方向，刷毛尖端一部分贴紧牙龈进入牙间隙。轻压刷毛使其屈曲，上牙往下刷，下牙往上刷
2. 刷后牙舌腭面（图 3-3）	同上
3. 刷前牙舌腭面（图 3-4）	牙刷前端刷毛轻压在牙面上，部分压在牙龈上，向切端拂刷。拂刷动作宜慢，使刷毛顺入牙间隙，以利于清除牙菌斑
4. 刷咬合面（图 3-5）	刷毛置于咬合面上，轻压来回往复刷动。移动时每个部位有适当交叠

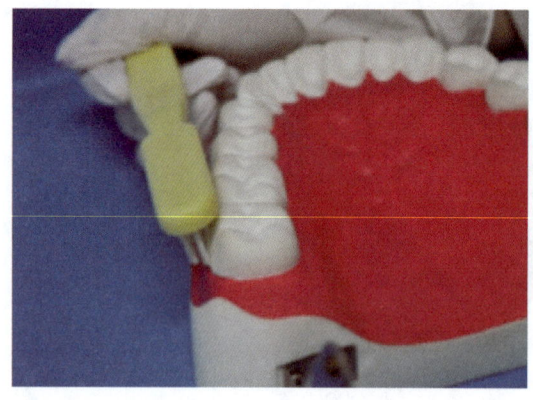

图 3-2　刷唇、颊面

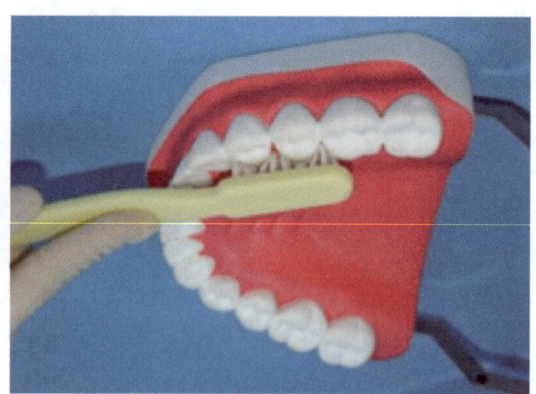

图 3-3　刷后牙舌腭面

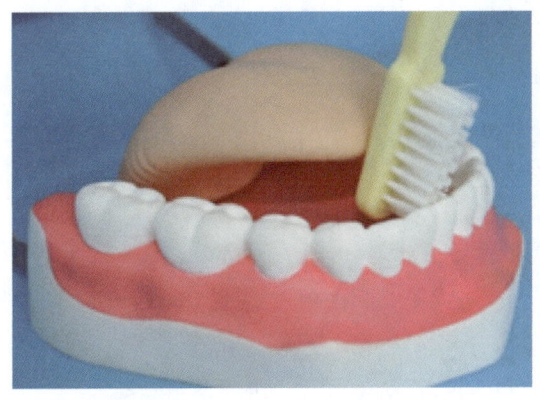

图 3-4 刷前牙舌腭面

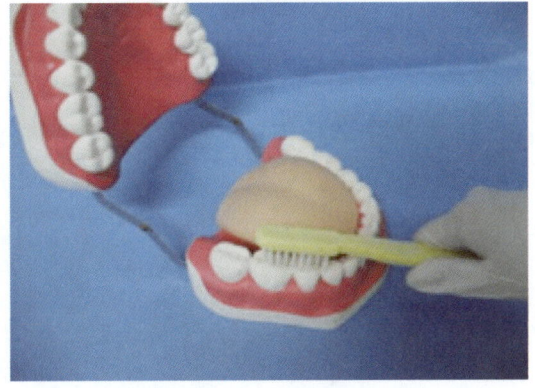

图 3-5 刷咬合面

表 3-3 刷牙方法 2——水平颤动法（改良 bass 刷牙法）

操作步骤	操作要点
1. 刷唇、颊面（图 3-6）	选择软细毛牙刷，将刷毛横向置于牙颈部，倾斜牙刷使其与牙长轴约成 45°，刷毛向牙根方向（即刷上颌牙向上，刷下颌牙向下），轻压牙刷，使刷毛尖端一部分贴紧牙龈进入龈沟，一部分尽可能深入邻间隙。以 2~3 颗牙为一组，进行短距离（约 1mm）来回的水平颤动，5 次左右，再自牙龈向咬合面方向进行垂直拂刷，至少重复一次。注意按顺序一组一组拂刷，每相邻组均有不少于一个牙位的重叠，避免遗落。必要时根据刷牙位置适当更换左右手握持牙刷
2. 刷后牙舌腭面（图 3-7）	同上
3. 刷前牙舌腭面（图 3-8）	牙刷竖向置于口内，前端刷毛轻压在牙面上，与牙长轴约成 45°，刷毛尖端接触龈缘及龈沟，向切端进行短距离颤动并拂刷
4. 刷咬合面（图 3-9）	牙刷横向，使刷毛垂直接触咬合面，稍加压使刷毛尖端深入咬合面的窝沟点隙，进行来回往复（近远中向）刷动。移动时每个部位有适当重复交叠，避免遗落

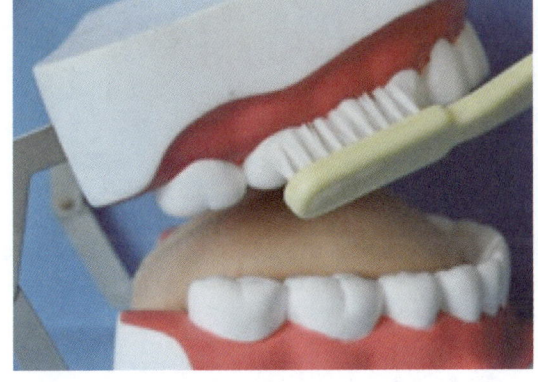

图 3-6 刷唇、颊面

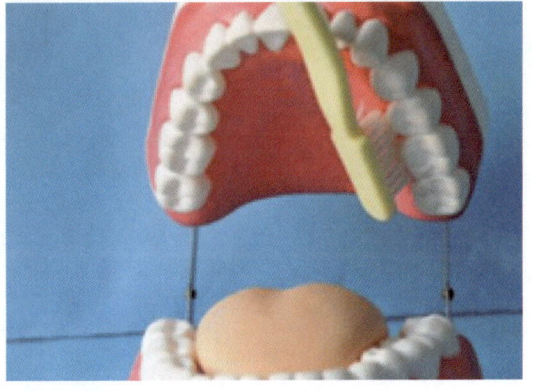

图 3-7 刷后牙舌腭面

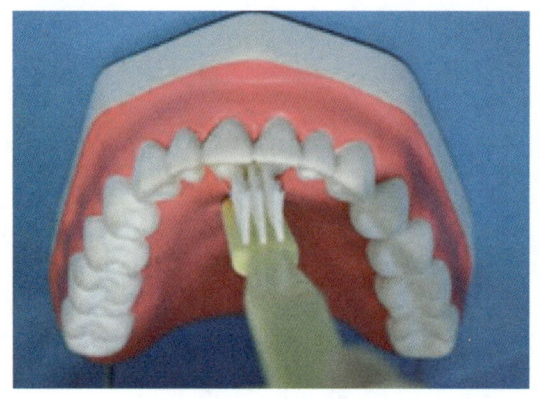

图 3-8 刷前牙舌腭面

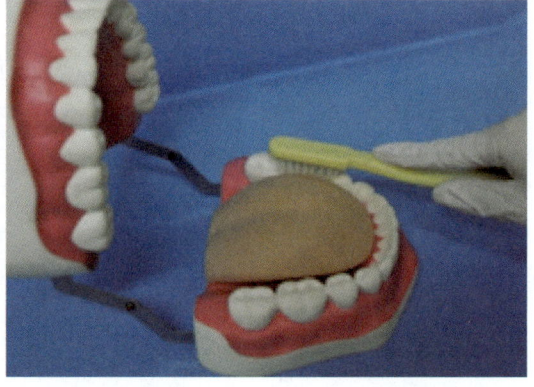

图 3-9 刷咬合面

表 3-4 刷牙方法 3——圆弧法（Fones 刷牙法）

操作步骤	操作要点
1. 刷唇、颊面（图 3-10）	使前牙上下牙切端相对，后牙牙尖相对，呈对刃咬合状（图 3-11）。选择软细毛牙刷，将刷毛横向置于唇、颊部，轻压牙刷，使刷毛接触牙龈，进行较快、较宽、连续的圆弧动作，从一侧上颌最后一颗磨牙颊侧，拖拉至下颌颊侧牙龈，并逐渐向前牙移动。必要时根据刷牙位置适当更换左右手握持牙刷
2. 刷舌腭面（图 3-12）	需分别清洁上下颌牙。刷毛从最后一颗磨牙舌腭侧向前进行小圆弧形颤动
3. 刷咬合面（图 3-13）	牙刷横向，使刷毛垂直接触咬合面，稍加压从后牙向前牙进行来回往复的类似轻揉动作的刷动。移动时每个部位有适当重复交叠，避免遗落

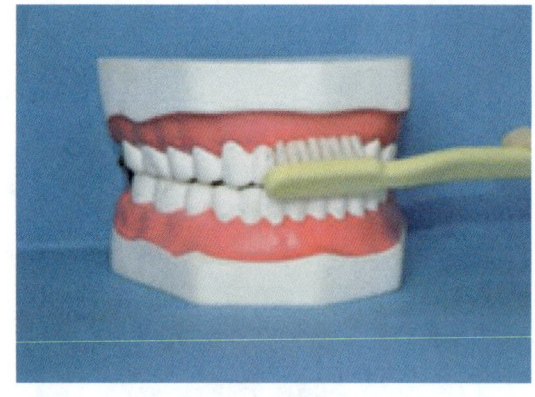

图 3-10 刷唇、颊面

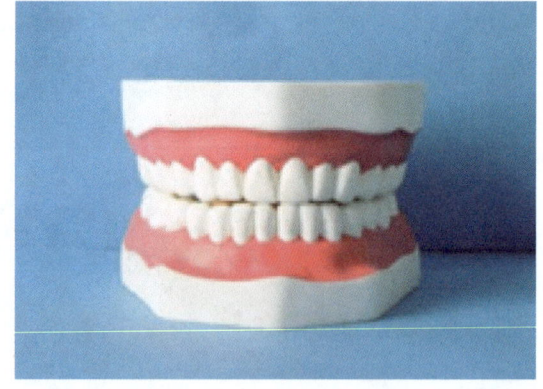

图 3-11 上下牙对刃咬合

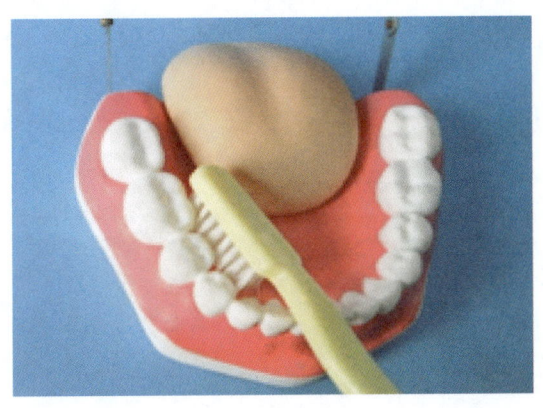

图 3-12 刷舌腭面

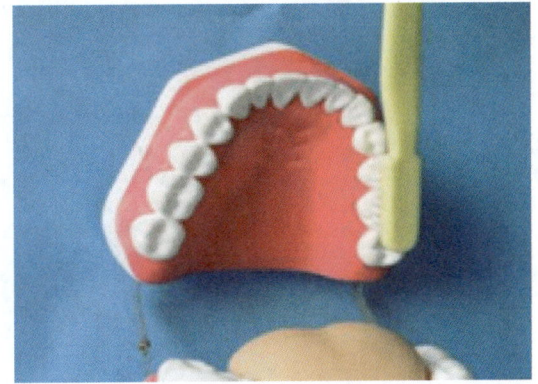

图 3-13 刷咬合面

表 3-5 牙线的使用方法

操作步骤	操作要点
1. 取牙线（图 3-14）	取一根长 20~25cm（约小臂长）的牙线，将两端并拢打结形成圈形；或将两端分别绕于双手示指上，用拇指绷紧牙线，留出约 1.5cm 间距
2. 清洁前牙邻面（图 3-15）	拇指、示指绷紧牙线，以水平拉锯式动作将牙线置于前牙邻间隙，然后将牙线呈"C"形紧贴于一侧牙面近颈部，进行唇舌向和殆龈向的短距离运动，使牙线反复刮擦邻面，达到清除邻面和龈缘下牙菌斑的效果。每个位置反复 5 次左右，再换另一侧牙面，重复以上步骤
3. 清洁上颌后牙邻间隙（图 3-16）	清洁右上后牙邻间隙时，左手示指与右手拇指绷紧牙线；清洁左上后牙邻间隙时，左手拇指与右手示指绷紧牙线，方法同上
4. 清洁下颌后牙邻间隙（图 3-17）	主要用两手示指执线绷紧，将牙线轻压于邻间隙近颈部，"C"形包绕贴紧一侧牙齿邻面，来回上下移动刮擦牙面，重复数次后换另一侧牙面，重复上述动作

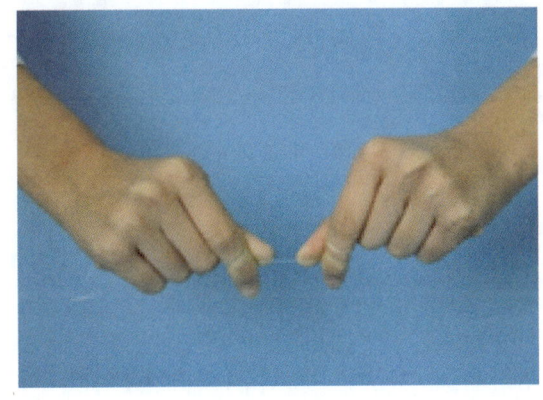

图 3-14 取牙线

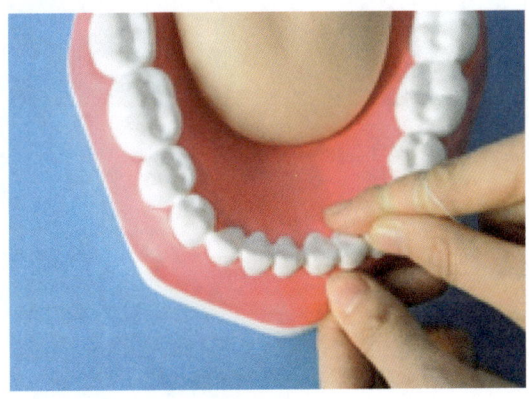

图 3-15 清洁前牙邻面

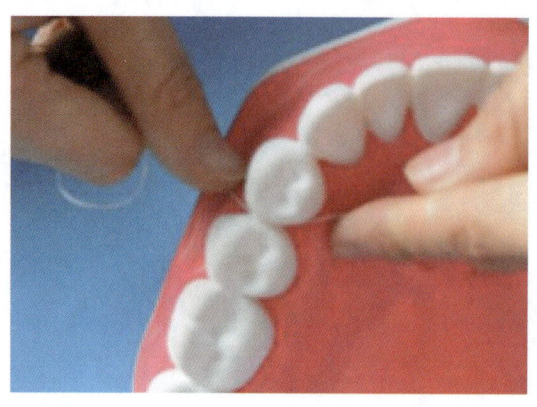

图 3-16 清洁上颌后牙邻间隙

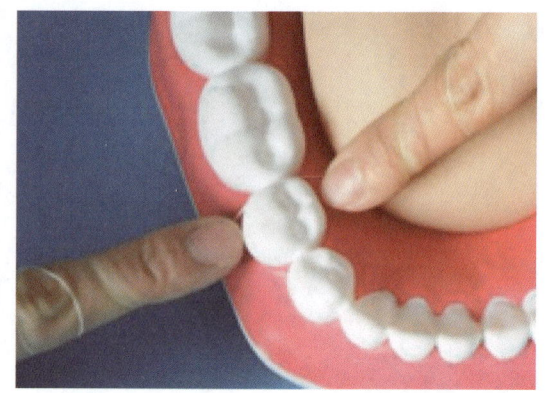

图 3-17 清洁下颌后牙邻间隙

表 3-6 牙间隙刷的使用方法

操作步骤	操作要点
1. 清洁前牙邻间隙（图 3-18）	清洁每个邻间隙时，均从牙齿唇侧贴近牙间乳头，将牙间隙刷慢慢插入邻间隙，唇舌向来回轻轻刷动 2~3 次
2. 清洁后牙邻间隙（图 3-19）	将牙间隙刷刷头部分略弯，从颊侧慢慢进入𬌗邻间隙，颊舌向来回轻刷 2~3 次。必要时亦可从舌侧进入邻间隙，来回轻刷

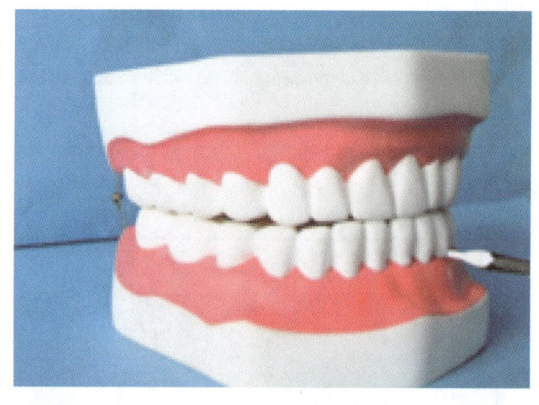

图 3-18 清洁前牙邻间隙

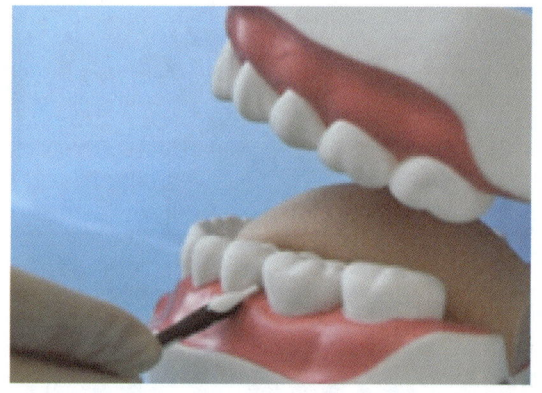

图 3-19 清洁后牙邻间隙

三、临床护理要点

1. 刷牙方法指导

（1）刷牙方法中都包括颤动、旋转、拂刷三种基本动作。每种刷牙方法都有不同的适用人群，应根据个人不同情况选择适当的刷牙方法，才可有效清洁牙齿。竖刷法操作简便，可对牙龈产生良性刺激，适合牙龈退缩者；水平颤动法可有效清洁龈缘以下区域，有效维护牙周健康；圆弧法最易学习，适合部分智障患者和幼儿，牙龈萎缩牙间隙较大的牙周病患者不适合此法。

（2）每次刷牙后，用清水彻底冲洗牙刷，充分甩干刷毛上的水分，刷头朝上置于通风干燥处。建议每 2~3 个月更换一次牙刷。

2. 牙线的使用指导

牙线使用时切勿用力过大。垂直压入牙间隙时注意配合短距离拉锯式动作，轻压入接触点下方，不要硬压入龈沟以下组织内，以防引起不适或牙龈出血。

3. 牙间隙刷的使用指导

（1）依据牙间隙宽度，选择适当型号的牙间隙刷。

（2）每次使用完毕后彻底清洗刷头，放置于通风干燥处。通常每周更换一次牙间隙刷。

四、健康教育

（1）牙面清洁应注意面面俱到，保证每颗牙齿、每个牙面都要清洁到，不要遗漏。

（2）难刷的部位，比如下牙内侧、最后一颗牙的远端牙面等，要花更多的时间清洁。

（3）建议每天有效刷牙至少 2 次，尤其重视睡前刷牙，每次刷牙持续 2~3 分钟。

◆ **链　接**

> 　　选择合适的牙刷、牙膏。刷头大小合适：能覆盖 2 颗牙齿长度，在口内拂刷时既方便又灵活。刷毛软硬适中：刷毛尖端磨圆细丝，弹性好又不损伤牙龈。刷柄有适当角度和长度：符合人体工学原理又方便握持。特殊人群可选择电动牙刷。牙膏的主要成分为摩擦剂，是刷牙的辅助用品，能够增强刷毛和牙面之间的摩擦作用。功能性牙膏包括含氟牙膏、中草药牙膏、脱敏牙膏、美白牙膏、抗菌消炎牙膏，可酌情进行使用。选择牙膏应注意：避免长期使用一种牙膏，应几种交替使用，避免口腔内菌群产生耐药性，影响清洁效果；含氟牙膏可防龋，但 3 岁以下儿童应避免使用，3 岁以上儿童选用儿童专用牙膏，严格控制使用剂量，成人每次使用量约为 1g（1cm 长）。

◆ 思 考 题

1. 刷牙方法不正确可能造成( )
   A. 牙菌斑减少　　B. 牙龈损伤　　　C. 口气清新　　　D. 牙齿不齐
   E. 牙齿增白

   正确答案：B

   答案解析：不恰当的刷牙方法可以造成牙龈萎缩、牙颈部硬组织磨损，严重时可形成楔状缺损，继而引发牙颈部牙本质过敏症。

2. 无论使用哪种刷牙方法，最不易清洁的部位是( )
   A. 牙颈近龈缘处　　　　　　　　B. 后牙窝沟点隙
   C. 前牙舌腭面　　　　　　　　　D. 邻间隙
   E. 下前牙唇面

   正确答案：D

   答案解析：一般刷毛不易进入邻间隙，尤其是邻面接触区龈侧位置。故需要使用牙线或牙间隙刷辅助清洁。

实训四

口腔重复使用器械的消毒灭菌技术

◆ 知识要点

一、口腔器械消毒灭菌的原则

（1）口腔器械应一人一用一消毒和（或）灭菌。

（2）高度危险口腔器械应达到灭菌水平。

（3）中度危险口腔器械应达到灭菌水平或高水平消毒。

（4）低度危险口腔器械应达到中或低水平消毒。

二、口腔重复使用器械的消毒灭菌流程

口腔重复使用器械的消毒灭菌步骤：回收→清洗→消毒→干燥→检查与保养→包装→灭菌→监测。

◆ 操作技术

一、学习要点

口腔重复使用器械的消毒灭菌流程，包括正确进行各种口腔器械的清洗与包装、消毒与灭菌；器械的检查、保养方法；灭菌质量的控制。

二、操作规程

（一）简易流程

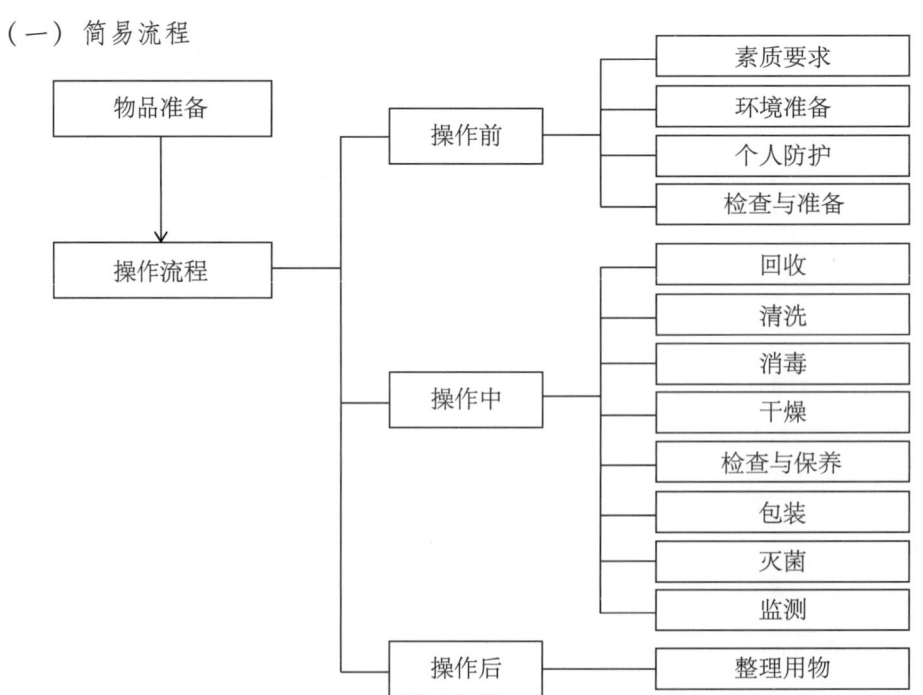

(二) 分步流程

📎 物品准备

回收器械，清洗、干燥、灭菌的设备和用具，医用热封机，清洁剂，消毒剂，润滑剂，包装材料，消毒灭菌监测材料等。

📎 操作流程

操作前（表 4-1）

表 4-1 口腔重复使用器械的消毒灭菌技术（操作前）

操作步骤	操作要点
1. 素质要求	掌握口腔器械的消毒灭菌流程及各种口腔器械的处理方法
2. 环境准备	保持室内清洁，每天操作前后使用消毒液擦拭工作台面、地面进行消毒，有污染时应随时消毒，每周对环境进行一次彻底消毒
3. 个人防护	服装鞋帽整洁，按标准预防措施，穿戴增厚手套、防水围裙
4. 检查与准备	检查仪器、设备完好，配制清洁剂、消毒剂，准备清洁、包装所需物品

操作中（表 4-2）

表 4-2 口腔重复使用器械的消毒灭菌技术（操作中）

操作步骤	操作要点
1. 回收	口腔器械使用后应与废弃物品分开放置，及时回收，并根据器械材质、功能、处理方法的不同分类放置
	（1）结构复杂不宜清洗的口腔器械（如牙科小器械、刮匙等）宜保湿处置，保湿液可选择生活饮用水或酶类清洁剂
	（2）牙科手机、电动牙洁治器和电刀应初步去污，存放于干燥的回收容器内
	（3）其他器械可选择专用回收容器放置
	（4）怀疑被传染病病原体污染的诊疗器械、器具，应在使用后立即处理，浸泡于消毒剂内，单独回收处理
2. 清洗	（1）手工清洗
	1）椅旁去污预清洁。及时用敷料擦去器械表面肉眼可见的污物。清洁牙科手机时应在带车针情况下使用综合治疗台的水、气系统分别冲洗手机内部水路、气路30秒
	2）冲洗。流动水冲洗器械表面的污物、碎屑等，水温宜为15~30℃，冲洗时间不少于30秒（图4-1）
	3）冲洗后，用酶清洁剂或其他清洁剂浸泡，然后刷洗、擦洗。刷洗操作应在水面以下进行，防止产生气溶胶；对于干固的污渍，用酶洗剂浸泡10分钟，溶解器械表面蛋白，然后刷洗；管腔器械应将可拆卸部分拆下后，应用压力水枪冲洗或用匹配毛刷刷洗；使用毛刷进行刷洗时充分打开器械关节，刷洗器械咬合面、轴节部、轴节底部，毛刷的刷洗方向要与器械的齿纹一致，避免出现清洁死角（图4-2）

续表

操作步骤	操作要点
	4）漂洗。用流动水冲洗或刷洗器械、器具和物品上残留的清洗剂，时间不少于30秒。漂洗牙科手机时，应用水枪清洗手机内腔5~10秒，以车针夹持孔处有水流出为宜 （2）机械清洗 1）超声清洗。清洗结构复杂的口腔科小器械、精密或贵重仪器时，可使用超声波清洗机。①冲洗：流动水下冲洗器械，初步去除污染物。②洗涤：清洗器内注入清洗用水，并添加清洁剂，水温≤45℃。清洗时应使用专用网篮（图4-3）将器械完全浸没在水面以下（图4-4），后在空腔器械腔内注满水，振荡5~10分钟。超声波清洗机需加盖，防止产生气溶胶。③终末漂洗：使用流动水进行漂洗 2）全自动清洗消毒机清洗。分为预清洗、主洗、中间漂洗、最终漂洗消毒，以及干燥五个步骤。流动水下冲洗器械，初步去除表面污染物后，按厂家指导手册装载器械，根据口腔科的特殊性选择严重污染清洗程序进行清洗。牙科手机与器械同时清洗时，必须将手机装载于手机清洗架上
3. 消毒	（1）将待消毒器械浸泡于含氯消毒液中，打开器械关节，使之完全浸没于水中，管腔器械消毒时需将管腔内注满消毒液。放入器械后的水位以不超过容器3/4为宜，容器加盖 （2）终末漂洗。用软水、纯化水或蒸馏水进行冲洗、刷洗，时间不少于30秒
4. 干燥	（1）手工干燥。使用低纤维絮擦拭布擦拭器械，动作柔和 1）容器类物品。宜先擦拭外面后擦拭内面 2）器械。应先擦拭器械表面水迹，然后擦拭关节、齿牙等局部的水迹 3）管腔类器械。应先擦拭器械表面水渍，再用压力气枪进行干燥处理，气枪吹气至少2次，每次持续2秒 4）牙科手机。使用压力气枪吹干管腔内的水，低纤维絮擦拭布擦干表面 （2）机械干燥。根据器械的材质选择适宜的干燥温度。一般烘干所需时间为20分钟
5. 检查与保养	（1）检查。目测或使用带光源的放大镜对器械洁净度、性能进行检查（图4-5）。器械表面、螺旋结构处、关节处应无污渍、水渍等残留物质和锈斑。对清洗质量不合格的器械应重新处理；损坏或变形的器械应及时更换 （2）保养 1）普通器械。对带有关节、轴节的器械，应使用水溶性润滑剂润滑（图4-6），对有生锈的器械，应先使用除锈剂处理，然后进行润滑保养 2）牙科手机。分为手工注油和机器注油，注油后应及时擦净余油
6. 包装	根据器械特点和使用频率选择包装材料，中度、低度危险的口腔器械可不包装，消毒或灭菌后直接放入备用清洁容器内保存 （1）一次性纸塑包装。应按密封标准封袋，密封宽度≥6mm，包内器械距封口处≥2.5cm（图4-7）。管腔类物品应盘绕放置，保持管腔通畅；剪刀等轴节类器械应完全打开或卡在第一锁扣，尖锐器械应使用专用保护套保护工作端（图4-8）。袋外注明六项标识，分别为：物品名称、包装者、灭菌器编号、灭菌批次、灭菌日期及失效期 （2）布类包装。适用于体积较大、数量较多的手术器械。由双层包装材料分两次连续包装。包装方法：将器械、物品以及化学指示卡放置于包装材料内，采用信封折叠或方形折叠等方法反复折叠开口处以形成一弯曲路径，并用化学指示胶带或专用胶带封包。包外注明六项标识，内容同上 （3）硬质容器包装。适用于锐利器械 （4）牙科小器械宜选用牙科器械盒盛装

续表

操作步骤	操作要点
7. 灭菌	（1）耐高温、高压的器械。选用高温高压蒸汽灭菌，灭菌物品的体积、重量要求：体积不宜超过 30cm×30cm×50cm，器械包重量不宜超过 7kg，织物包不宜超过 5kg，应放在最上方；塑封袋置于托盘支架或带孔托盘上，有序摆放，灭菌袋纸面向上，摆放时不要重叠、过挤，同类物品最好同时灭菌。灭菌器装载量不应超过柜室容积的 90%，且不可小于柜室容积的 5% （2）不耐高热器械。可使用化学制剂进行消毒灭菌，若有条件可使用过氧化氢低温等离子灭菌
8. 监测	（1）物理监测。每一灭菌周期应进行连续监测，详细记录灭菌压力、温度、时间、灭菌器编号、灭菌锅次、灭菌操作者等项目 （2）化学监测。每一灭菌周期应进行连续监测，使用化学指示卡、化学指示胶带等监测是否达到灭菌合格 （3）生物监测。使用中的灭菌器每月监测一次

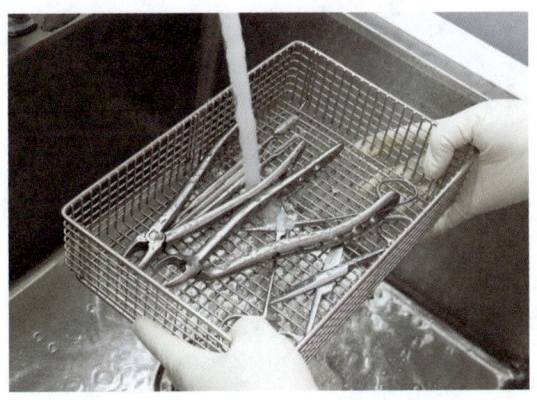

图 4-1　流动水冲洗器械

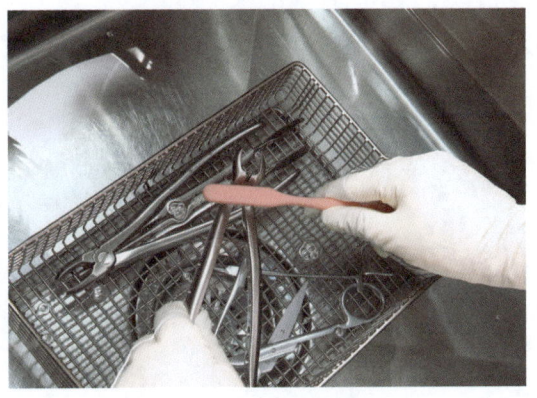

图 4-2　毛刷刷洗器械

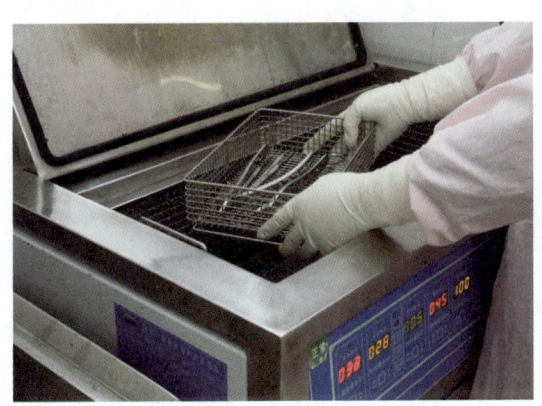

图 4-3　超声波清洗机专用网篮

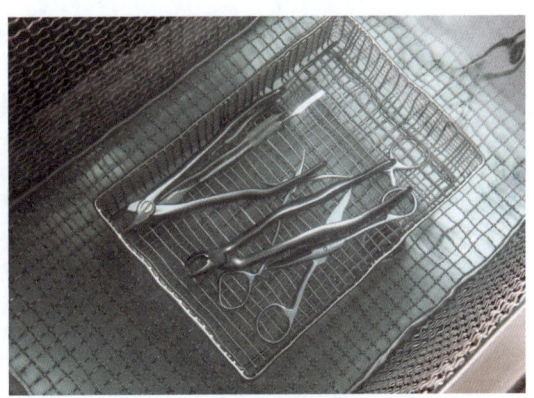

图 4-4　器械完全浸没至水面以下超声清洗

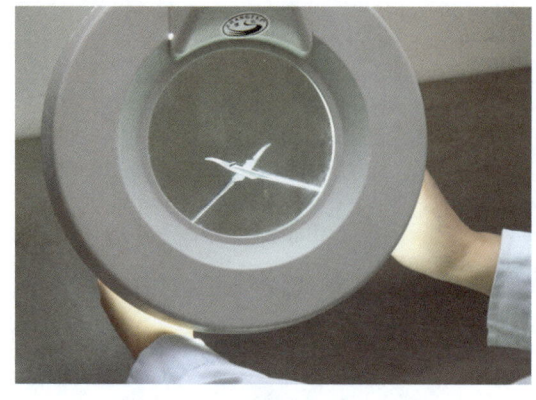

图 4-5 带光源放大镜检查器械

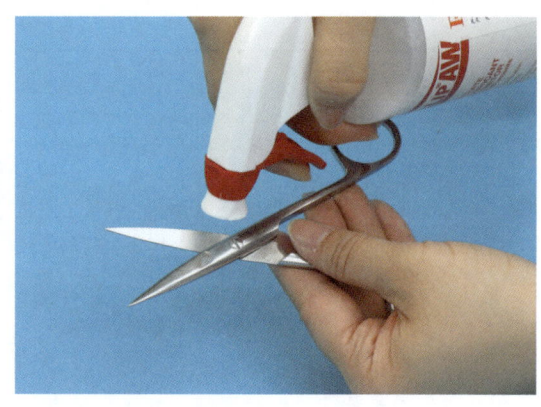

图 4-6 手工注油保养器械

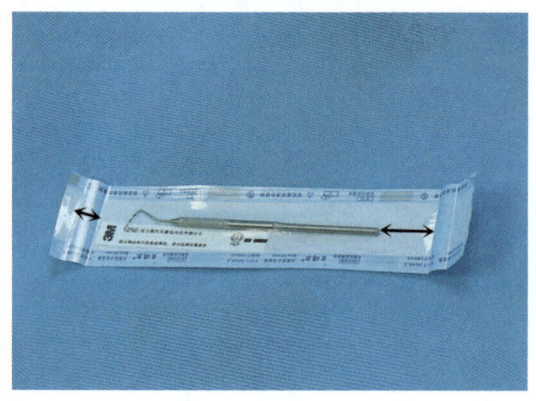

图 4-7 纸塑包装

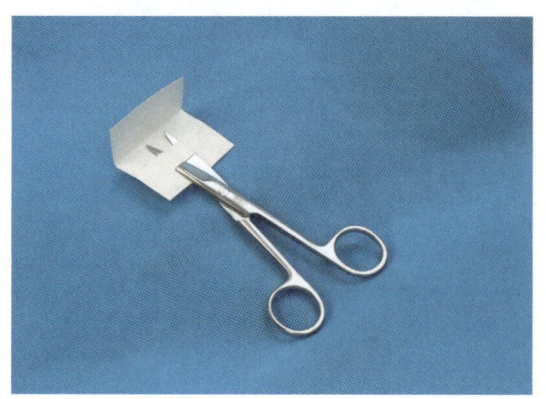

图 4-8 轴节打开，保护剪刀工作端

操作后（表 4-3）

表 4-3 口腔重复使用器械消毒灭菌技术（操作后）

操作步骤	操作要点
整理用物	（1）回收容器应于每次使用后清洗、消毒、干燥备用 （2）清洗用具、清洗池等应每日清洁消毒 （3）定期检查设备的性能 （4）做好灭菌器及其他仪器的日常维护并保存文字记录

三、临床护理要点

（1）清洗器械人员应做好个人防护。

（2）收集牙科手机等器械的操作过程中，注意小心轻放，防止碰撞及跌落地面。

（3）根管扩大器、钻针等体积较小、尖锐的小器械，回收时注意防止丢失，防止职业暴露。

(4) 牙科手机不可用腐蚀性强的化学品浸泡，不可用超声波清洗机清洗。

(5) 手工清洗时，要使用专门的刷子或海绵，用后清洁消毒晾干。不要使用钢丝球类用具，避免器械磨损。

(6) 清洗时应将器械轴节完全打开；机械清洗时按操作说明装载，不可超载以保证清洗质量。

(7) 保持擦布的清洁，擦布过湿会影响干燥效果，应及时更换。

链　接

器械储存：储存区应配备物品存放柜（架）或存放车，并应每周对其进行清洁消毒。

(1) 灭菌物品和消毒物品应分开放置，并有明显标识。

(2) 灭菌后的物品应分类放置于无菌存放柜或无菌存放盒内。存放位置距地面高度≥20cm，离墙≥5cm，距天花板≥50cm。

(3) 无菌物品在环境达标的情况下有效期根据包装材料有所不同：纺织材料和牙科器械盒为7天；一次性皱纹纸、医用无纺布、一次性纸塑袋和硬质容器包装为180天；裸露灭菌及一般容器包装的高度危险口腔器械灭菌后应立即使用，最长不超过4小时；中、低度危险口腔器械消毒灭菌后置于清洁干燥的容器内保存，保存时间不宜超过7天。

思 考 题

1. 下列说法不正确的是(　　)

　　A. 无菌物品应按灭菌日期先后顺序排列在柜内，并按先后日期取用

　　B. 流动水冲洗器械表面的污物、碎屑时，水温宜为15～30℃

　　C. 从管带上卸除牙科手机时，应保持钻针在手机上，并空转机头30秒

　　D. 使用超声波清洗机时可以将盖子打开

　　E. 高压蒸汽灭菌器内放入的水为蒸馏水

正确答案：D

答案解析：清洗时，超声波清洗机需加盖，防止产生气溶胶。

2. 口腔器械消毒纸塑包装的密封宽度应(　　)

　　A. ≥4mm　　　　B. ≥5mm　　　　C. ≥6mm　　　　D. ≥7mm

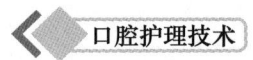

E. ≥8mm

正确答案：C

答案解析：纸塑包装密封标准为密封宽度≥6mm，包内器械距封口处≥2.5cm。

实训五

职业暴露的预防及应急处理

病例导入

某口腔门诊科室中,年轻的李护士配合医师为患者做完根管治疗后,开始整理用物,在处置使用后的小器械时,不慎被根管锉刺破了右手示指,发生了职业暴露,李护士急忙进行了局部的应急处理,并报告了护士长。李护士应如何进行锐器伤的应急处理?

知识要点

一、医务人员职业暴露的定义

医务人员职业暴露,是指医务人员在从事相应诊疗服务或诊疗保障服务的过程中,因接触有毒、有害物质或感染性疾病病原体等可能损害自身健康,甚至危及生命的、具有职业特殊性的风险而导致的危害或潜在危害。医务人员职业暴露包括感染性职业暴露、放射性职业暴露、化学性职业暴露和其他职业暴露。其中最为常见的是感染性职业暴露中的锐器伤,受污染的锐器致伤是导致血源性传播疾病的最主要职业因素,在医院中护士的锐器伤发生率最高。

二、医务人员锐器伤的预防

操作技术

一、学习要点

医务人员发生锐器伤的应急处理。

二、操作规程

(一)简易流程

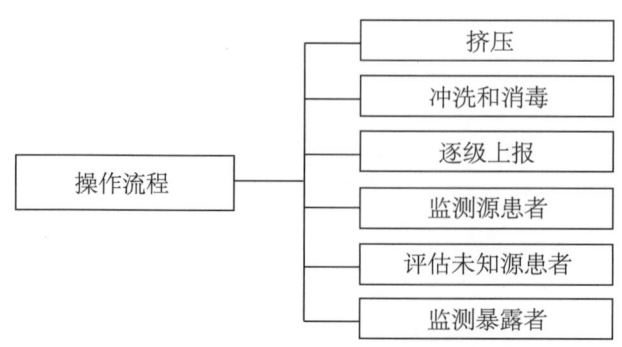

（二）分步流程

📝 操作流程

|| 挤压 ||

护士发生锐器伤后，立即用健侧手在伤口旁由近心端向远心端轻轻挤压（图 5-1），挤出损伤处的血液，再用肥皂液和流动水冲洗 15 分钟；禁止进行伤口的局部挤压。

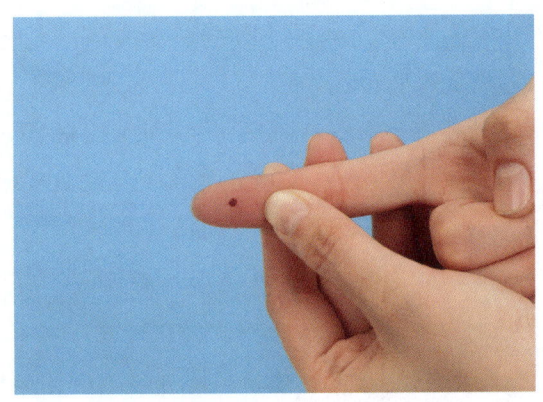

图 5-1 近心端向远心端轻轻挤压

|| 冲洗和消毒 ||

冲洗伤口后，用消毒液（如 75% 乙醇、0.2% 安尔碘或 0.5% 碘伏）进行消毒，然后包扎伤口；对于暴露的黏膜，应使用生理盐水反复冲洗干净。

|| 逐级上报 ||

护士发生锐器伤后，应立即向护士长报告，护士长向护理部、感染管理科报告，填写医务人员职业暴露登记表。

|| 监测源患者 ||

根据现有的信息评估暴露者被感染的风险，包括源患者的体液类型（例如血液，可见体液，以及其他潜在的传染性体液或组织）和职业接触类型（即经皮伤害、经黏膜或破损皮肤伤害，以及叮咬）。对已知源患者进行乙肝病毒（HBV）表面抗原、丙肝病毒（HCV）抗体和艾滋病病毒（HIV）检测。

评估未知源患者

医院组织相关专家评估暴露者感染 HBV、HCV 或 HIV 的风险。

监测暴露者

◆ 暴露者在随访期间发生任何情况，都须向医院请求进行医学评估。

◆ 通过乙肝疫苗接种史和接种效果，评估暴露者对 HBV 的免疫状况。

◆ 对于接种乙肝疫苗的暴露者的监测项目：在最后一剂疫苗接种 1~2 个月之后进行病毒抗体追踪检测；如果 3~4 个月前注射过乙肝免疫球蛋白，则抗原抗体反应不能确定为接种疫苗后产生的免疫反应。

◆ 对于 HCV 暴露者的监测项目：在接触 4~6 周时检测 HCV RNA 早期诊断 HCV 感染；接触 4~6 个月之后进行 HCV 抗体和丙氨酸转氨酶基线检测和追踪检测；通过补充检测，反复确认 HCV 抗体酶免疫水平。

◆ 对于 HIV 暴露者的监测项目：接触后的第 4 周、第 8 周、第 12 周及 6 个月时对 HIV 抗体进行检测，对服用药物的毒性进行监测和处理，观察和记录 HIV 感染的早期症状等；如果疾病伴随反复出现的急性症状，则开展 HIV 抗体检测；暴露者应采取预防措施防止随访期间的再次传染；在接触 72 小时内评估暴露者的预防水平，并进行至少 2 周的药品毒性监测。

三、临床护理要点

（一）锐器伤的预防

1. 建立防护制度

（1）规范护理操作流程，加强培训以提高护士的自我防护意识及标准预防知识。

（2）严格执行护理操作流程和消毒隔离制度。

（3）科室弹性排班，调整护士工作强度及心理压力，保证护理质量，减少锐器伤发生。

2. 严格管理医疗废弃物

（1）针头、刀片、安瓿瓶等损伤性废物与其他垃圾分开放置，应放入耐刺破、防渗漏、密闭的利器盒内。

（2）利器盒的位置固定，启用后 48 小时或使用 3/4 容积时盖好盒盖，贴上标签，由指定部门统一收集处理（图 5-2）。

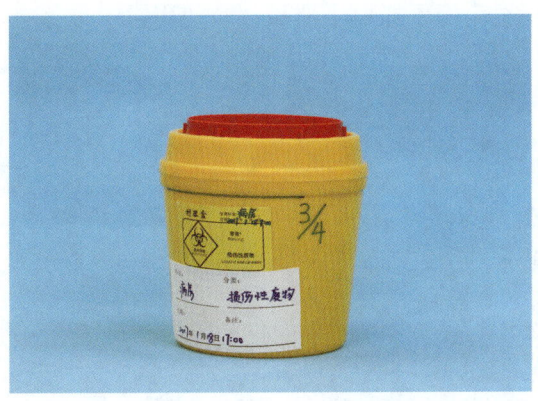

图 5-2 贴标签后的利器盒

3. 加强护士健康管理

（1）建立护士健康档案，每年为护士进行体检，接种疫苗，一旦护士发生锐器伤，按职业暴露处置要求及时上报医院感染管理科、护理部，关心暴露者，做好心理疏导。

（2）在光线充足的环境下进行护理操作，预防锐器伤的发生。

（3）接触患者的血液、体液时戴手套，脱下手套后立即洗手。若护士手部皮肤破损，进行护理操作时必须戴双层手套。

4. 锐器的使用防护

（1）护理配合中使用清洁台传递锐器物、小器械等（图 5-3）。

（2）护理配合中传递手机时护士握持手机前端，避免污染车针，将手机柄留给医师。确定医师接住手机后护士方可松手，避免手被车针划伤。治疗上颌牙时车针向上，治疗下颌牙时车针向下（图 5-4）。

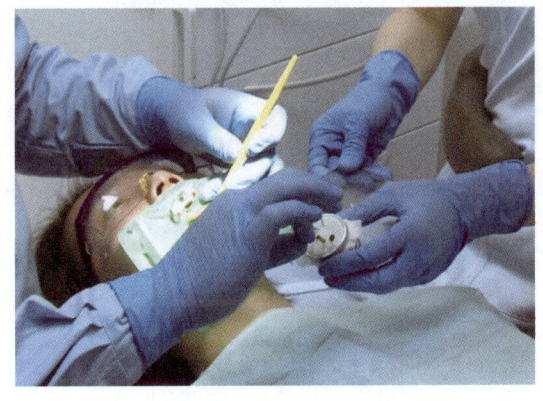

图 5-3 清洁台传递小器械

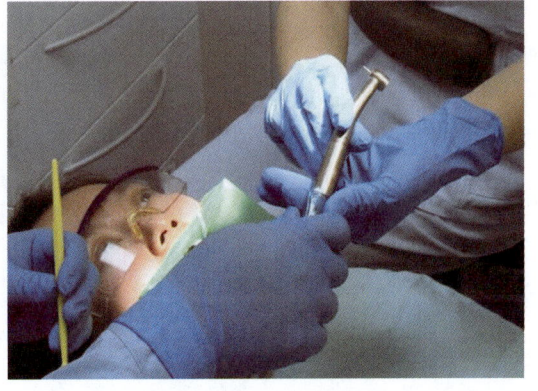

图 5-4 以正确的方式传递手机

（3）避免直接接触刀片、针头等锐器，用持针器安装并拆卸根管冲洗器针头、刀片等（图 5-5）。

(4）治疗结束后，避免用手抓取小器械，应使用镊子分拣（图 5-6）。

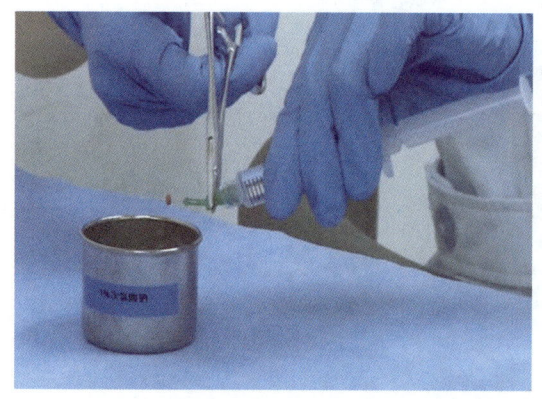

图 5-5　安装根管冲洗器针头

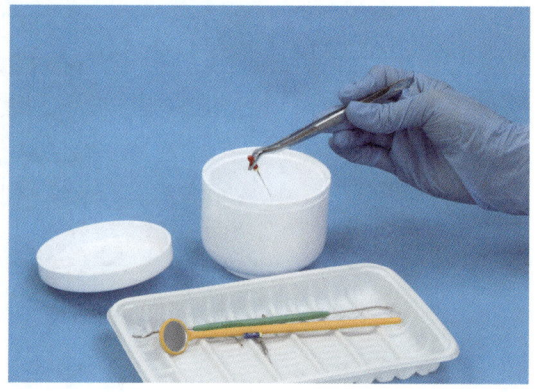

图 5-6　使用镊子分拣小器械

(5）静脉给药时须去除针头经三通管给药（图 5-7），使用安瓿瓶制剂时先用砂轮划道再掰安瓿瓶，可垫纱布以防止损伤皮肤。

(6）无菌针头抽吸药液后，单手回套针帽。使用后的注射器针头不回套针帽，在锐器盒内处置污染针头（图 5-8）。

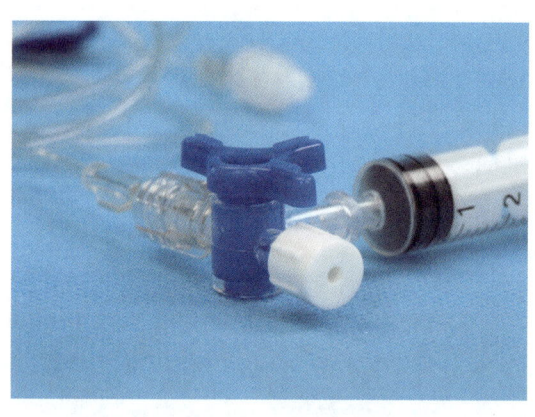

图 5-7　三通管给药

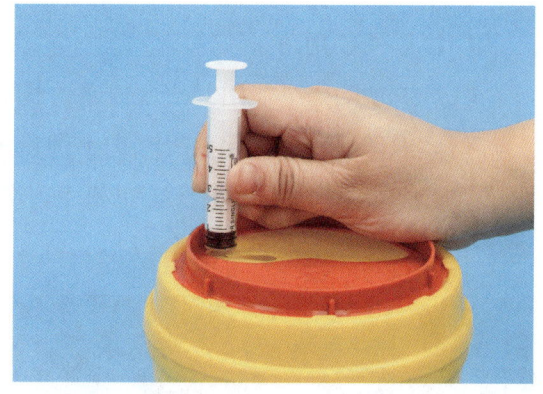

图 5-8　锐器盒处置污染针头

(7）使用具有安全装置的医疗护理用具。配备安全型注射、输液等装置，防止锐器伤的发生（图 5-9）。

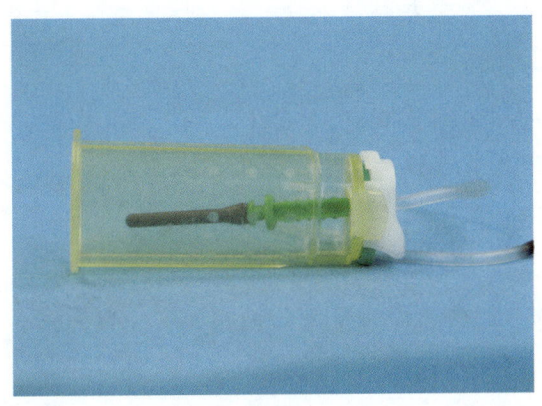

图 5-9 安全型持针器盒

链接

护士容易发生锐器伤的情况还包括：①护士对锐器伤的危害性认识不足，自我防护意识淡薄；②工作压力大、精神高度紧张、身心疲惫时操作精力不集中；③意外损伤；④护理醉酒、有精神症状等丧失正常理智的患者；⑤经常接触或处理血液、体液的护理岗位。

思考题

1. 锐器使用防护中不正确的行为是（　　）

    A. 门诊护理配合中，使用清洁台传递锐器物、小器械

    B. 门诊护理配合中，传递手机时注意传递方向及固定手法

    C. 可以用手直接安装、拆卸根管冲洗器针头

    D. 静脉给药时须去除针头，经三通管给药

    E. 使用后的注射器针头不回套，锐器盒内处置污染针头

正确答案：C

答案解析：避免直接接触刀片、针头等锐器，用持针器安装、拆卸根管冲洗器针头和刀片等。

2. 某患者，女性，65岁，因左侧腮腺肿收入院治疗，入院第二天责任护士遵医嘱对患者静脉抽血送检，抽血后该护士在回套静脉采血针时发生针刺伤，护士不正确的应急处理是（　　）

A. 立即用健侧手在伤口旁由近心端向远心端轻轻挤压，尽可能挤出损伤处的血液

B. 进行伤口的局部挤压

C. 用肥皂液和流动水冲洗暴露伤口15分钟

D. 用0.2%安尔碘进行消毒后，包扎伤口

E. 立即向护士长报告

正确答案：B

答案解析：发生锐器伤后，禁止在伤口局部来回按压，避免产生虹吸现象，反而将污染血液吸入血管，增加感染机会。

实训六

口腔常用材料的调拌技术

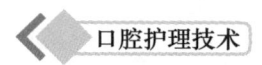

水门汀类材料的调拌技术

◆ 知识要点

一、水门汀类材料

水门汀类材料是口腔科临床进行粘接修复等治疗所使用的材料。临床上常用的包括：玻璃离子水门汀、磷酸锌水门汀、聚羧酸锌水门汀、树脂加强型玻璃离子水门汀和自粘接树脂水门汀。

二、水门汀类材料适用范围

（1）玻璃离子水门汀主要用于：Ⅰ、Ⅲ、Ⅳ、Ⅴ类窝洞充填；正畸固定矫治器带环粘接。

（2）磷酸锌水门汀用于：窝洞垫底；桩、钉粘固；暂时性充填。

（3）聚羧酸锌水门汀用于：窝洞垫底；粘固嵌体、冠、固定桥；儿童龋洞的充填。

（4）树脂加强型玻璃离子水门汀用于：粘固金属烤瓷冠、桥，金属嵌体及高嵌体，高强度全瓷冠，如氧化铝、氧化锆；粘固金属根管桩以及正畸装置。

（5）自粘接树脂水门汀用于：粘固金属及烤瓷冠、桥、嵌体、高嵌体；粘固全瓷冠、桥及根管桩。

◆ 操作技术

一、学习要点

水门汀类材料的调拌技术为口腔门诊诊疗最常用的一项护理操作技术。用途不同，调拌方法及调拌标准也不完全相同，但调拌流程相对一致。水门汀类材料调拌技术的护理要点包括：①此项操作的所有物品准备；②取用材料时严格掌握粉液比例、调拌方法及手法、不同用途时调拌成品的标准等。以下以玻璃离子水门汀为例进行介绍。

二、操作规程

（一）简易流程

水门汀类材料的调拌技术

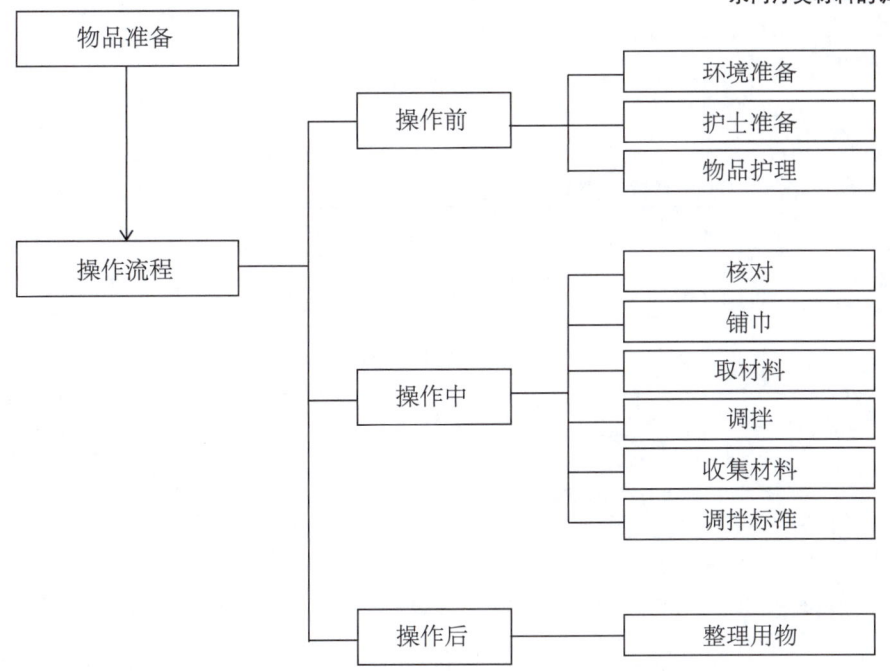

（二）分步流程

▌物品准备（图6-1）

水门汀粘接剂（含粉剂和液剂）、调拌板、调拌刀、无菌纱布、无菌棉球。

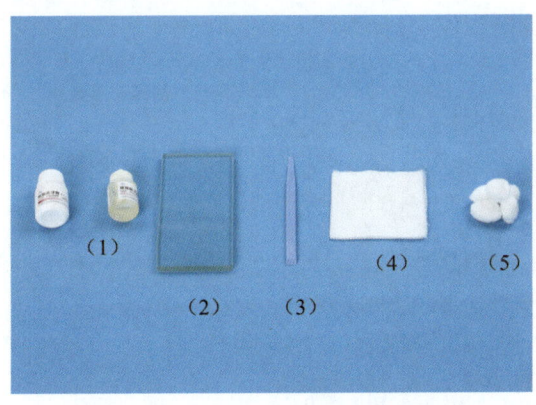

图6-1 水门汀类材料调拌物品准备

（1）水门汀材料（含粉剂和液剂）；（2）调拌板；（3）调拌刀；（4）无菌纱布；（5）无菌棉球

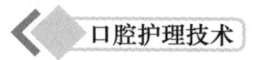

操作流程

操作前（表6-1）

表6-1 水门汀类材料的调拌技术（操作前）

操作步骤	操作要点
1. 环境准备	环境整洁明亮，温度、湿度适宜；准备操作区域，用消毒纸巾擦拭操作台面
2. 护士准备	护士按照七步洗手法洗手，戴口罩
3. 物品准备	合理放置物品，调拌前护士核对材料名称并检查有效期

操作中（表6-2）

表6-2 水门汀类材料的调拌技术（操作中）

操作步骤	操作要点
1. 核对	（1）与医师核对材料名称及用途 （2）垫底/充填用时评估窝洞的大小 （3）粘接用时评估所粘修复体/带环的数量、位置和顺序
2. 铺巾	护士铺巾准备操作台面
3. 取材料	（1）取玻璃调拌板、塑料调拌刀置于操作台面 （2）按各品牌粉液比例要求取出材料，以玻璃离子水门汀充填用为例 （3）取粉前，轻拍瓶底，使粉松散，再用专用量勺取1平勺放于板上，立刻旋紧瓶盖放回原处 （4）取液剂时，先将液剂瓶缓缓倒置垂直于桌面，排出瓶内气体后再轻轻挤出1滴液体，夹取纱布，擦拭量粉勺后将量粉勺放回原处，使用纱布另外一侧擦拭瓶口后盖回瓶盖，粉液相距1~2cm
4. 调拌	（1）常用二分之一三分法。一手固定调拌板两侧边缘，另一手持调拌刀将粉分成3份，将粉末逐次加入，每次加入液中的粉末都是余粉的1/2，分3次加完 （2）护士将调拌刀工作端前1/3~1/2紧贴调拌板，使调拌刀与调拌板充分接触，推拉或旋转加压研磨调拌 （3）常用的调拌方法如下。①旋转加压法：将粉剂分为3份，逐步加到液中，以旋转碾压的方式进行调拌。②八字法：将粉剂的3份分次加到液中，按"8"字形进行加压研磨调拌。③推拉加压法：将粉剂的3份分次加到液中，首先以旋转碾压的方式进行混合再向外推开，以此手法循环调拌
5. 收集材料	（1）调拌结束后收集材料，方便医师取用 （2）垫底/充填用时将材料收拢于调拌板一角，递与医师 （3）粘接用时将材料收集于刀尖上，涂抹在修复体组织内面，传递给医师进行粘接；粘接带环用时，按照医师粘接带环顺序均匀、适量涂抹于带环龈侧并正确传递
6. 调拌标准	（1）粉液混合均匀，表面光滑、无气泡，细腻无颗粒 （2）垫底/充填。用于窝洞垫底时，调成面团状（图6-2），不粘调拌刀；用于暂时充填时，调成稠糊状 （3）粘接。调成奶油状，可用调拌刀拉起1~2cm的丝（图6-3） （4）如果材料迅速脱离调拌刀，则太稀；如果不易脱离调拌刀，则太稠。如果调和物太稠，不能通过添加液体来挽救，应清洁调拌板重新调拌

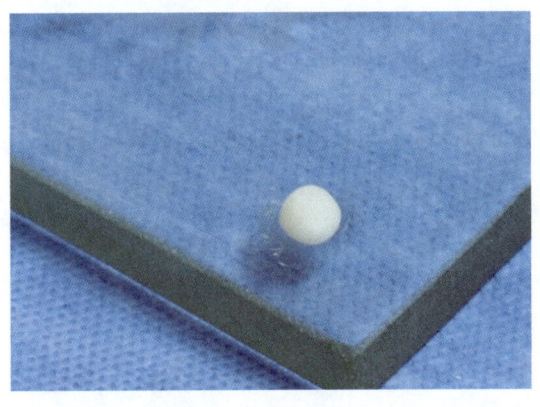
图 6-2 垫底/充填用时调拌成面团状

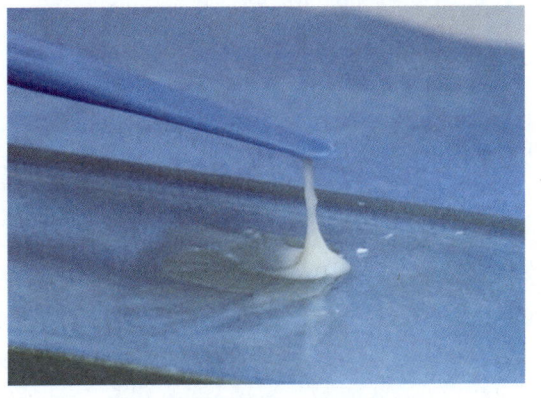
图 6-3 粘接用时调拌成奶油状,可拉起 1~2cm 的丝

操作后(表 6-3)

表 6-3 水门汀类材料的调拌技术(操作后)

操作步骤	操作要点
整理用物	(1) 用棉球擦净调拌板及调拌刀表面,若使用纸质调拌板,则弃去纸板 (2) 按从洁到污的原则进行用物的处理 (3) 护士洗手,摘口罩

三、临床护理要点

(1) 调拌玻璃离子水门汀时,为防止变色,须用塑料调拌刀。

(2) 严格按照产品说明书的比例取粉剂和液剂。一般玻璃离子水门汀充填用比例为 1∶1,粘接用时为 1∶2;磷酸锌水门汀垫底用粉液比为 1∶1.5。粉液过多或过少,都将影响材料的终末性能。保持调拌刀、调拌板干燥,否则会影响比例的准确性。

(3) 调拌时只能将粉逐次加入液体中,而不能加液体于粉中。

(4) 调拌时应适当用力,加压研磨;动作应迅速而连贯。

(5) 调拌时调拌刀与调拌板充分接触,以同一方向匀速旋转,把粉液推开,以减少气泡形成,提高调拌质量。

(6) 注意材料的固化时间,在规定时间内完成材料调拌(见产品说明书),一般不超过 30 秒。调拌时间过长或过短均会影响材料质量与性能。

(7) 按照产品说明书规定的温度、湿度保存材料。

(8) 垫底材料需要调拌时,应严格按照材料说明书的粉液比例进行调拌,在规定时间内完成,调拌后的材料性状符合诊疗要求,并按照材料说明书规定的温度、湿度保存材料。

链接

玻璃离子水门汀充填后要进行防水处理的原因：①玻璃离子水门汀是水基水门汀，固化初期对水比较敏感，保持材料内部水平衡至关重要；②粘固材料边缘同样要进行防水保护；③使用一般的凡士林可以达到防水目的，一般建议患者就诊后3～4小时内不要进食和大量饮水。

思考题

1. 关于水门汀材料调拌的注意事项，以下说法错误的是（   ）

    A. 调拌玻璃离子时，为防止变色，须用塑料调拌刀

    B. 严格按照产品说明书的比例取粉剂和液剂

    C. 调拌时，只能将液体逐次加入粉剂中，而不能加粉于液体中

    D. 调拌时，调拌刀与调拌板充分接触

    E. 在规定时间内完成材料调拌（见产品说明书），一般不超过30秒

正确答案：C

答案解析：调拌时，只能将粉剂逐次加入液体中，而不能加液体于粉中。

2. 调拌水门汀材料时，关于取材料的注意事项，以下说法正确的是（   ）

    A. 按各品牌粉液比例要求取出材料，按比例调研，不随意改变粉液比例

    B. 按需取材，避免浪费

    C. 取粉前轻拍瓶底，使粉松散，再用专用量勺取1平勺放于板上，立刻旋紧瓶盖，不同材料量匙不能混用

    D. 取液剂时先将液剂瓶缓缓倒置，垂直于桌面以排出瓶内气体，再轻轻挤出液体，用无菌物品擦拭瓶口后盖回瓶盖

    E. 以上均是

正确答案：E

答案解析：调拌水门汀材料时取材料的操作要点。

3. 调拌垫底材料时需注意固化时间，一般调拌时间为（   ）

    A. 小于20秒   B. 小于30秒   C. 1分钟以上   D. 5分钟以内

    E. 无时间要求

正确答案：B

答案解析：调拌水门汀材料的操作要点。

树脂类根管封闭剂的调拌技术

◆ 知识要点

一、根管封闭剂的作用

根管封闭剂可用来充填根管壁与固体根管充填材料之间的间隙，充填侧副根管和不规则根管系统，可提高根管充填的封闭性，并具有抑菌作用。

二、树脂类根管封闭剂的特点

树脂类根管封闭剂是以环氧树脂为基质的封闭剂（以下以登士柏 AH Plus 根管充填材料为例），具有较好的流动性，与牙胶尖配合能永久性封闭恒牙列根管，具有很好的空间稳定性和密封性，同时具有无刺激性及优越的 X 线阻射性。操作时容易调拌，固化时间一般为 8 小时。

◆ 操作技术

一、学习要点

树脂类根管封闭剂调拌时所需的物品、调拌的步骤、调拌时取材的比例、调拌的方法、调拌后成品的评价标准；调拌过程中医院感染控制的方法。

树脂类根管封闭剂的调拌技术

二、操作规程

(一) 简易流程

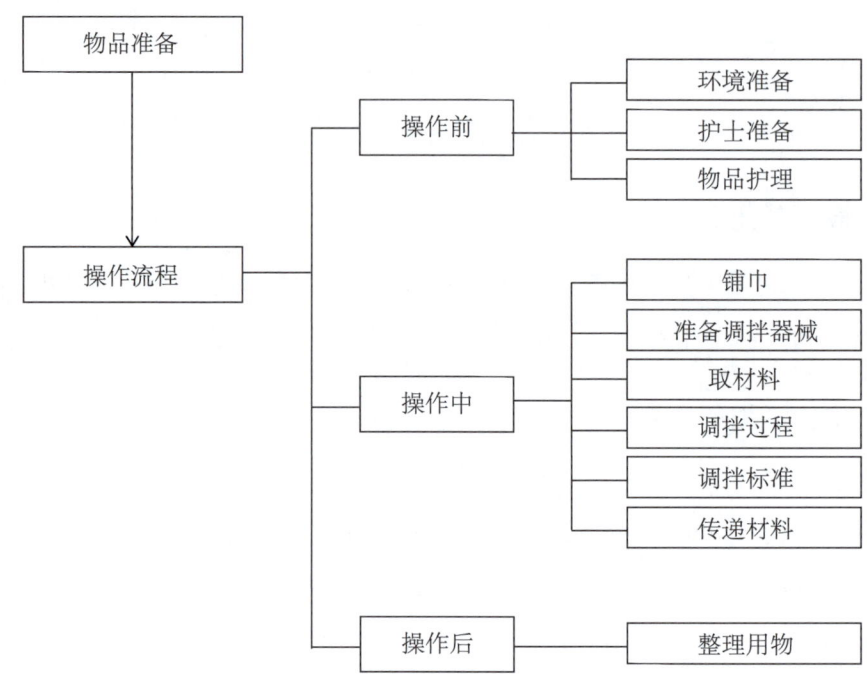

(二) 分步流程

物品准备 (图6-4)

AH Plus 双糊剂、玻璃调拌板、塑料调拌刀、无菌纱布、无菌棉球。

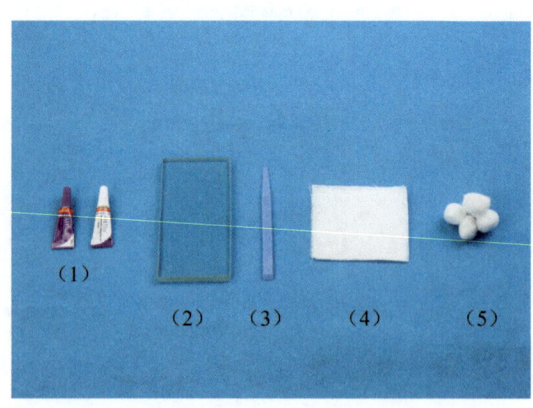

图6-4 树脂类根管封闭剂调拌物品准备

(1) AH Plus 双糊剂；(2) 玻璃调拌板；(3) 塑料调拌刀；(4) 无菌纱布；(5) 无菌棉球

操作流程

操作前（表6-4）

表6-4 树脂类根管封闭剂的调拌技术（操作前）

操作步骤	操作要点
1. 环境准备	操作环境整洁、明亮、舒适、安全；选择宽敞、固定、清洁的操作台面，用消毒纸巾擦拭操作台面
2. 护士准备	护士按照七步洗手法洗手，戴口罩、戴手套
3. 物品准备	合理放置物品，玻璃调拌板和塑料调拌刀干燥、表面光滑平整，调拌前护士需核对材料名称、检查包装完整性及有效期

操作中（表6-5）

表6-5 树脂类根管封闭剂的调拌技术（操作中）

操作步骤	操作要点
1. 铺巾	护士铺巾准备操作台面
2. 准备调拌器械	护士取玻璃调拌板及塑料调拌刀置于操作台面
3. 取材料	护士根据患牙根管数量取出AH Plus糊剂A置于玻璃调拌板上，同时取出等量的AH Plus糊剂B置于玻璃调拌板上，两种糊剂相距1~2cm。每取出一种糊剂后均需使用无菌纱布擦拭管口后盖上盖子，再放置于治疗巾上（图6-5）
4. 调拌过程	护士一手固定玻璃调拌板，一手使调拌刀工作端的前1/3~1/2与玻璃调拌板充分接触。快速混合糊剂A和糊剂B后可使用旋转法加压匀速研磨两种糊剂，也可使用推拉手法混合糊剂A和糊剂B。调拌结束后护士应将糊剂收集到一起以方便蘸取
5. 调拌标准	调拌好的糊剂应呈奶油状，细腻均匀，可拉起1~2cm的丝（图6-6）
6. 传递材料	及时传递调拌好的糊剂供医师使用

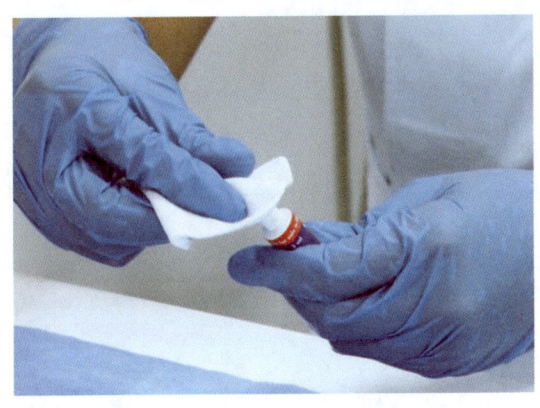

图6-5 使用纱布擦拭糊剂管口

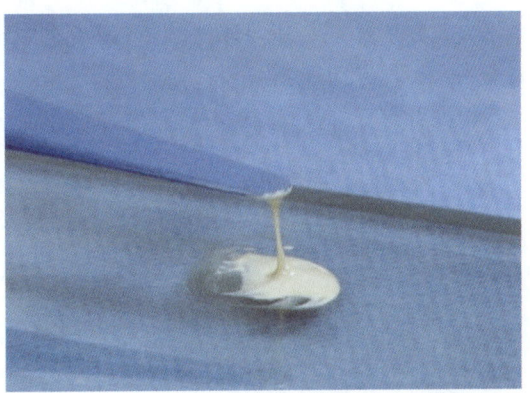

图6-6 调拌好的糊剂细腻光滑，可拉丝

操作后（表6-6）

表6-6 树脂类根管封闭剂的调拌技术（操作后）

操作步骤	操作要点
整理用物	（1）使用棉球擦净玻璃板及调拌刀表面 （2）分类放置材料，用消毒纸巾擦拭外包装后归位放置 （3）按从洁到污的原则进行用物的处理 （4）护士摘手套、洗手、摘口罩

三、临床护理要点

（1）AH Plus 糊剂 A 及糊剂 B 需等体积 1∶1 进行调拌。

（2）两种糊剂的盖子不能交换，以免两种糊剂发生反应影响使用。

（3）调拌时需给予一定的压力充分研磨。

（4）调拌过程快速连贯，应在 1 分钟内完成。

（5）收集调拌好的糊剂放置在便于医师取用的位置，医师蘸取封闭剂后，护士应使用调拌刀及时收拢封闭剂方便医师再次使用。

（6）根管封闭剂应现用现调，避免过早调拌后出现固化影响使用，同时避免封闭剂受到污染，影响治疗效果。

◆ 链　接

其他成分的根管封闭剂如下。①氧化锌丁香油类：具有较好的封闭性，对根尖周组织刺激性小，具有抗菌性，但因其易溶解，故具有一定的致炎性。②氢氧化钙类：主要成分为氢氧化钙，具有较好的抗菌性，能促进根尖周组织愈合，可用于根尖诱导成形术。③玻璃离子类：与牙本质具有良好的粘接性，但很难从根管系统中取出，若根管治疗失败，则增加了再治疗的难度。④生物陶瓷类：具有良好的流动性、极佳的封闭效果和操作性能，可渗透至根管内牙本质小管、侧支根管等复杂结构。

◆ 思考题

1. 关于调拌树脂类根管封闭剂的说法，下列正确的是（　　）

　A. 两种糊剂的比例为 1∶1　　　　B. 调拌好的糊剂不可拉丝

C. 调拌好的根管封闭剂为均匀的面团状　D. 调拌要求在2分钟内完成

E. 操作结束后两种糊剂的盖子可混用

正确答案：A

答案解析：调拌好的糊剂应呈奶油状，细腻光滑，可拉丝；调拌过程应快速连贯，在1分钟以内完成；为避免两种糊剂在存放过程中发生反应影响使用，操作结束后两种糊剂的盖子不可混用。

2. 护士在调拌树脂类根管封闭剂时不当的行为是（　　）

A. 根据患牙根管数量取出适量材料

B. A、B两种材料所取比例为1:1

C. 材料取出后两种材料的盖子不可混用

D. A、B两种材料相距1~2cm

E. 为节约治疗时间，根管封闭剂可以在治疗前准备

正确答案：E

答案解析：根管封闭剂需现用现调，以免污染和干固。

藻酸盐印模材料调拌技术

◆ 知识要点

藻酸盐印模材料是一种不可逆转的水胶体印模材料，是目前临床使用最广泛的印模材料，其表面清晰度和尺寸稳定性不能满足固定修复的精确度要求，适用于可摘局部义齿、全口义齿、普通非工作印模及研究模型印模的制取。

◆ 操作技术

一、学习要点

各类修复体是在模型上制作完成的，而模型是先在口内制取印模，然后灌注而成的，所以印模的精确度是保证修复体质量的关键。护士在调拌藻酸盐印模材料时要注意水与粉的比例、调拌的时间及方法、材料盛入托盘的方法、上下颌制取印模时椅位的调节方法、患者呼吸指导等细节，配合医师取出清晰完整的印模。

二、操作规程

（一）简易流程

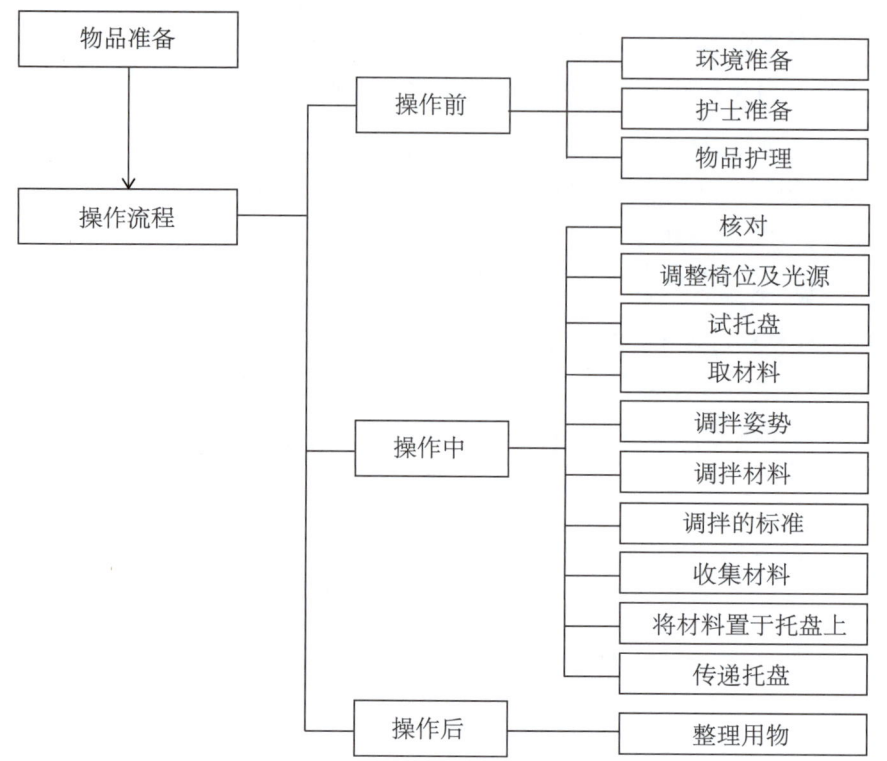

藻酸盐印模材料调拌技术

（二）分步流程

▎物品准备（图6-7）

藻酸盐印模材料、量粉勺、调拌碗、调拌刀、量水杯、清水、托盘。

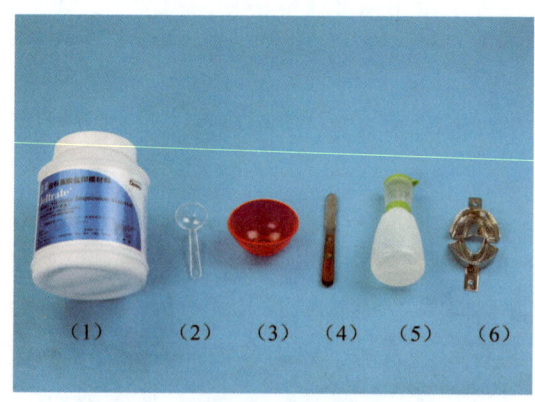

图6-7 藻酸盐印模材料调拌物品准备

（1）藻酸盐印模材料；（2）量粉勺；（3）调拌碗；（4）调拌刀；（5）量水杯；（6）托盘

操作流程

操作前（表6-7）

表6-7　藻酸盐印模材料的调拌技术（操作前）

操作步骤	操作要点
1. 环境准备	环境整洁明亮，温度、湿度适宜；准备操作区域，用消毒剂擦拭操作台面
2. 护士准备	护士按照七步洗手法洗手，戴口罩
3. 物品准备	合理放置物品

操作中（表6-8）

表6-8　藻酸盐印模材料的调拌技术（操作中）

操作步骤	操作要点
1. 核对	与医师核对材料名称及牙位
2. 调节椅位及光源	治疗椅位的高度应方便医师操作，患者感觉舒适。取上颌印模时，患者的上颌应与医师的肘部相平或稍高，并使患者头部稍向前倾，以免印模材料流向咽部，引起恶心；取下颌印模时，患者的下颌应与医师的上臂中部相平，下颌殆平面与地平面平行，根据医师的操作部位调节好光源 在制取印模前应告知患者，制取印模时为了避免恶心，应头微低，鼻吸气、口呼气，协助医师取出完整的印模
3. 试托盘	将托盘传递给医师，医师在患者口内试用合适后，用纸巾接过托盘
4. 取材料	用量粉勺取适量的粉末置于调拌碗内，粉末的量根据托盘大小以及患者口内牙齿缺失状况而定。用量水杯按照商品说明要求的比例放入适量的水于调拌碗内（一般常用的水粉比例是1∶1，总义齿终印模的水粉比例是2∶1）
5. 调拌姿势	调拌时护士姿势要正确，双肩下垂自然放松，双手位于腰部略低位置，一手掌心向上握调拌碗，调拌碗位于手掌大小鱼际之间（图6-8），一手持调拌刀
6. 调拌材料	调拌的最初10~20秒，可以用执笔式握持调拌刀，将调拌刀垂直于调拌碗，轻轻调拌，使水粉充分混合，然后逐渐增加调和速度，同时转动调拌碗，使调拌刀与调拌碗内壁平面充分接触，用力碾压材料。转速为200r/min左右，调拌时间为30~45秒。常用的调拌方法有：顺时针调拌法、逆时针调拌法、八字调拌法
7. 调拌的标准	调拌好的印模材料应均匀细腻，呈奶油状
8. 收集材料	收集材料时，一手转动调拌碗，一手用刀刃将材料刮于碗的一侧，并反复用调拌刀挤压排气（图6-9）
9. 将材料置于托盘上	（1）上上颌托盘。一手掌心握调拌碗，拇指与示指捏住托盘柄，一手用调拌刀将材料收集成面团状，从托盘的远中向近中轻轻推入，以免形成气泡，材料的量适中，表面光滑细腻（图6-10） （2）上下颌托盘。将材料收集成条状置于调拌刀上，分两次从托盘的一端向另一端旋转盛入，堆放在托盘上的材料表面应光滑细腻无气泡，量适中（图6-11）
10. 传递托盘	以医师方便抓握为原则将托盘传递给医师，传递时将手柄朝向医师，便于医师抓握（图6-12）

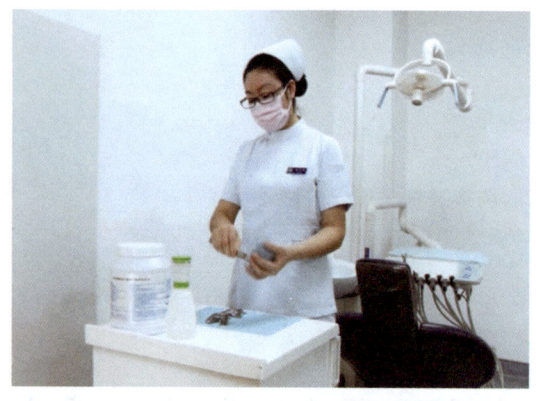

图 6-8　调拌时护士正确的姿势

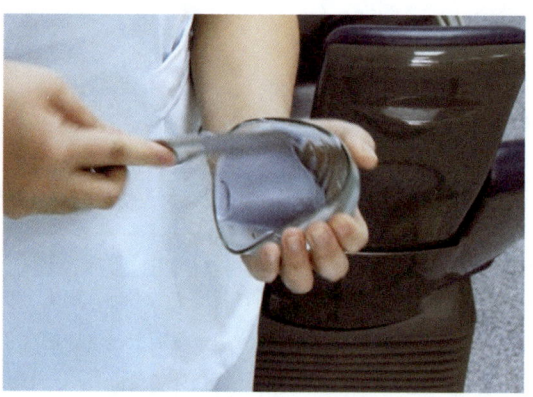

图 6-9　反复挤压排气

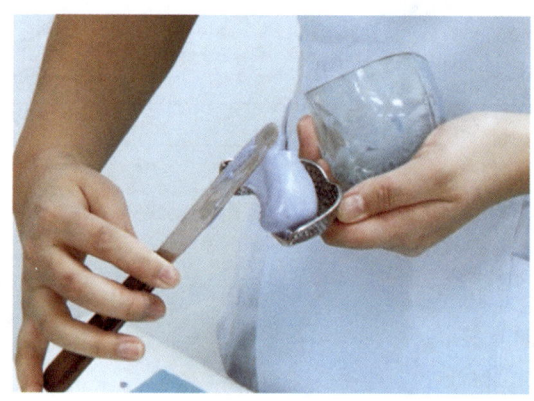

图 6-10　上上颌托盘

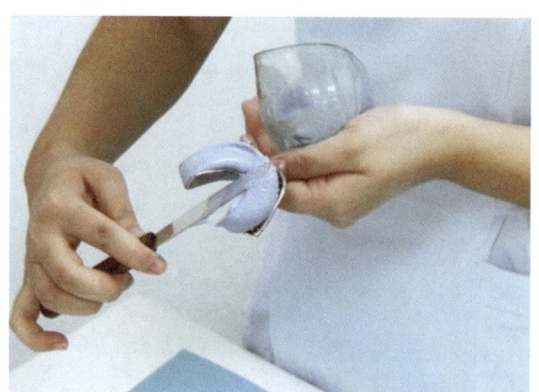

图 6-11　上下颌托盘

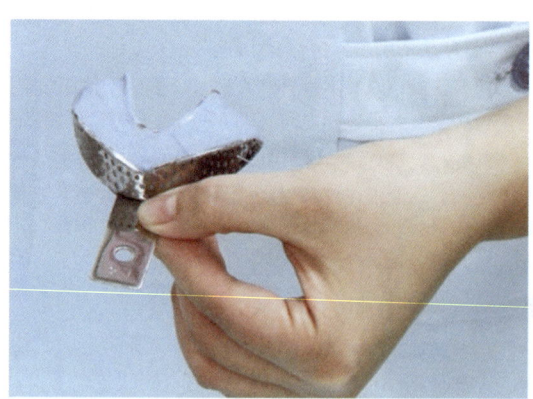

图 6-12　传递托盘

操作后（表6-9）

表6-9 藻酸盐印模材料的调拌技术（操作后）

操作步骤	操作要点
整理用物	（1）口腔综合治疗台清洁消毒。遵循从洁到污的原则 （2）护士洗手、摘口罩 （3）印模从患者口腔内取出后，用流动水冲洗15秒，然后放入专用容器，做好标识后送往模型室进行消毒及石膏灌注

三、临床护理要点

（1）严格按照商品要求的水粉比例调和以免材料过稠或过稀。

（2）尽量将调拌碗内的材料收集干净，避免浪费。可将调拌碗内少许多余的材料递与医师，涂抹在牙槽嵴的倒凹处。

（3）为了减少脱模，将藻酸盐印模材料置于托盘前可先取少量印模材料涂抹于托盘表面。往托盘上放材料的速度宜快，给医师留出足够的操作时间。

（4）温度对凝固时间会有影响，水在室温23℃左右的条件下，能保证正确的凝固时间。

（5）藻酸盐印模水胶体凝胶的大部分体积由水组成，具有吸水膨胀、失水变形的特征。印模制取后应在15分钟内及时灌注石膏模型，防止脱水变形。在日常工作中，如果不能马上灌注模型，需用湿纸巾包裹或放入较密闭的容器或塑料袋中。

◆ 链　接

> 印模从口内取出后，表面有残留的唾液、血液及碎屑，需要经过水冲洗、消毒、再次水冲洗后即可灌注模型。印模消毒既要达到防止感染的目的，还不能影响印模尺寸的稳定性和表面清晰度。化学浸泡消毒是临床最常用的方法，印模消毒的方法还有喷雾消毒和冲洗消毒。灌注好的模型还需紫外线照射消毒1小时。

◆ 思 考 题

1. 有关藻酸盐印模材料的说法不正确的是（　　）

　　A. 藻酸盐印模材料是一种不可逆的水胶体印模材料

　　B. 目前在临床上广泛应用

C. 1周内体积稳定

D. 操作方便，有弹性

E. 印模从患者口腔中取出后，用流动水冲洗15秒，然后放入专用容器，做好标识后送往模型室进行消毒及石膏灌注

正确答案：C

答案解析：藻酸盐印模材料的缺点是失水收缩、吸水膨胀，体积不稳定。

2. 有关藻酸盐印模材料调拌方法不正确的是（　　）

A. 取材料时先放水后放粉，然后调拌

B. 调拌的最初10～20秒，轻轻调拌，然后逐渐增加调和速度

C. 调拌时转速为200r/min左右，调拌时间为30～45秒

D. 上上颌托盘时，材料呈面团状于调拌刀上

E. 上下颌托盘时，材料呈条状于调拌刀上

正确答案：A

答案解析：护士先用量粉勺取适量的粉于调拌碗内，取粉的量根据托盘大小以及患者口内牙齿缺失状况而定。然后用量水杯按照商品说明要求的比例放入适量的水于调拌碗内进行调拌。

人工牙龈材料的调拌技术

◆ **知识要点**

人工牙龈材料是一种高弹性、高韧性的硅橡胶类口腔修复材料，用于恢复工作模型上修复体周围牙龈形态，使固定修复模型更加准确、精密，提高修复体与周围软组织的密合性，并增加美学效果。材料具有良好的体积稳定性，操作方便；可用于种植义齿、冠/桥修复中的牙龈复制；弹性与抗撕裂性强。

◆ **操作技术**

一、学习要点

人工牙龈材料的调拌技术及操作要点，包括所需物品材料的准备及人工牙龈材料的储存方法。

二、操作规程

（一）简易流程

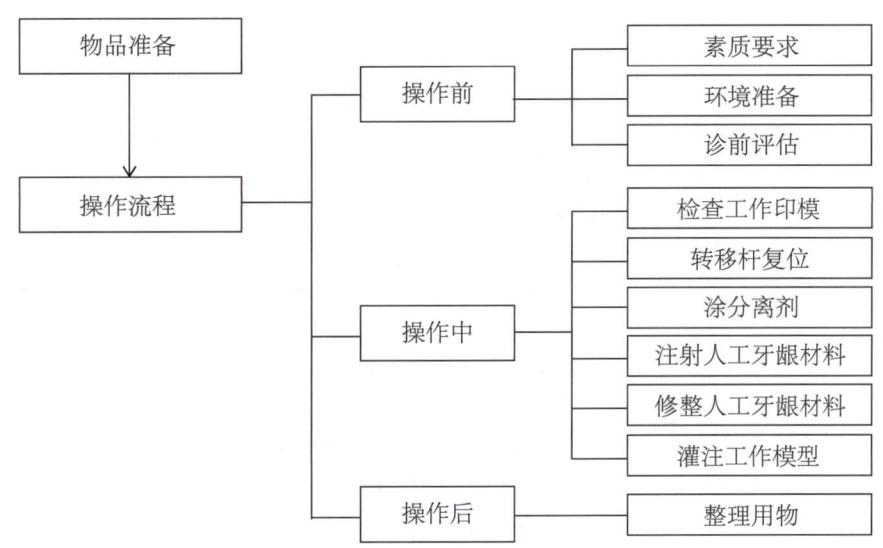

（二）分步流程

物品准备

◆ 人工牙龈材料调拌物品准备（图6-13）。种植修复印模、专用注射枪、人工牙龈硅橡胶（以Gi-mask为例）、专用分离剂、石膏调拌刀、石膏调拌碗。

◆ 石膏模型灌注物品准备（图6-14）。石膏振荡器、量杯、量勺、修整刀、超硬石膏。

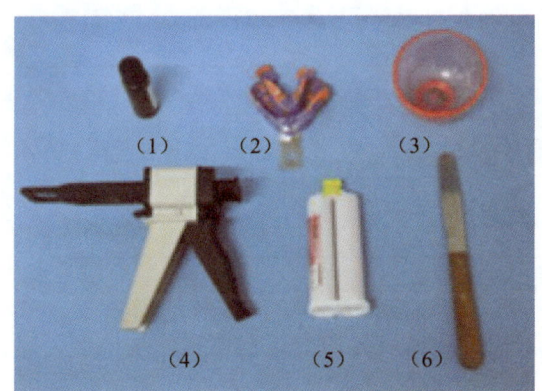

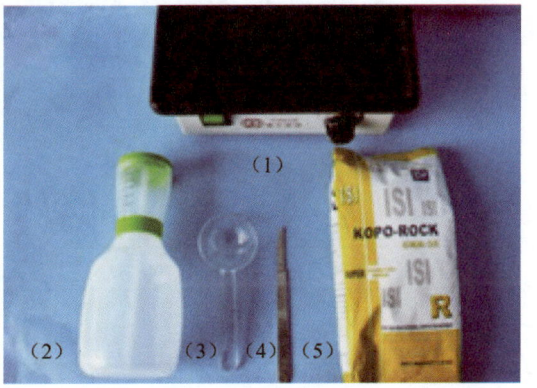

图6-13 人工牙龈材料调拌物品准备
(1) 专用分离剂；(2) 种植修复印模；(3) 石膏调拌碗；
(4) 专用注射枪；(5) 人工牙龈硅橡胶；(6) 石膏调拌刀

图6-14 石膏模型灌注物品准备
(1) 石膏振荡器；(2) 量杯；(3) 量勺；
(4) 修整刀；(5) 超硬石膏

操作流程

操作前（表6-10）

表6-10　人工牙龈材料的调拌技术（操作前）

操作步骤	操作要点
1. 素质要求	掌握人工牙龈材料的使用方法等
2. 环境准备	环境整洁、明亮、舒适、安全；用物清洁，使用消毒纸巾擦拭操作台面
3. 诊前评估	核对信息，选择合适的材料及用量

操作中（表6-11）

表6-11　人工牙龈材料的调拌技术（操作中）

操作步骤	操作要点
1. 检查工作印模	检查工作印模是否清晰准确、是否脱模。注意硅橡胶印模制取后至少放置30分钟
2. 转移杆复位	准确复位转移杆。确定替代体与转移杆连接紧密无松动
3. 涂分离剂	在替代体与转移杆周围印模上喷涂专用分离剂，防止人工牙龈与印模表面粘连。用气枪轻轻吹干至少5分钟
4. 注射人工牙龈材料	将枪混型人工牙龈材料及混合头正确安装在专用注射枪上，轻轻推动注射枪的扣板，先在纸巾上弃掉少量刚混合且不均匀的人工牙龈材料，然后紧贴转移杆与替代体周围印模表面注射人工牙龈材料。注意注射高度约5mm，注射范围以邻牙为界，不可过多，并覆盖牙槽嵴顶区，边缘形成一定厚度，注射工作时间最长不超过2分钟
5. 修整人工牙龈材料	静置约7分钟，待人工牙龈材料彻底固化后用刀片等工具修整其边缘多余材料。要求唇舌向边缘形成45°斜面，近远中切削形成上窄下宽的外形，增加其稳定性且利于取戴
6. 灌注工作模型	使用超硬石膏，严格控制水粉比例，真空搅拌。将印模置于振荡器上按常规方法灌注石膏模型，底部厚度应高出替代体底部1~2mm。石膏凝固后分离印模与模型，并修整模型。获得种植二期修复工作模型，待用

操作后（表6-12）

表6-12　人工牙龈材料的调拌技术（操作后）

操作步骤	操作要点
整理用物	（1）清洗石膏调拌碗、调拌刀、量杯、量勺及石膏模型灌注用物等 （2）清除多余材料及石膏，按照医疗垃圾分拣流程处理所有用物，保持环境干净整洁

三、临床护理要点

（1）注射人工牙龈材料时，应使注射头紧贴印模表面，使二者之间不存在空隙，以免在灌制模型时，有石膏流入，影响操作。

（2）准确掌握人工牙龈材料的注射量及范围对灌制模型十分重要。注射高度一般需高出转移杆3mm。注射高度不足可影响修复体与周围软组织的密合性，人工牙龈材料过少、过低，则易因强度不足而断裂，继而影响技工操作；注射过高会影响替代体在模型中的稳定性，造成材料浪费，影响修复效果。

（3）人工牙龈材料为中等黏稠度、有一定流动性的材料，注射时容易流入邻间隙影响邻牙形态，需要待其完全凝固后及时进行修整。

（4）每次使用后不要将混合头取下，可在下次使用之前保持包装的封闭，防止交叉感染。再次使用时更换混合头即可。

（5）使用完毕的人工牙龈材料应在温度15~23℃、相对湿度50%的条件下密封保存。印模应储存在室温条件下，避免暴露于热源和阳光下。

（6）喷雾型分离剂为易燃气溶胶，使用时注意戴手套和面罩。使用及存放时注意远离明火与热源。

◆ 链 接

影响人工牙龈材料调拌效果的因素如下：①印模不清晰、有脱模变形；②存放或使用时被酚类或丁香油混合物、止血药物等污染；③皮肤分泌物、乳胶手套或被手套污染的表面（牙齿、预备体、排龈线等）可影响人工牙龈固化过程；④替代体与转移杆衔接不紧密；⑤分离剂与人工牙龈材料不配套等。

◆ 思 考 题

1. 人工牙龈材料注射的高度约为（   ）

  A. 2mm   B. 1mm   C. 2.5mm   D. 5mm

  E. 10mm

正确答案：D

答案解析：人工牙龈材料注射需要一定厚度，不可太薄，也不宜过厚，约为5mm，且高出转移杆3mm左右。

2. 人工牙龈材料注射时，除注意高度外，还需注意修整（   ）

  A. 牙颈近龈缘处   B. 转移杆周围

  C. 替代体周围   D. 流入邻间隙或邻牙区的多余材料

E. 石膏模型基座

正确答案：D

答案解析：人工牙龈材料流动性大，容易流入邻牙印模区，破坏邻牙形态，故需及时修整多余材料，保证模型灌制准确。

正畸双组分化学固化托槽粘接剂的调拌技术

◆ 知识要点

一、正畸双组分化学固化托槽粘接剂

正畸双组分化学固化托槽粘接剂，以京津牙釉质黏合树脂为例，是以芳香族双甲基丙烯酸酯类树脂为原料的室温固化型牙釉质粘接树脂，由液状釉质涂剂（A液、B液两瓶液剂）与粘接糊剂（A、B两种膏体）组成。正畸双组分化学固化托槽粘接剂的优点包括：足够的黏着力，不溶于唾液，对口腔软、硬组织无刺激性，凝固时不收缩，在口腔温度下膨胀系数与牙釉质的膨胀系数相似。

二、适用范围

主要用于正畸治疗中固定矫治器托槽、颊面管及其他附件在牙釉质的粘接，仅用于正常完整人牙表面粘接，不用于充填牙齿窝洞及牙本质或邻近牙髓的缺损。

◆ 操作技术

一、学习要点

正畸双组分化学固化托槽粘接剂调拌技术的护理要点，包括：①此项操作的所有物品准备；②正确盛取材料的方法，合适的调拌粘接剂的量、比例，正确的调拌方法；③调拌好材料的性状，以及调拌后向托槽上盛放粘接剂的技巧。

正畸双组分化学固化托槽粘接剂的调拌技术

二、操作规程

（一）简易流程

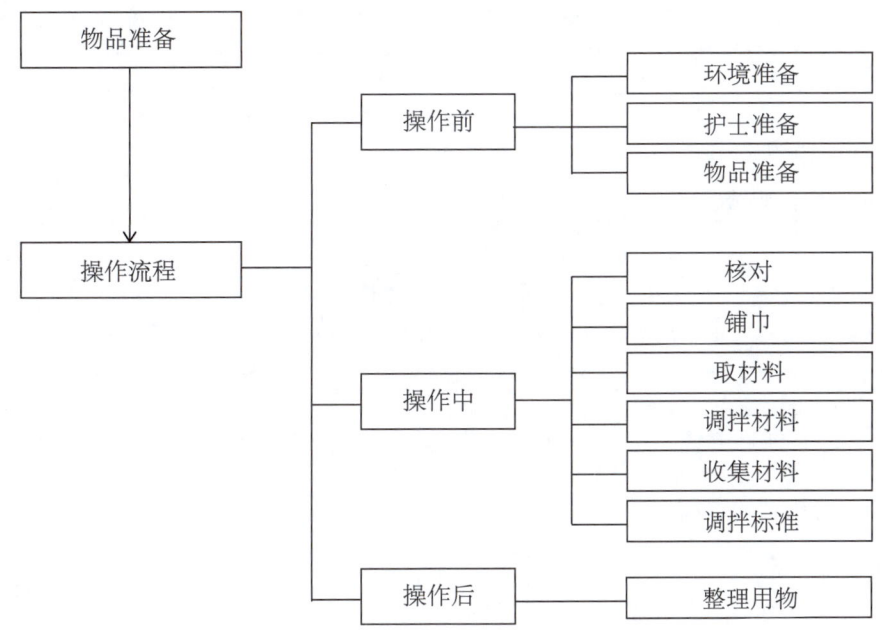

（二）分步流程

物品准备（图6-15）

托槽粘接剂、涂药棒、调拌板、调拌刀、托槽、托槽夹持镊、无菌纱布、无菌棉球。

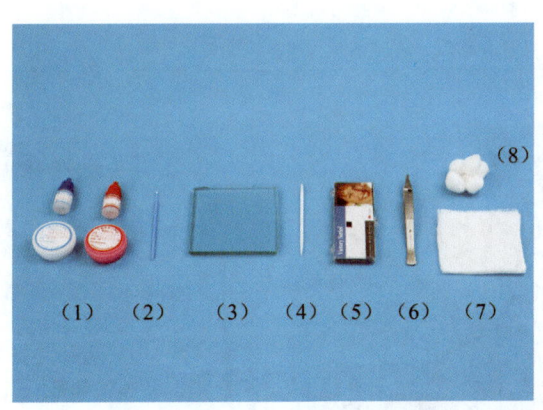

图6-15 正畸双组分化学固化托槽粘接剂调拌物品准备

(1) 托槽粘接剂；(2) 涂药棒；(3) 调拌板；(4) 调拌刀；(5) 托槽；

(6) 托槽夹持镊；(7) 无菌纱布；(8) 无菌棉球

操作流程

操作前（表6-13）

表6-13　正畸双组分化学固化托槽粘接剂的调拌技术（操作前）

操作步骤	操作要点
1. 环境准备	环境整洁明亮，温度、湿度适宜；准备操作区域，用消毒纸巾擦拭操作台面
2. 护士准备	护士按照七步洗手法洗手，戴口罩，戴手套
3. 物品准备	合理放置物品

操作中（表6-14）

表6-14　正畸双组分化学固化托槽粘接剂的调拌技术（操作中）

操作步骤	操作要点
1. 核对	调拌前核对材料名称并检查有效期、颜色及性状。膏体应无杂质、无凝块，填料分布均匀。液剂应澄清、无杂质、无凝胶
2. 铺巾	护士铺巾准备操作台面
3. 取材料	（1）取调拌板、调拌刀、托槽夹持镊置于操作台面，玻璃板与调拌刀表面光滑、干燥 （2）用调拌刀的两端分别盛取A、B膏体（图6-16），每颗牙各取半粒大米粒量。根据粘接托槽的数量，将A、B膏体按1:1比例整齐并排，分开放置在调拌板上（图6-17）。取完膏体后，立即旋紧瓶盖放回原处，以免受潮，取出的材料不可再放回瓶内 （3）取液剂时，先将液剂瓶缓缓倒置垂直于桌面，轻弹瓶身，排出瓶内气体后再轻轻挤出液体。根据粘接托槽的数量，等比例取A、B液，两液相距1~2cm。取完立即用无菌纱布擦拭瓶口，盖回瓶盖
4. 调拌材料	待医师粘接托槽前再均匀混合A、B液，用涂药棒蘸取传递给医师 每粘接一个托槽，一手固定调拌板两侧边缘，另一手使调拌刀工作端的前1/3~1/2紧贴调拌板，用加压碾压的方法（图6-18），将A、B膏体均匀混合，调拌在20秒内完成
5. 收集材料	将材料收拢呈圆球状，集中到调拌刀尖端（图6-19），旋转涂抹于托槽底板，迅速传递给医师。及时用棉球擦净玻璃板及调拌刀两端
6. 调拌标准	调拌好的材料混合均匀、表面光滑、细腻无颗粒

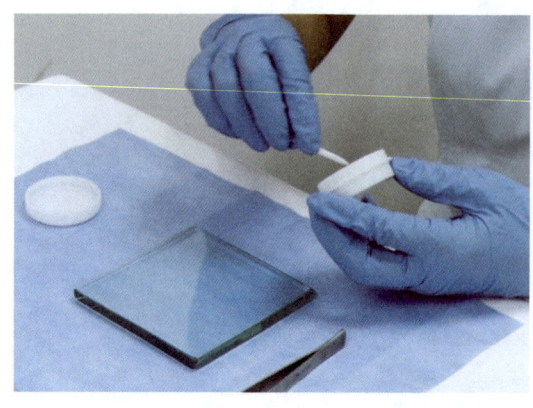

图6-16　用调拌刀盛取膏体

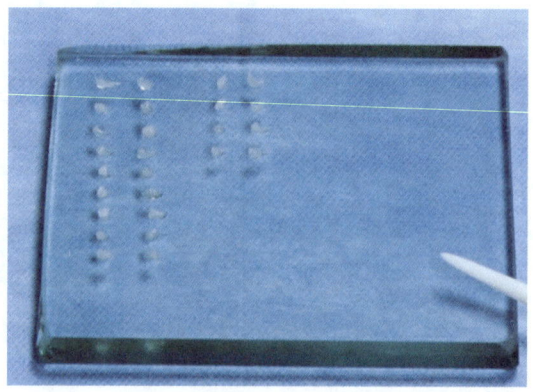

图6-17　A、B膏体的量及等比例整齐并排分开放置

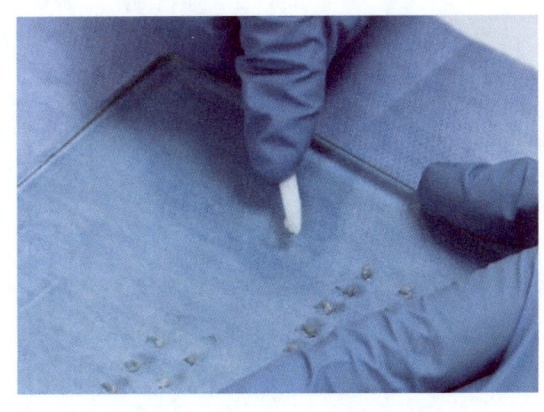
图6-18 加压碾压法调拌粘接剂

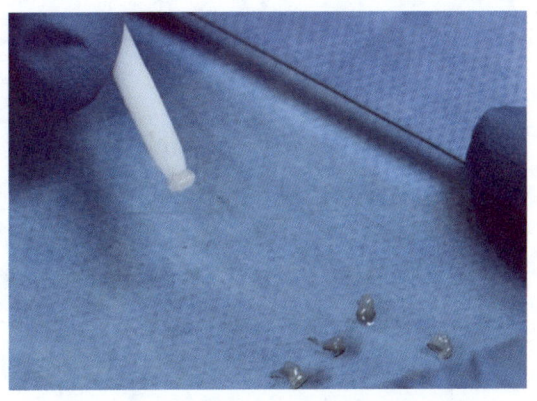
图6-19 调拌好的材料收拢于调拌刀尖端

操作后（表6-15）

表6-15 正畸双组分化学固化托槽粘接剂的调拌技术（操作后）

操作步骤	操作要点
整理用物	（1）按从洁到污的原则对用物进行处理 （2）分类放置材料，用消毒纸巾擦拭外包装后归位放置。粘接剂需23℃以下避光保存 （3）护士摘手套、洗手、摘口罩

三、临床护理要点

（1）调拌刀与调拌板必须清洁、干燥。

（2）用调拌刀的两端分别盛取A、B膏体，注意盛装不同组分的容器或容器盖均不得交叉使用。调拌前A、B膏体需分开放置，不得接触。

（3）粘接剂膏体的量应按托槽底面粘接面的大小给予，太少影响粘接效果，太多影响托槽在牙面的定位。

（4）调拌粘接剂时适当加压研磨，使材料充分混匀。

（5）在说明书规定的时间（20秒）内完成材料调拌，严格掌握凝固时间。

（6）将材料收拢成圆球状，适当用力将材料旋转置于托槽底板。

（7）已经初凝的粘接材料不可继续使用，否则会影响粘接强度甚至导致粘接失败。

（8）按照说明书规定的温度、湿度保存材料。

链 接

正畸托槽粘接剂按照固化要求，可分为化学固化和光固化两种。按照不同组分，可以分为单组分及双组分粘接剂。临床中除常用双组分化学固化托槽粘接剂以外，还有单组分光固化托槽粘接剂及单组分化学固化粘接剂。

正畸单组分光固化托槽粘接剂，以 GC Fuji ORTHO LC 正畸粘接剂为例，是一种免酸蚀、树脂加强型光固化玻璃离子正畸粘接剂。它具有免酸蚀、亲水性（对潮湿具有低度敏感性，可在湿润状态下应用）、光照固化的特点，临床操作简便。可对釉质、烤瓷和金属进行粘接。内含成分氟释放后可对龋齿和脱钙有预防作用。粘接时将粉剂、液剂调拌混合后，涂抹于托槽网面上，然后用光敏固化灯照射牙面，直至材料凝固。

正畸单组分化学固化粘接剂，以 3M ESPE 化学固化正畸粘接剂为例，是一种单组分化学固化托槽粘接剂。粘接时先分别在牙釉质面及托槽底板涂抹液剂，再用粘接剂注射器直接将膏体挤在托槽粘接面上即可。粘接完毕须及时用干棉球擦除注射器尖端多余的未凝固的粘接剂，防止尖端露出的多余膏体在室温下迅速凝固而堵塞注射器。

思 考 题

1. 正畸双组分化学固化托槽粘接剂的调拌应在（　　）内完成

    A. 10 秒　　　　B. 20 秒　　　　C. 30 秒　　　　D. 40 秒

    E. 1 分钟

正确答案：B

答案解析：按照说明书要求，应在 20 秒内将等量的 A、B 膏体混合均匀。

2. 关于正畸双组分化学固化托槽粘接剂的调拌，以下说法不正确的是（　　）

    A. 调拌用具必须保持干燥

    B. 用调拌刀的两端分别盛取 A、B 膏体

    C. 调拌时将 A、B 膏体取出后立即调拌混匀

    D. 20 秒内完成材料调拌

    E. 已经初凝的粘接材料不可继续使用

正确答案：C

答案解析：调拌前 A、B 膏体需分开放置，不得接触，粘接托槽前再调拌混匀，防止粘接剂过早凝固，影响粘接强度。

实训七

石膏模型灌注技术

知识要点

一、石膏模型灌注技术的定义

石膏模型灌注技术是将调拌好的模型材料灌注到制取的口腔印模中,待模型材料凝固,对其进行脱模,最终取得和口腔内情况一致的阳模的一种口腔科常用的基本操作技术。

二、石膏模型灌注的操作步骤

核对→调拌石膏→灌注模型→形成底座→脱模→模型消毒→模型修整→操作后处理→送出制作→托盘分离。

操作技术

一、学习要点

石膏模型灌注技术要点,包括此项操作的所有物品准备、石膏调拌方法、模型灌注方法、脱模方法及模型修整方法等。

二、操作规程

(一)简易流程

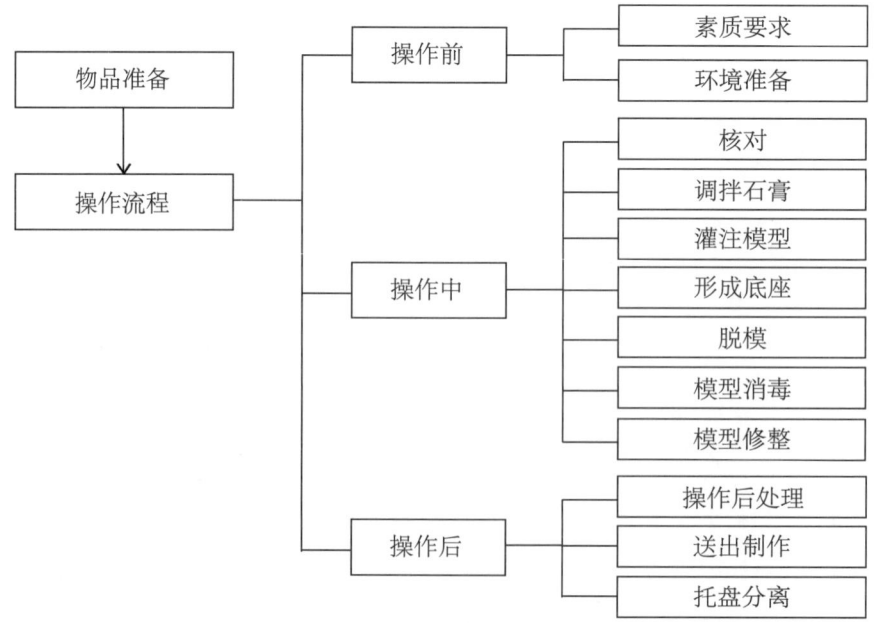

（二）分步流程

📝 物品准备

石膏粉、水、电子秤（或者天平）、量筒、真空调拌机（图7-1）、振荡器（图7-2）、调拌碗、石膏调拌刀、玻璃板、蜡刀、石膏模型修整机（图7-3）。

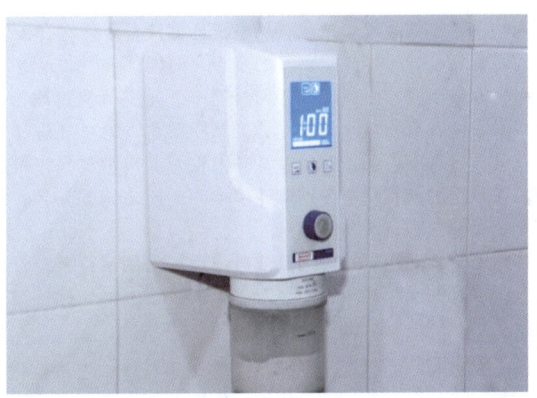

图7-1 真空调拌机

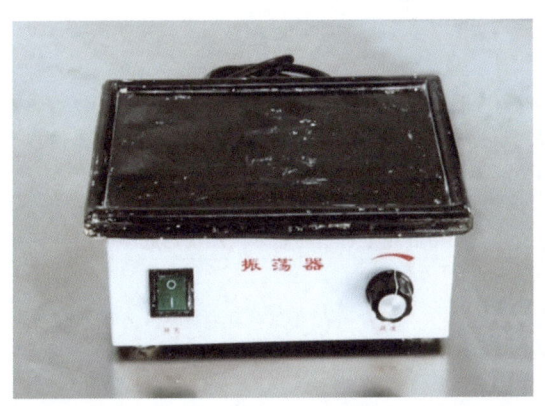

图7-2 振荡器

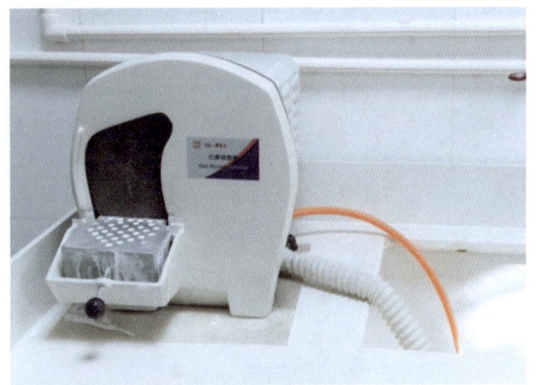

图7-3 石膏模型修整机

📝 操作流程

操作前（表7-1）

表7-1 石膏模型灌注技术（操作前）

操作步骤	操作要点
1. 素质要求	（1）掌握石膏模型灌注技术及医院感染的控制方法等 （2）个人防护。护士按照七步洗手法洗手、戴口罩，操作前戴口腔防护镜及手套
2. 环境准备	保持环境的温度、湿度适宜；消毒纸巾擦拭操作区域，物品摆放合理

操作中（表 7-2）

表 7-2　石膏模型灌注技术（操作中）

操作步骤	操作要点
1. 核对	核对信息。核对义齿制作类别，选择不同强度的石膏
2. 调拌石膏	（1）量取石膏粉和水。用量筒量取水；用电子秤称量石膏粉 （2）手工调拌石膏材料。按照先水后粉的步骤，向调拌碗内加入需要的水和石膏粉（图7-4）；待石膏粉完全被水浸湿后，用调拌刀沿同一方向进行快速均匀的调拌，注意调拌刀与调拌碗平面接触，使石膏粉与水均匀混合，调拌在50秒内完成；严格按厂家提供的水粉比例进行取用；调拌过程中，调拌碗内壁常黏附较干的模型材料，可用调拌刀紧贴调拌碗内壁环刮一周，将较干的模型材料刮到调拌碗中间，使之调拌均匀；调拌完毕后，将调拌碗放在振荡器上，排除气泡，准备灌模 （3）真空调拌石膏材料。根据石膏用量选择适当容量的搅拌杯；按照先水后粉的顺序，向搅拌杯中加入量取好的水和粉；经调拌刀初步调拌后，将调拌杯与真空调拌机连接，用真空调拌机调拌30~60秒；取下调拌杯，准备灌注模型
3. 灌注模型	（1）选择印模的高而开阔处，放入少量调拌均匀的石膏，使石膏材料从高处流向四周（图7-5）；将印模置于振荡器上振动，边振动边灌注，直至石膏灌满整个印模为止。这样可以减少灌注模型时形成的气泡，使模型材料充满印模的每个细微部分；应不断添加石膏直至牙列颈缘至托座的厚度为1~1.5cm，同时注意模型远中部分石膏量足够，并刮去多余石膏 （2）对于细长而倾斜的孤立牙，灌注时应插入小竹签或金属钉类物品，以加强石膏牙强度，防止石膏牙脱模时折断
4. 形成底座	（1）自由制座法。模型灌注30分钟后，调拌相同材质的石膏堆于玻璃板上；将带有硬固模型的托盘倒扣在玻璃板的石膏堆上，轻轻加压使托盘底与玻璃板平行；用手握持托盘柄，使其保持不动，用调拌刀将石膏糊从各面压到印模上（图7-6） （2）底座成形器法。模型灌注30分钟后，调拌相同材质的石膏置满底座成形器；将带有硬固模型的托盘倒扣在成形器上，轻轻加压使托盘底与底座平行；注意牙列弧度与底座匹配（图7-7）
5. 脱模	（1）脱模时间。模型灌注后应在石膏终凝以后脱模。一般普通石膏在石膏灌模后1小时、硬石膏和超硬石膏在灌模6小时后再分离模型最佳，此时石膏模型强度接近最大值 （2）脱模方法。 1）常规脱模法。脱模时先用蜡刀修去托盘周围多余石膏，使托盘和印模边缘不被石膏包埋。弹性印模材料印模脱模时，一手拿住模型底座，一手拿住托盘，顺着牙长轴方向，轻轻用力，使印模和模型分离 2）特殊情况脱模法。脱模阻力较大时，可适当左右摆动，但幅度不可过大，切不可用暴力，以免石膏牙折断；遇有牙齿倾斜、缺失造成的间隙较多或有孤立牙等情况，脱模时可先去掉托盘，将弹性印模材料破成碎块，取出模型；应用印模膏的模型，在石膏强度达到要求后，可用热水将其烫软后脱模
6. 模型消毒	紫外线臭氧消毒。在保持环境通风的条件下，将模型放置于紫外线臭氧消毒柜内，消毒1小时
7. 模型修整	（1）检查模型。模型应完整无缺，表面清晰，充分反映出牙颌组织面的细微纹路，尤其是黏膜反折线和系带处，模型边缘上显露出肌功能修整的痕迹；模型的最薄厚度应为10mm（图7-8）；其基底面要磨改成与假想𬌗平面相平行（图7-9）；后面及各侧面要与基底面垂直，边缘宽度以3~5mm为宜

续表

操作步骤	操作要点
	（2）模型修整方法。用模型修整机进行模型修整。首先，修整模型底面，使其与平面平行，厚度不低于10mm；其次，修整模型的后壁、侧壁及后侧壁，使模型的后壁与底面及牙弓中线垂直（图7-10），两边的侧壁与前磨牙和磨牙颊尖的连线平行（图7-11）；后壁与侧壁所形成的夹角磨去一段形成后侧壁，使其与原夹角的平分线垂直；修整模型的前壁，使上颌模型的前壁呈等腰三角形，其顶角正对中线（图7-12）；下颌模型的前壁修成弧形，约与牙弓前部弓形一致（图7-13）；模型基底颊、舌侧轴面应距基牙轴面3~5mm；最后，用蜡刀修去工作模型和对颌模型上的石膏瘤等咬合障碍的部分，并使下颌舌侧平展，以利于修复体的制作

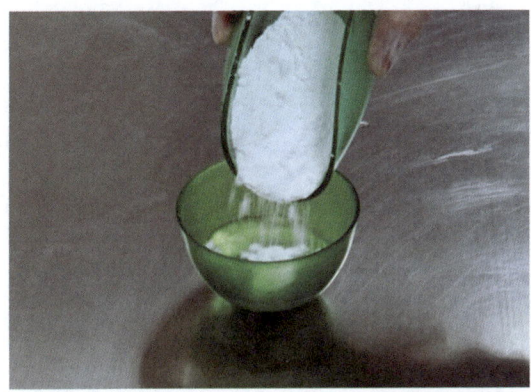

图7-4 加入需要的水和石膏粉

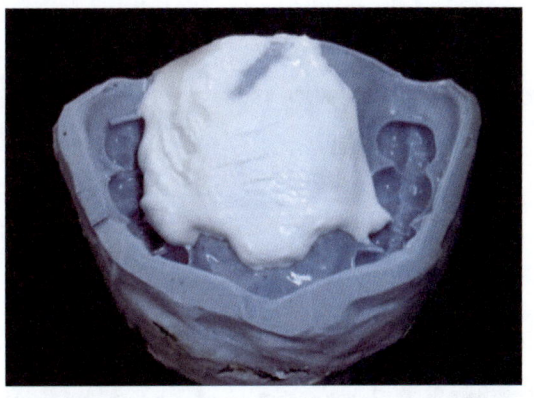

图7-5 灌注时选择印模的高而开阔处

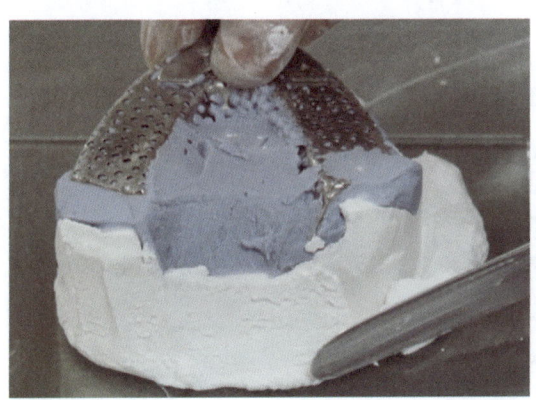

图7-6 自由制座法

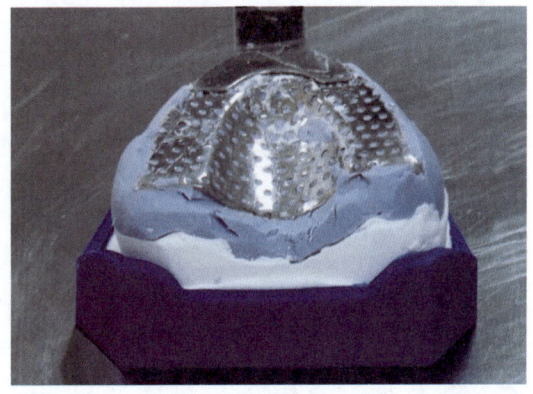

图7-7 底座成形器法

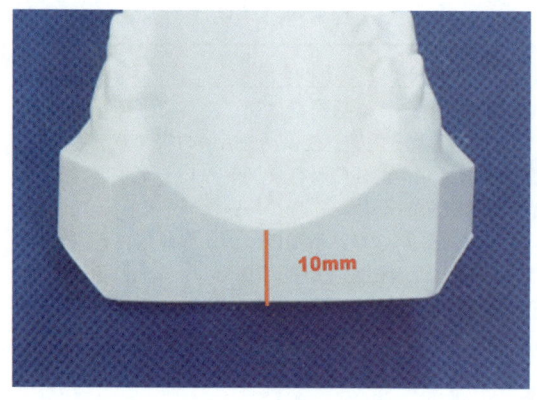

图 7-8　模型的最薄厚度应为 10mm

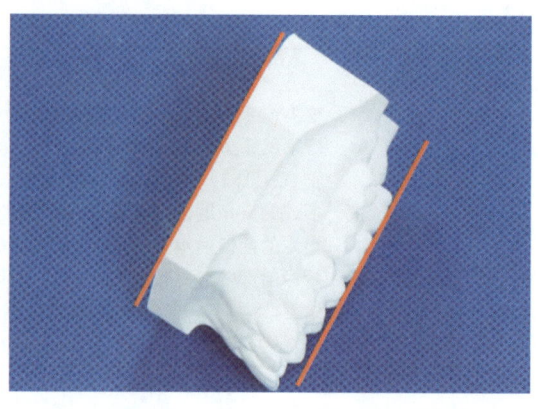

图 7-9　基底面要磨改成与假想𬌗平面相平行

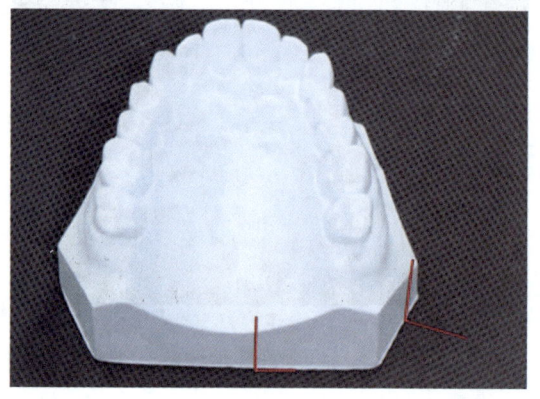

图 7-10　模型的后壁与底面及牙弓中线垂直

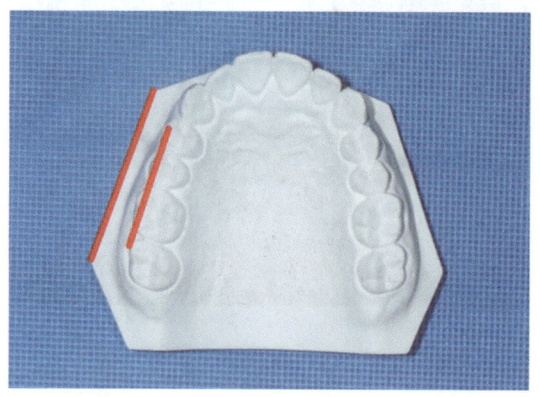

图 7-11　模型的侧壁与前磨牙和磨牙颊尖的连线平行

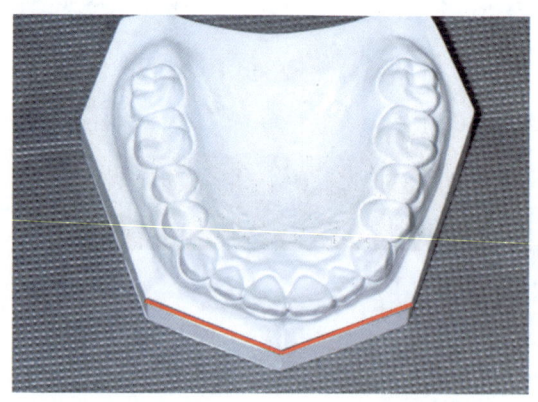

图 7-12　上颌模型的前壁呈等腰三角形

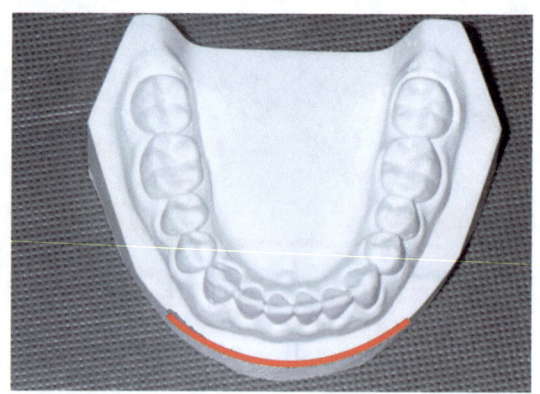

图 7-13　下颌模型的前壁修成弧形

操作后（表7-3）

表7-3 石膏模型灌注技术（操作后）

操作步骤	操作要点
1. 操作后处理	清洗调拌碗、调拌刀、玻璃板、真空调拌杯等相应设备，清除多余石膏，保持环境干净、整洁
2. 送出制作	与义齿设计单核对无误后，将修整好的模型转至义齿加工中心
3. 托盘分离	脱模后的印模用500mg/L含氯消毒液浸泡30分钟后，放入零下18℃冷冻室内冷冻2小时，取出后置于热水中浸泡，使印模与托盘分离，刷洗干净后高压灭菌备用

三、操作要点

1. 石膏调拌

（1）选择石膏材料。石膏按强度不同可分为：超硬石膏、硬石膏和普通石膏。通常临床中固定义齿终印模的灌注选择超硬石膏，活动义齿的终印模灌注选择硬石膏，研究模型可选择普通石膏进行灌注。

（2）石膏调拌时应严格按照所选石膏说明书的粉液比例进行调拌，在规定时间内完成，调拌后的材料性状符合诊疗要求，并按照材料说明书规定的温度、湿度密闭保存材料。

2. 无牙颌印模灌注 无牙颌印模灌注时，因其边缘直接影响全口义齿的边缘封闭效果，进而影响修复体固位力，所以灌注时上颌后缘要达到上颌结节后方1cm，下颌后缘要在磨牙后垫厚1cm。

◆ 链 接

石膏模型灌注技术适用范围：石膏模型灌注技术适用于临床制取印模之后，最终要取得和口腔内情况一致的阳模。模型要准确反映口腔组织解剖的精细结构，要求尺寸稳定、精确度高、模型清晰、无表面缺陷。

◆ 思 考 题

1. 石膏灌注过程中应不断添加石膏直至牙列颈缘至底座的厚度为（　　），同时注意模型远中部分石膏量足够，并刮去多余石膏

  A. 0.5~1cm B. 1~1.5cm C. 1.5~2cm D. 2~2.5cm

E. >2.5cm

正确答案：B

答案解析：石膏灌注过程中应不断添加石膏直至牙列颈缘至底座的厚度为1~1.5cm。

2. 石膏模型灌注过程中，应选择印模的（　　）处，放入少量调拌均匀的石膏，使石膏材料从高处流向四周

  A. 高而开阔 B. 狭窄处 C. 低平处 D. 低而开阔

  E. 高而狭窄

正确答案：A

答案解析：石膏模型灌注过程中，应选择印模的高而开阔处，放入少量调拌均匀的石膏，使石膏材料从高处流向四周。

实训八

橡皮障隔离术的四手护理配合技术

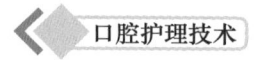

病例导入

患者，女性，63岁，前牙发黑有洞6年多，曾于外院补牙后部分脱落，要求补牙。根据患者主观症状、临床检查，结合影像学检查，诊断为"11牙继发龋"。主治医师选择光固化复合树脂进行粘接修复，并选择橡皮障进行术区的隔离。在使用橡皮障时作为护理人员应如何进行有效的四手护理配合？

知识要点

一、橡皮障隔离术的定义

橡皮障隔离术是利用橡皮布的弹性，打孔后套在牙颈部作为屏障，使接受治疗的牙冠与口腔隔离的一种方法。

二、橡皮障隔离术的优点

由于吸唾器、棉卷隔湿等传统隔离方法并不能达到理想的隔湿效果，而橡皮障的应用可以有效地隔离术区，保护患者，方便临床医师的操作。随着橡皮障隔离技术与质量的不断改进，橡皮障逐渐被推广开来，成为口腔治疗的首选隔离手段。

与传统隔离方法相比，橡皮障隔离术可提供不受唾液、血液和其他组织液污染的操作空间；保护牙龈、舌及口腔黏膜软组织，避免其在手术过程中受到意外损伤；防止患者吸入或吞入器械、牙碎片、药物或冲洗液；保持术者视野清楚，提高工作效率；防止医源性交叉感染。

三、橡皮障的安装方法

1. 牙线结扎或楔线法 多用于前牙，即用牙线结扎或楔线固定橡皮布。当橡皮布卡于两牙接触点之上时，可用牙线折返几次，将其拉到接触点之下。

2. 翼法 将橡皮障夹的翼穿过已打好孔的橡皮布，露出橡皮障夹体部，并用橡皮障夹钳撑开后将其传递给医师，协助医师将橡皮障夹和橡皮布一同安放至治疗牙位的颈部，橡皮障夹弓指向牙齿的远中位，就位之后用钝头器械将橡皮布拨至橡皮障夹翼的下方。此方法的优点是上橡皮障操作便捷高效；缺点是就位时由于橡皮布阻挡，牙位视野不良，可能夹到牙龈或存在上错牙位的可能。临床上使用翼法安装较为常见，本文中以翼法安装为例。

3. 橡皮障夹优先法 用橡皮障夹钳撑开橡皮障夹，将其固定在牙颈部，将打好孔的橡皮布撑开，从橡皮障夹的弓部套入，用钝头器械将橡皮布翻下，使之紧贴于牙颈部，邻面用牙线帮助橡皮布通过接触点。此方法的优点是牙位视野清楚明确，上橡皮障完成后无须调整橡皮障夹的位置。缺点是橡皮布打孔处要从夹弓跨越整个橡皮障夹，对橡皮布的弹性要求较高；此外，上橡皮障时橡皮障夹必须固位良好，否则存在脱位而误吞的可能，橡皮障夹最好用牙线系住，以防意外。

4. 弓法 将橡皮布套入橡皮障夹的弓部，翻转橡皮布，露出橡皮障夹，用橡皮障夹钳撑开，直视下将其固定在隔离牙的颈部，用水门汀充填器的扁铲端将橡皮布拉下套入隔离牙的颈部。此方法的优点是橡皮障就位时牙位视野清楚明确，上橡皮障时无橡皮障夹脱位的风险；缺点是橡皮布打孔处要跨越整个夹弓，对橡皮布的弹性要求较高。

5. 橡皮布优先法 双手撑开橡皮布，按打孔部位套入牙齿并推向牙颈部，邻面不易滑入时，可用牙线帮助橡皮布通过接触点，用橡皮障夹钳将橡皮障夹固定到牙颈部，注意不要伤及牙龈。此方法的优点是适用于多颗牙同时上橡皮障，上橡皮障完成后无须调整橡皮障夹的位置；也可以不用橡皮障夹，而用弹性绳或楔线固定。此方法的缺点是上橡皮障时橡皮布易滑出，需要助手协助，相对较为费时。

四、翼法安装橡皮障隔离术的操作步骤

选择橡皮布→定位→打孔→选择橡皮障夹→置入固定→橡皮障固定。

◆ 操作技术

一、学习要点

翼法安装橡皮障的四手护理配合技术要点，包括：①此项操作的所有物品准备；②安装橡皮布时暗面朝向术者，打孔时用力果断使边缘整齐；③协助医师将橡皮障夹和橡皮障一同安放至治疗牙位的颈部，橡皮障夹弓指向牙齿的远中位；④在橡皮障架与患者面部接触部位放置棉球，以防压伤患者面部皮肤。

二、操作规程

（一）简易流程

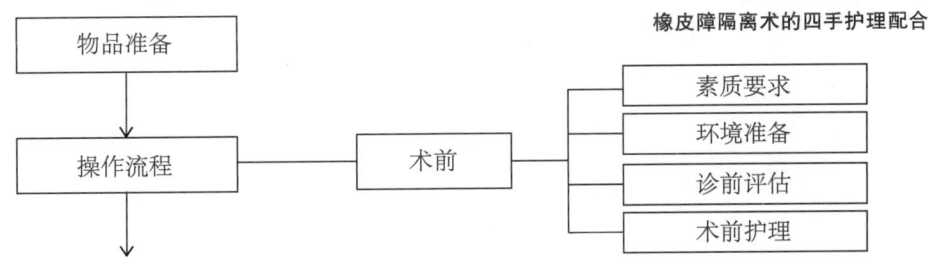

橡皮障隔离术的四手护理配合技术

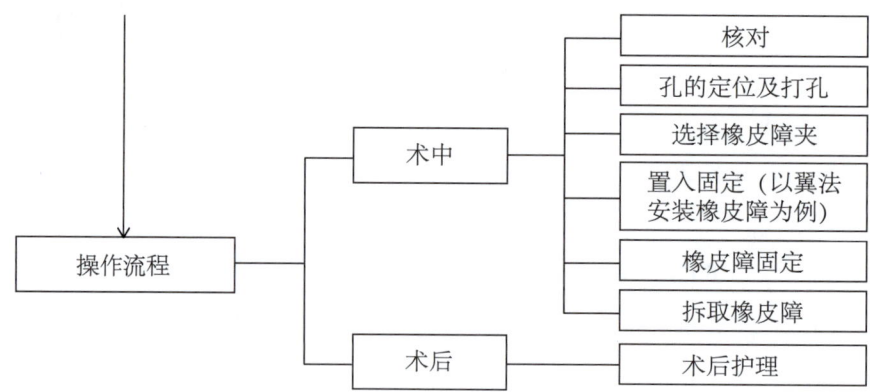

(二)分步流程

◆物品准备(图8-1)

◆ 常规物品准备。口腔检查器械(镊子、口镜、探针)、三用枪头、吸唾管、口杯、凡士林、棉签。

◆ 专用物品准备。橡皮布、橡皮障模板、打孔器、橡皮障夹、橡皮障夹钳、橡皮障架、牙线、水门汀充填器、无菌棉球、眼科剪刀。

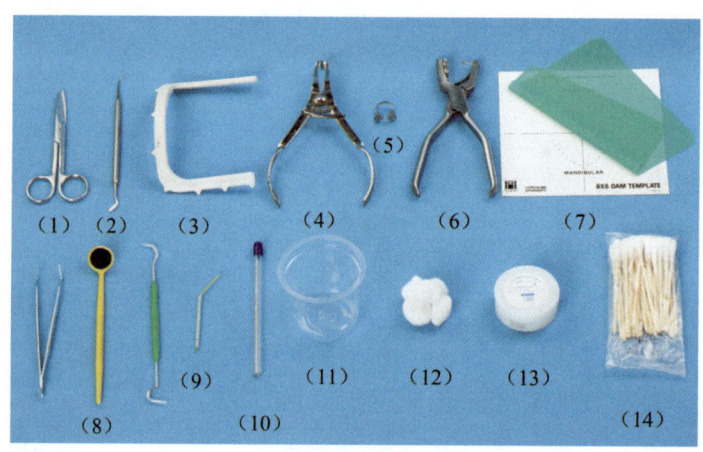

图8-1 橡皮障隔离术物品准备

(1)眼科剪刀;(2)水门汀充填器;(3)橡皮障架;(4)橡皮障夹钳;(5)橡皮障夹;(6)打孔器;(7)橡皮布、橡皮障模板;(8)口腔检查器械(镊子、口镜、探针);(9)三用枪头;(10)吸唾管;(11)口杯;(12)无菌棉球;(13)凡士林;(14)棉签

操作流程

术前（表 8-1）

表 8-1　橡皮障隔离术的四手护理配合技术（术前）

操作步骤	操作要点
1. 素质要求	掌握橡皮障隔离术的四手护理配合技术及医院感染的控制方法等
2. 环境准备	保持环境的整洁、明亮、舒适、安全；确保口腔综合治疗台功能正常
3. 诊前评估	（1）核实身份信息。至少核对患者的姓名、性别、年龄 （2）核实牙位信息。根据病历及患者主诉核对牙位、数量 （3）一般情况。了解口腔卫生情况、既往史、过敏史、近期饮食情况等 （4）口腔局部症状。检查口腔黏膜有无溃疡、红肿等；嘴角有无皲裂
4. 术前护理	（1）个人防护。护士按照七步洗手法洗手，然后戴口罩，操作前戴手套 （2）患者准备。系胸巾、放口杯、嘱漱口；调节椅位及光源，保持术野清晰，方便治疗；为患者口角涂抹凡士林，避免张口时间过长造成口角损伤 （3）心理护理。向患者讲明治疗步骤及如何配合，消除患者对治疗的恐惧心理 （4）安装三用枪头及吸唾管

术中（表 8-2）

表 8-2　橡皮障隔离术的四手护理配合技术（术中）

操作步骤	用物准备	医师操作要点	护士操作要点	医护患沟通要点
1. 核对				治疗前医护患再次核对牙位
2. 孔的定位及打孔	橡皮布、打孔器	安放橡皮障	拿出橡皮布，暗面朝向医师，将橡皮布分为四个象限，做好定位的标记，确定患牙所在位置并做好记号（图 8-2），与医师确认打孔的位置并打孔。打孔时用力果断，边缘整齐，并及时清除打孔器孔内的橡皮膜	
3. 选择橡皮障夹	橡皮障夹、牙线		根据牙位选择合适的橡皮障夹，使用牙线结扎橡皮障夹（图 8-3）	
4. 置入固定（以翼法安装橡皮障为例）	橡皮障夹、橡皮障、橡皮障夹钳、水门汀充填器	将橡皮障夹和橡皮障一同安放至治疗牙位的颈部，用钝头器械如水门汀充填器将两翼上方的橡皮布翻下套入牙颈部	将橡皮障夹的翼穿过已打好孔的橡皮布，露出橡皮障夹体部（图 8-4），并用橡皮障夹钳撑开后传递给医师，协助医师将橡皮障夹和橡皮布一同安放至治疗牙位的颈部，橡皮障夹弓指向牙齿的远中位，传递水门汀充填器给医师将两翼上方的橡皮布翻下套入牙颈部	询问患者橡皮障夹在牙颈部是否有不适感，如有疼痛及时举左手示意

续表

操作步骤	用物准备	医师操作要点	护士操作要点	医护患沟通要点
5. 橡皮障固定	橡皮障架、无菌棉球	用橡皮障架撑开橡皮障	传递橡皮障架给医师，协助医师撑开橡皮布（图8-5），橡皮布必须完全盖住患者的口腔，但不能遮住患者的鼻子和眼睛。在橡皮障架压迫患者面部的位置放置棉球，以防压伤者面部皮肤	告知患者橡皮障套装用途，告知患者橡皮障使用过程中不能闭口，有不适举左手示意
6. 拆取橡皮障	橡皮障夹钳、眼科剪刀	用橡皮障夹钳将橡皮障和橡皮障架一并取下	传递橡皮障夹钳给医师，协助医师将橡皮障和橡皮障架一并取下。如为多个牙隔离，应传递眼科剪刀，剪断邻面间隙的橡皮布，再将橡皮障和橡皮障架一并取下。将橡皮布在口外展平，观察是否完整	询问患者有无不适

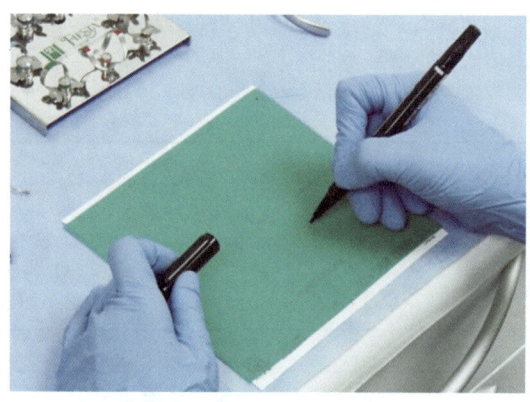

图 8-2 确定患牙位置并做好标记

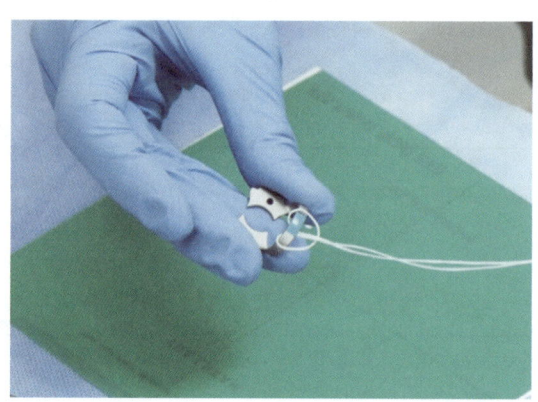

图 8-3 使用牙线结扎橡皮障夹

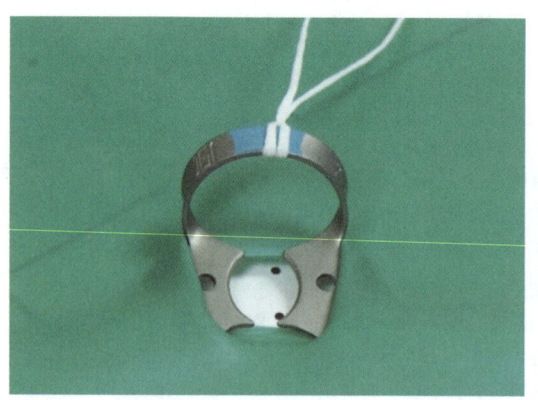

图 8-4 橡皮障夹的翼穿过已打好孔的橡皮布

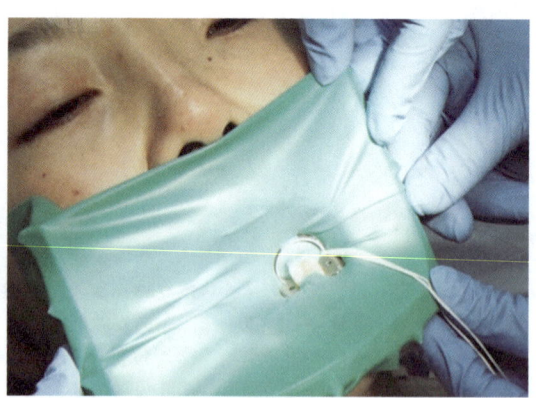

图 8-5 协助医师撑开橡皮布

术后（表8-3）

表8-3 橡皮障隔离术的四手护理配合技术（术后）

操作步骤	操作要点
术后护理	（1）患者护理。复位口腔综合治疗台，根据治疗情况嘱患者漱口、协助清洁患者面部，撤去胸巾，清洁痰盂 （2）整理用物。撤去水杯、三用枪头，收回治疗盘及器械，按照医疗垃圾分拣流程处理所有用物 （3）对口腔综合治疗台进行清洁消毒。遵循从洁到污的原则 （4）护士洗手、摘口罩

三、临床护理要点

1. 打孔

（1）打孔的范围。上颌牙约在橡皮布上缘以下2.5cm，由正中按牙位向下向外略成弧形。下颌牙约在橡皮布下缘以上5cm，由正中按牙位向上向外略成弧形。

（2）打孔的大小。打孔器工作端转盘上的孔直径为0.5~2mm，共5个孔径。按牙齿大小选择打孔的大小，一般孔径最小的用于下颌切牙，第二个孔用于上颌切牙，第三个孔用于尖牙及前磨牙，第四个孔用于磨牙，最大的孔用于已固定了无翼橡皮障夹的磨牙。孔间距离取决于牙间隙的宽窄，一般间隔2~3mm为宜。

（3）打孔的数目。治疗Ⅰ类洞只需打1个孔，隔离1颗牙；治疗Ⅱ类洞或2颗患牙要打2~3个孔。如果患牙是邻𬌗面洞或邻颊（舌）面洞，或有2颗以上的治疗牙，则应打2个或2个以上的洞，将2颗或2颗以上的牙隔离。

2. 橡皮障夹的选择 橡皮障夹分为：有翼或无翼，临床治疗中多选用有翼型。有翼型橡皮障夹分为前牙用、前磨牙用和磨牙用三种类型。

3. 橡皮障的就位要求 橡皮障夹的选用应适合牙齿的形态，与牙面呈点接触，且橡皮障夹的喙尖应位于牙齿的外形高点以下，以防在上橡皮障的过程中和治疗时橡皮障夹脱位。橡皮布应位于橡皮障夹与黏膜之间，与牙面紧密接触无隙缝。橡皮障就位调整完毕后，治疗操作面应彻底暴露于橡皮障之外，且视野良好。若多个牙齿需用橡皮障隔离，相邻牙齿间的橡皮布应位于邻面接触点以下。

四、健康教育

（1）根据治疗计划向患者介绍本次治疗的步骤和配合方法。

（2）指导患者在治疗过程中不要用口呼吸，避免误咽误吸。

（3）治疗中如有不适要举左手示意，以免乱动导致误伤软组织。

（4）嘱患者如口中有唾液可举左手示意，护士及时进行橡皮布下口内的吸唾。

◆ 链 接

> 打孔器是橡皮障系统中最容易损坏的器械，延长打孔器使用寿命的方法如下。①打孔时打孔器前端小锤的位置一定要置于转盘孔的正下方；②打孔时不能用力过大，以免损坏打孔器；③打孔后一定将橡皮布拉过小锤，也就是将打孔器前端的小锤穿过已打好的孔，及时清除孔内的橡皮布碎屑。

◆ 思 考 题

1. 患者，女性，27岁，因上前牙边缘变黑要求治疗。诊断为中龋需修复性治疗，经与患者沟通，采用光固化复合树脂充填修复治疗。术区隔离使用橡皮障系统，以下说法错误的是（ ）

   A. 安放时将橡皮布暗面面向患者

   B. 注意乳胶过敏者应使用非乳胶橡皮布

   C. 孔的边缘整齐，大小合适

   D. 橡皮布不能张力过大

   E. 橡皮布不能盖住患者的鼻

   正确答案：A

   答案解析：安放橡皮障时，橡皮布暗面面向医师。

2. 以下哪种情况不适宜使用橡皮障（ ）

   A. 树脂粘接修复　　　　　　B. 根管治疗

   C. 儿童患者　　　　　　　　D. 固定义齿修复

   E. 老年患者或精神疾病患者，无法配合长时间张口

   正确答案：E

   答案解析：橡皮障使用的适应证。

3. 患者，女性，27岁，因后牙龋洞要求治疗。诊断为深龋需修复性治疗，经与患者沟通，采用光固化复合树脂充填修复治疗，术区隔离使用橡皮障系统，下列对于橡皮障隔离术健康教育描述正确的是（ ）

   A. 根据治疗计划向患者介绍本次治疗的步骤和配合方法

   B. 指导患者在治疗过程中不要用口呼吸，避免误咽误吸

C. 提示患者治疗中如有不适要举左手示意，以免乱动导致误伤软组织

D. 嘱患者如口中有唾液可举左手示意，护士及时进行橡皮布下口内的吸唾

E. 以上均正确

正确答案：E

答案解析：橡皮障隔离术的健康教育。

实训九

口腔局部麻醉的四手护理配合技术

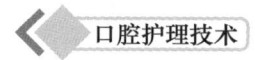

◆ **病例导入**

患者，男性，36岁，右下颌第三磨牙冠周炎，反复肿胀疼痛，曾多次行冠周冲洗上药治疗，近日炎症症状减退，再次来医院要求拔除第三磨牙。主治医师在行第三磨牙牙拔除术前需对患者进行局部麻醉，作为护理人员应如何进行局部麻醉的四手护理配合？

◆ **知识要点**

一、局部麻醉的定义

局部麻醉，简称"局麻"，是指用药物暂时阻断身体某一区域的感觉神经传导，使该区域痛觉消失，在完全无痛的情况下进行手术。适用于一般的口腔颌面外科门诊手术、牙髓病治疗、牙周病治疗及固定义齿修复的牙体预备等。

二、常用局部麻醉药

局部麻醉药的种类很多，按化学结构可分为酯类和酰胺类。国内目前常用的局部麻醉药物酰胺类有利多卡因、盐酸丁哌卡因、盐酸阿替卡因、甲哌卡因（卡波卡因）和丙胺卡因；酯类有普鲁卡因、丁卡因。

三、局部麻醉的方法

口腔科临床的局麻方法有：冷冻麻醉、表面麻醉、浸润麻醉和阻滞麻醉（传导麻醉），目前已很少使用冷冻麻醉。浸润麻醉包括骨膜上浸润麻醉、牙周膜浸润麻醉和计算机控制局部麻醉。阻滞麻醉（传导麻醉）包括上颌神经阻滞麻醉，上牙槽后神经阻滞麻醉，腭前神经阻滞麻醉，鼻腭神经阻滞麻醉，眶下神经阻滞麻醉，下颌神经阻滞麻醉，下牙槽神经阻滞麻醉，舌神经阻滞麻醉，颊（长）神经阻滞麻醉，咬肌神经阻滞麻醉，下牙槽神经、舌神经、颊神经一次阻滞麻醉，颏神经、切牙神经阻滞麻醉等。

四、局部麻醉的操作流程

安装麻醉药物→消毒→麻醉注射→注射完毕→观察。

◆ **操作技术**

一、学习要点

口腔局部麻醉四手护理配合技术的护理要点，包括：①此项操作技术的所有物品准备；②麻醉药物的安装方法、麻醉注射器的传递方法、麻醉注射过程中对患者的观察、麻醉注射器针头的拆除方法。

二、操作规程

（一）简易流程

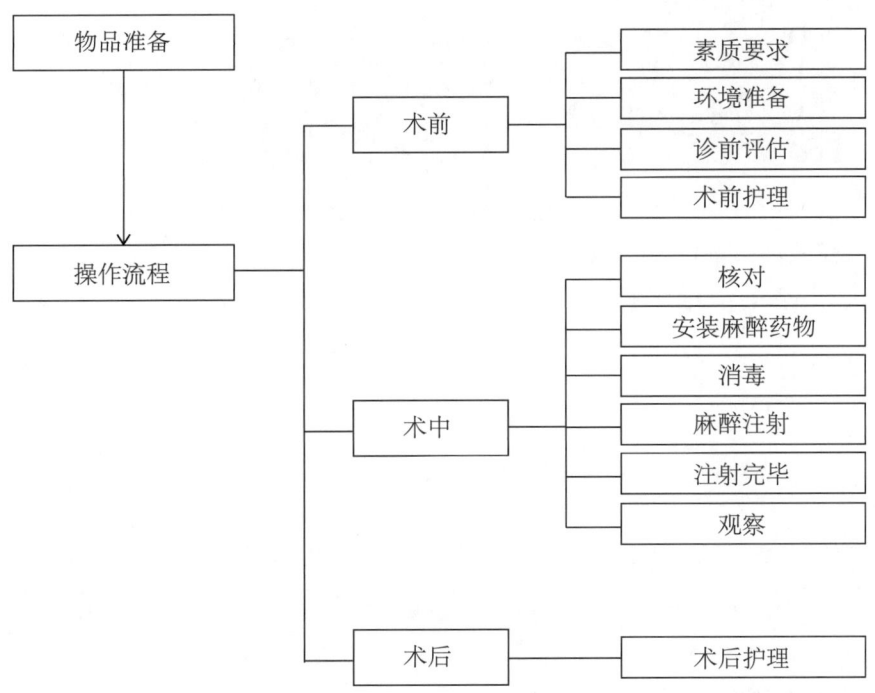

（二）分步流程

▣ **物品准备（图9-1）**

◆ 常规物品准备。口腔检查器械（镊子、口镜、探针）、口杯、口腔防护镜、凡士林。

◆ 专用物品准备。棉签、消毒剂、麻醉注射器、专用注射器针头（阻滞麻醉选用21mm针头、浸润麻醉选用16mm针头）、麻醉药物、持针器。

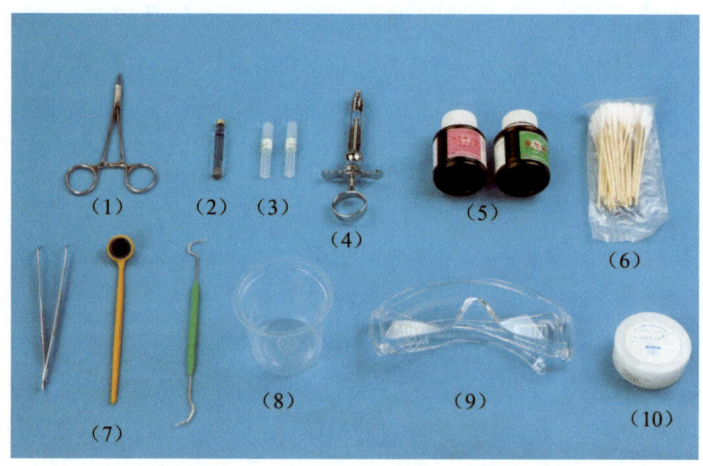

图 9-1 口腔局部麻醉物品准备

（1）持针器；（2）麻醉药物；（3）专用注射器针头；（4）麻醉注射器；（5）消毒剂；（6）棉签；（7）口腔检查器械（镊子、口镜、探针）；（8）口杯；（9）口腔防护镜；（10）凡士林

操作流程

术前（表 9-1）

表 9-1 口腔局部麻醉的四手护理配合技术（术前）

操作步骤	操作要点
1. 素质要求	掌握口腔局部麻醉的四手护理配合技术及医院感染的控制方法等
2. 环境准备	保持环境的整洁、明亮、舒适、安全；确认口腔综合治疗台功能正常
3. 诊前评估	（1）核实身份信息。至少核对姓名、性别、年龄三项 （2）核实牙位信息。根据病历及患者主诉核对牙位、数量及顺序 （3）一般情况。口腔卫生情况、既往史、过敏史、近期饮食情况等 （4）口腔局部症状。检查口腔黏膜有无溃疡、红肿等；嘴角有无皲裂 （5）心理状况。患者心理状态、情绪反应、就诊目的及社会支持情况等 （6）知识了解。对本次治疗程序、后续治疗等知识的认知情况
4. 术前护理	（1）个人防护。护士按照七步洗手法洗手、戴口罩，操作前戴口腔防护镜及手套 （2）患者准备。系胸巾、放口杯、嘱漱口；为患者佩戴口腔防护镜；为患者口角涂抹凡士林；调节椅位及光源，保持术野清晰，方便治疗 （3）心理护理。讲明治疗步骤及如何配合，消除患者对治疗的恐惧心理

术中（表9-2）

表9-2 口腔局部麻醉的四手护理配合技术（术中）

操作步骤	用物准备	医师操作要点	护士操作要点	医护患沟通要点
1. 核对			遵医嘱选择麻醉药并核对药物名称、浓度、剂量、有效期及性质，检查麻醉注射器、持针器的完好情况	治疗前医护患再次核对牙位，确定本次治疗程序
2. 安装麻醉药物			消毒麻醉药物两端，插入麻醉注射器内，将麻醉注射器推杆插入麻醉药物活塞内，安装专用注射针头后加压	
3. 消毒	消毒剂、棉签	依次完成两次注射部位的黏膜消毒	依次传递蘸有黏膜消毒剂的棉签给医师，协助医师完成两次注射部位的黏膜消毒	告知患者消毒的目的，并告知患者消毒过程中及消毒后暂时不能闭口，如有不适及时举左手示意
4. 麻醉注射	麻醉注射器、专用注射器针头、麻醉药物	接过护士传递的麻醉注射器完成局部麻醉注射	将准备好的麻醉注射器传递给医师（图9-2），左手拇指、中指和环指持麻醉注射器针筒部位，示指固定针栓，将注射器手柄指环套入医师拇指，帮助医师中指、示指握持住针筒部位，待医师接稳麻醉注射器后，护士左手固定麻醉注射器，右手拔除针帽	告知患者放松，不必紧张，注射时不要随意移动头部及舌体，不要闭口，如有不适及时举左手示意，随时观察患者情况，如出现异常，需提示医师立即停止注射
5. 注射完毕		单手套回护针帽，将使用后的麻醉注射器传递给护士	左手握持针筒，右手固定针帽，接回麻醉注射器放回台面，防止发生针刺伤	
6. 观察				注射麻醉药物后，随时观察患者的状况，询问患者有无异常感觉，如出现异常，需立即停止注射

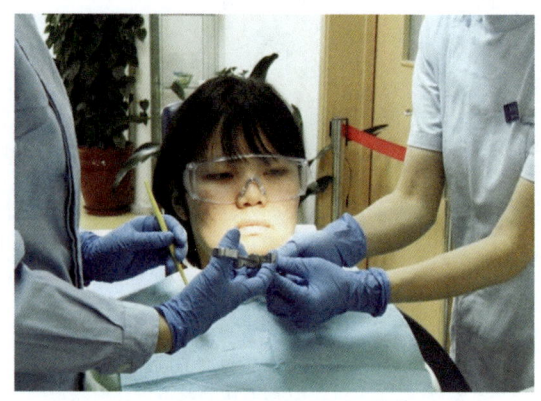

图 9-2 将麻醉注射器传递给医师的方法

术后（表 9-3）

表 9-3 口腔局部麻醉的四手护理配合技术（术后）

操作步骤	操作要点
术后护理	（1）患者护理。复位口腔综合治疗台，协助患者清洁面部，撤去胸巾，清洁痰盂 （2）整理用物。使用持针器去除麻醉注射器上针头，取下麻醉药物，不得用手直接拆卸针头，防止发生针刺伤，收回治疗盘及器械，按照医疗垃圾分拣流程处理所有用物 （3）口腔综合治疗台清洁消毒。遵循从洁到污的原则 （4）护士洗手、摘口罩

三、临床护理要点

1. 心理护理 与患者亲切交谈，告知局部麻醉的相关知识，向患者说明口腔无痛治疗的特点，消除焦虑和恐惧情绪。

2. 常规护理

（1）做好局部麻醉前的准备。详细询问患者有无麻醉药物过敏史、是否为过敏体质及进食情况，避免空腹进行局部麻醉。若患者为过敏体质应及时通知医师，遵医嘱选择合适的局部麻醉药物，并进行药物过敏试验。在进行药物过敏试验前，应备好肾上腺素、氧气等急救药物及物品。

（2）局部麻醉前观察患者的生命体征。测量体温、脉搏、呼吸、血压，观察患者的神志变化。

（3）准备各种急救物品。如氧气、急救药物、输液用品等。

四、健康教育

1. 治疗前的健康教育

（1）根据治疗计划向患者介绍本次治疗的步骤和配合方法。

（2）指导患者放松心情，避免焦虑和恐惧情绪影响治疗。

（3）告知患者如有不适要举左手示意，以免因乱动导致误伤软组织。

2. 治疗中的健康教育

（1）嘱患者在治疗过程中不要随意移动头部及舌体，不要随意闭口。

（2）嘱患者如有不适要举左手示意。

3. 治疗后的健康教育

（1）告知患者如治疗后出现局部血肿，需局部压迫止血，并24小时内局部冷敷，必要时到医院复诊。

（2）告知患者如治疗后出现暂时性面瘫，不必紧张，一般在麻醉药物的作用消失后即可恢复。如未恢复，应及时就诊。

（3）饮食指导。治疗后避免进食刺激性食物。

（4）复诊指导。若治疗后发生不适或感染等情况，应随时就诊。

（5）口腔保健指导。嘱患者保持良好的口腔卫生。

◆ 链 接

> 局部麻醉后可能出现的并发症如下。①全身并发症包括：晕厥、过敏反应、中毒；②局部并发症包括：注射区疼痛和水肿、血肿、感染、暂时性面瘫。

◆ 思 考 题

1. 口腔局部麻醉的阻滞麻醉方法不包括（　　）

　　A. 上颌神经阻滞麻醉　　　　B. 鼻腭神经阻滞麻醉

　　C. 牙周膜注射麻醉　　　　　D. 眶下神经阻滞麻醉

　　E. 下牙槽神经阻滞麻醉

正确答案：C

答案解析：牙周膜注射麻醉属于浸润麻醉，不属于阻滞麻醉。

2. 患者，女性，26岁。主诉右下后牙疼痛，冷热敏感，牙龈反复疼痛肿胀。检查：右下颌第二磨牙远中龋损，第三磨牙近中埋伏阻生。经与患者沟通，医师采取先拔除第三磨牙，再进行第二磨牙牙体治疗的方案。在拔除第三磨牙前，需对患者进行局部麻醉，麻醉后可能出现的并发症中，不需要任何处理，能够自然恢复的是（　　）

A. 血肿　　　　　B. 晕厥　　　　　C. 过敏　　　　　D. 感染

E. 暂时性面瘫

正确答案：E

答案解析：暂时性面瘫多见于口内下牙槽神经阻滞麻醉时，由于注射部位过深，将麻醉药物误注入腮腺内，面神经麻醉所致。一般情况下，麻醉药物的作用消失后，各项功能可恢复，无须特殊处理。

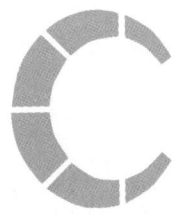

实训十

光固化复合树脂粘接修复术的四手护理配合技术

病例导入

患者，女性，63岁，前牙发黑有洞6年多，曾于外院补牙后部分脱落，要求补牙。根据患者主观症状、临床检查，结合影像学检查，诊断为"11牙继发龋"。主治医师选择光固化复合树脂进行粘接修复，作为护理人员应如何进行有效的四手护理配合？

知识要点

一、光固化复合树脂材料

复合树脂是目前临床上较为理想的牙齿修复材料，最突出的优点是美观，具有与自然牙最相近的颜色。

光固化复合树脂是一种聚合物基复合材料，它是以有机树脂作为基体，无机填料作为增强体，加入光引发剂和其他助剂后混合形成的树脂糊剂。光固化复合树脂体系由四个部分组成：树脂基质、无机填料、光引发剂及其他助剂。

复合树脂的分类如下。①按复合树脂的填料大小：小填料复合树脂、微填料复合树脂、混合微填料复合树脂、纳米填料复合树脂。②按材料流变性：可塑性复合树脂、流体树脂。③按适应证：前牙复合树脂、后牙复合树脂、通用复合树脂。④按充填方法：分层充填复合树脂（传统复合树脂）、大块充填复合树脂。

二、光固化复合树脂材料粘接修复术的定义

光固化复合树脂粘接修复术是治疗龋病最常用的方法，利用牙体手术的方法去除龋坏组织，制备成一定的洞形，通过粘接技术将复合树脂黏附到窝洞内，修复牙体缺损部分，恢复其固有的解剖形态和生理功能。复合树脂粘接修复术是目前牙体修复的主要治疗手段，可显著提高牙体治疗的质量和修复范围，已逐步替代了传统的银汞合金修复术。

三、光固化复合树脂材料粘接修复术的操作步骤

术区隔离→窝洞预备→窝洞垫底、保护牙髓→色度选择→粘接面处理（酸蚀、粘接）→树脂充填→修整外形、调整咬合及打磨抛光。

实训十 光固化复合树脂粘接修复术的四手护理配合技术

◆ **操作技术**

一、学习要点

光固化复合树脂粘接修复术的四手护理配合技术的护理要点，包括：①准备此项操作的所有物品；②窝洞预备时协助及时有效地吸唾；③窝洞垫底时严格按照材料说明书的粉液比例调拌垫底材料；④自然光下比色后遵医嘱选择适合的复合树脂；⑤粘接时协助医师进行隔湿；⑥充填时协助隔离所治疗牙齿；⑦在避光盒内切割树脂，分次传递树脂材料给医师并协助进行光固化。

二、操作规程

（一）简易流程

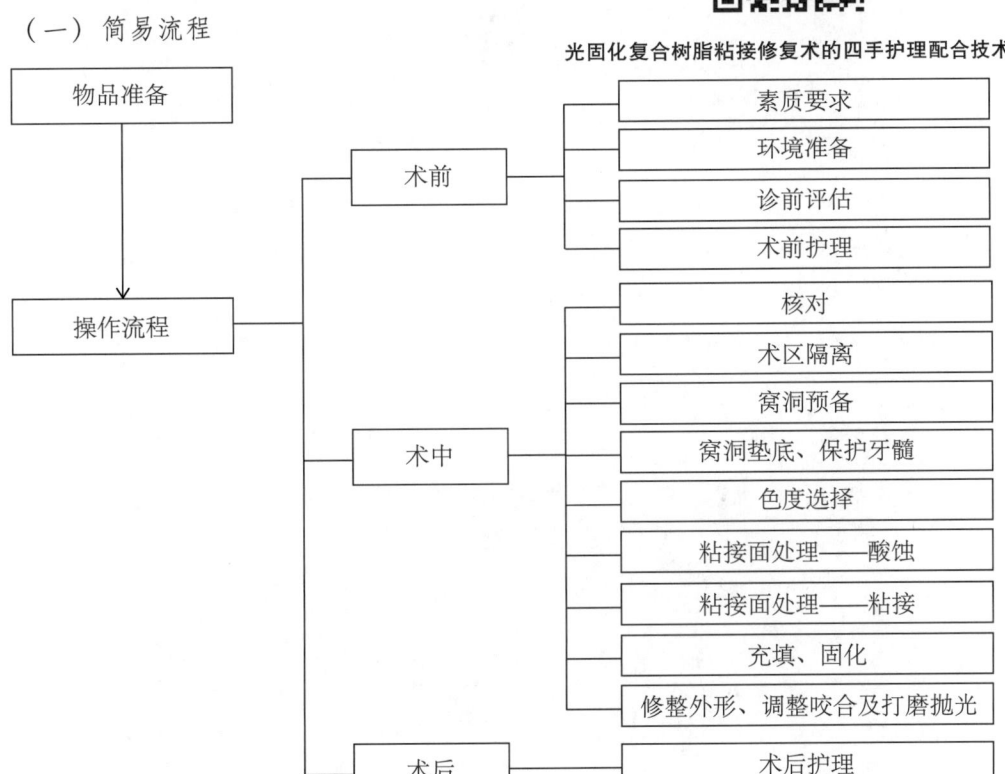

（二）分步流程

■ **物品准备（图10-1，10-2）**

◆ 常规物品准备。口腔检查器械（镊子、口镜、探针）、三用枪头、吸唾管、口杯、无菌棉球、口腔防护镜、凡士林、棉签、镜子、橡皮障套装（橡皮布、橡皮障模

99

板、打孔器、橡皮障夹、橡皮障夹钳、橡皮障架)、水门汀充填器等。

◆ 专用物品准备。持针器、高速手机、低速手机、各种备洞车针、调拌刀、调拌板、垫底材料、水门汀充填器、比色板、聚酯薄膜成形片、楔子、酸蚀剂、涂药棒、粘接剂、避光盒、光固化复合树脂、一次性防护膜、光固化灯、齿科咬合纸、抛光钻、抛光碟、抛光砂条。

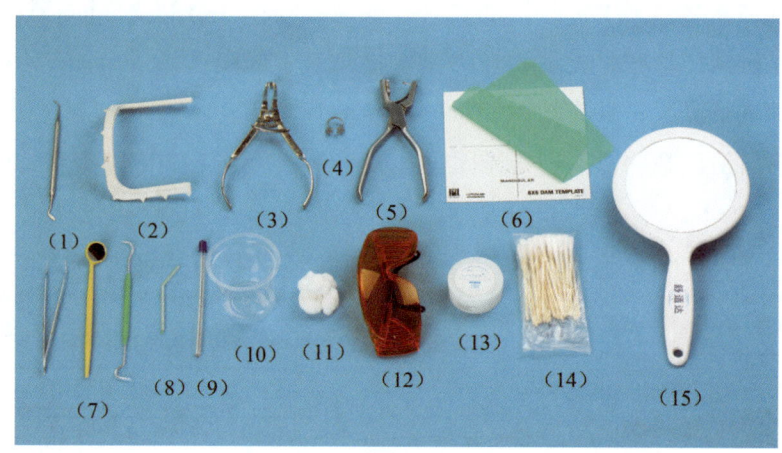

图 10-1　光固化复合树脂粘接修复术常规物品准备

(1) 水门汀充填器；(2) 橡皮障架；(3) 橡皮障夹钳；(4) 橡皮障夹；(5) 打孔器；
(6) 橡皮布、橡皮障模板；(7) 口腔检查器械 (镊子、口镜、探针)；(8) 三用枪头；(9) 吸唾管；
(10) 口杯；(11) 无菌棉球；(12) 口腔防护镜；(13) 凡士林；(14) 棉签；(15) 镜子

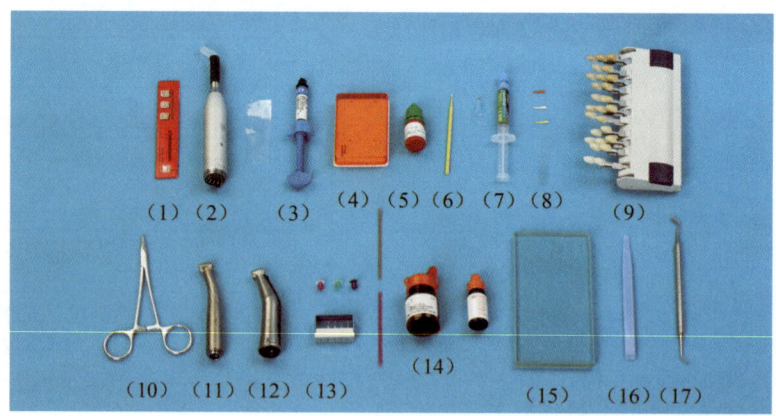

图 10-2　光固化复合树脂粘接修复术专用物品准备

(1) 齿科咬合纸；(2) 光固化灯、一次性防护膜；(3) 光固化复合树脂；(4) 避光盒；
(5) 粘接剂；(6) 涂药棒；(7) 酸蚀剂；(8) 聚酯薄膜成形片、楔子；(9) 比色板；(10) 持针器；
(11) 高速手机；(12) 低速手机；(13) 各种备洞车针、抛光钻、抛光碟、抛光砂条；
(14) 垫底材料；(15) 调拌板；(16) 调拌刀；(17) 水门汀充填器

操作流程

术前（表 10-1）

表 10-1　光固化复合树脂粘接修复术的四手护理配合技术（术前）

操作步骤	操作要点
1. 素质要求	掌握光固化复合树脂粘接修复术的四手护理配合技术及医院感染的控制方法等
2. 环境准备	保持环境的整洁、明亮、舒适、安全；确认口腔综合治疗台功能正常
3. 诊前评估	（1）核实身份信息。至少核对姓名、性别、年龄三项 （2）核实牙位信息。根据病历及患者主诉核对牙位、数量及顺序 （3）一般情况。口腔卫生情况、既往史、过敏史、近期饮食情况等 （4）口腔局部症状。检查口腔黏膜有无溃疡、红肿等；嘴角有无皲裂；疼痛时间（早、晚、持续时间）、疼痛性质（冷、热、酸、甜）、有无特殊感觉等 （5）心理状况。患者心理状态、情绪反应、就诊目的、美观要求及社会支持情况等 （6）知识了解。对本次治疗程序、后续治疗等知识的认知情况
4. 术前护理	（1）个人防护。护士按照七步洗手法洗手、戴口罩，操作前戴口腔防护镜及手套 （2）患者准备。系胸巾、放口杯、嘱漱口；为患者佩戴口腔防护镜；为患者口角涂抹凡士林，避免张口时间过长造成口角损伤；调节椅位及光源，保持术野清晰，方便治疗 （3）心理护理。讲明治疗步骤及如何配合，消除患者对治疗的恐惧心理 （4）安装三用枪头及吸唾管

术中（表 10-2）

表 10-2　光固化复合树脂粘接修复术的四手护理配合技术（术中）

操作步骤	用物准备	医师操作要点	护士操作要点	医护患沟通要点
1. 核对				治疗前医护患再次核对牙位，确定本次治疗程序
2. 术区隔离	橡皮障套装、无菌棉球	安放橡皮障	协助医师安放橡皮障进行术区隔离，保持术野清晰；在橡皮障架压迫患者面部的位置放置棉球，以防压伤患者面部皮肤	告知患者橡皮障套装的用途，并告知患者橡皮障使用过程中不能闭口，如有不适及时举左手示意
3. 窝洞预备	持针器、高速手机、各种备洞车针	根据龋洞位置、大小等选择车针型号，去净腐质及着色深的牙本质	遵医嘱使用持针器在高速手机上安装车针，并传递给医师，医师备洞时协助吸唾，并用三用枪及时吹净口镜，保持医师视野清晰（图 10-3）	

续表

操作步骤	用物准备	医师操作要点	护士操作要点	医护患沟通要点
4. 窝洞垫底、保护牙髓	垫底材料、调拌刀、调拌板、一次性防护膜、光固化灯	窝洞清理干燥后，将垫底材料置于窝洞髓壁和轴壁，避免接触窝洞侧壁和龈壁，光固化垫底材料严格按说明书推荐的固化时间操作，避免长时间光照	传递三用枪给医师，协助清理干燥窝洞后，护理人员传递垫底材料，将需调拌的垫底材料调拌后传递给医师，如需光固化，则将光固化灯套上一次性防护膜后，传递给医师进行光固化照射（图10-4）	告知患者光固化时，因灯光对眼睛有刺激，需闭上双眼配合
5. 色度选择	比色板、镜子	自然光下比色，选择与邻牙和剩余牙体组织色度接近的复合树脂	关灯，递比色板给医师，遵医嘱准备好相应的树脂，树脂避光保存，同时递镜子给患者	充分沟通，尊重患者知情同意的权利，并与医师再次确认树脂颜色
6. 粘接面处理——酸蚀	楔子、酸蚀剂，必要时备成形片夹及成形片	必要时备成形片夹及成形片等将需治疗牙齿与其他牙体隔离，隔湿并干燥窝洞后，将酸蚀剂均匀涂于洞壁及洞斜面上，酸蚀15~30秒，用高压喷水冲洗，吹干。酸蚀过的牙釉质表面呈白垩色	必要时协助隔离治疗牙齿，安装新的注射头后传递酸蚀剂给医师，酸蚀后用高压喷水冲洗时，护士持吸唾器及时吸净冲洗液（图10-5），协助医师吹干	
7. 粘接面处理——粘接	粘接剂、涂药棒、光固化灯	用涂药棒将粘接剂轻轻涂在酸蚀过的牙面上，用气枪轻吹助溶剂挥发，光固化	用涂药棒蘸取粘接剂递给医师，传递三用枪给医师，并协助进行光固化灯照射	
8. 充填、固化	避光盒、树脂充填器、水门汀充填器、光固化复合树脂、光固化灯	隔湿干燥牙体，分层充填，光照时间按树脂说明书操作。光固化灯光引导头应尽可能接近材料表面	协助医师隔湿干燥牙体，在避光盒内切割树脂（图10-6），并分次刮取适量树脂传递给医师，待充填成形后，传递光固化灯照射。如此重复至充填结束	
9. 修整外形、调整咬合及打磨抛光	持针器、高速手机、低速手机、抛光钻、抛光碟、抛光砂条、咬合纸、镜子	用金刚砂车针修整外形，去除残留的树脂。用咬合纸检查咬合情况，调磨高点。最后用抛光系统完成初抛光（消除表面划痕）到精细抛光（进一步高光泽度抛光）	使用持针器给高速手机换上金刚砂车针，协助吸唾，修整外形，准备咬合纸并将之传递给医师，为低速手机换上抛光器械，传递给医师进行抛光	告知患者调整咬合及抛光的重要性，指导患者配合

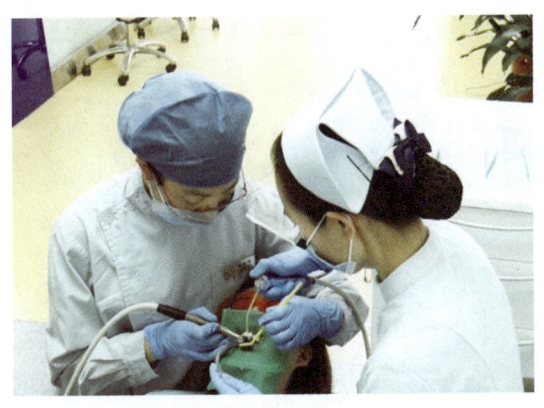
图10-3 备洞时保持医师视野清晰

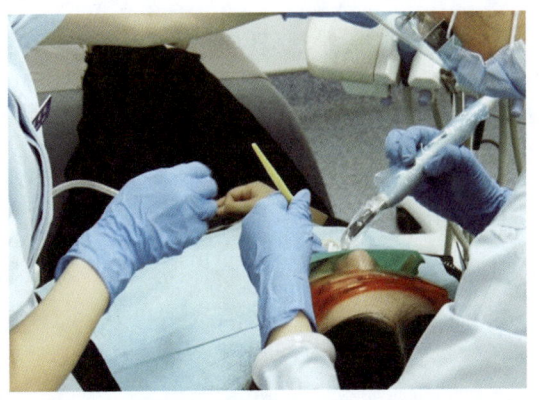
图10-4 光固化灯套上一次性防护膜后照射

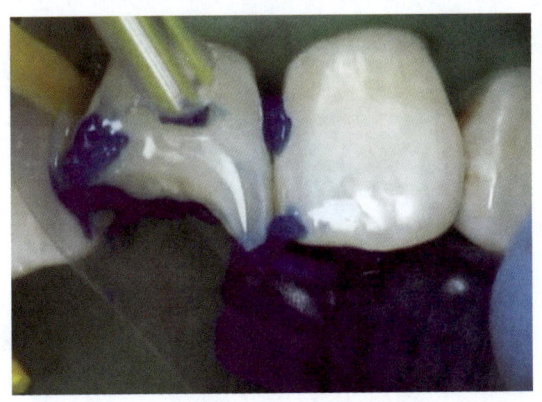
图10-5 酸蚀后冲洗,护士及时吸唾

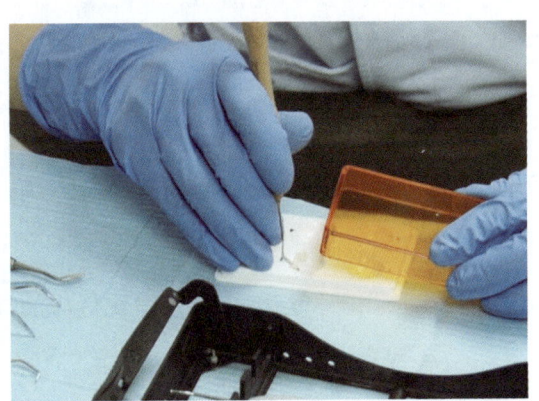
图10-6 护士在避光盒内切割树脂

术后(表10-3)

表10-3 光固化复合树脂粘接修复术的四手护理配合技术(术后)

操作步骤	操作要点
术后护理	(1) 患者护理。复位口腔综合治疗台,根据治疗情况嘱患者漱口,协助清洁患者面部,撤去胸巾,清洁痰盂 (2) 整理用物。撤去水杯和三用枪头及高、低速手机,收回治疗盘及器械,按照医疗垃圾分拣流程处理所有用物 (3) 对口腔综合治疗台进行清洁消毒。遵循从洁到污的原则 (4) 护士洗手、摘口罩 (5) 告知医师病历书写使用树脂的标号颜色。树脂等物品应室温避光保存

三、临床护理要点

1. 窝洞垫底，保护牙髓

（1）选择垫底材料。如龋损达牙本质中层，一般用玻璃离子水门汀垫底；近髓处用氢氧化钙制剂间接盖髓，再用玻璃离子水门汀垫底以保护牙髓组织。

（2）垫底材料需要调拌时，应严格按照材料说明书的粉液比例进行调拌，并在规定时间内完成，调拌后的材料性状应符合诊疗要求，并按照材料说明书规定的温度、湿度保存材料。

2. 粘接面处理 酸蚀剂具有强烈的腐蚀性，医师在用高压喷水冲洗时，护士应持吸唾管及时吸净，以免损伤患者黏膜。临床使用自酸蚀粘接剂应遵守厂家的操作说明。

3. 窝洞充填 因复合树脂固化后没有可塑性，凡涉及邻面接触区的复合树脂修复，在固化前需要将治疗牙与邻牙隔离，护士应准备成形片及成形片夹等隔离器械，正确地恢复邻接关系，达到更好的充填效果。前牙一般使用聚酯薄膜成形片、楔子，后牙一般使用成形片及成形片夹。

4. 光固化照射

（1）使用前清洁、检查光固化灯光的导头，使用一次性防护膜。

（2）检查光固化灯是否处于工作手册所示的正确工作模式，根据复合树脂制造商要求和复合树脂颜色设定正确的光照时间。

（3）使用时给患者配戴防护镜，严格按说明书推荐的固化时间操作，避免长时间光照，10~20秒即可，如需长时间光照，应配合气枪降温或每照射10~20秒停顿2秒。

（4）医师使用时定期检查光强、固化输出功率是否正常。确定光导棒顶端覆盖所有需要光照的区域，光导面与照射面的夹角应尽可能小，顶端尽可能靠近充填体，如果距离≥5mm，则需增加照射时间，必要时可从不同角度增加照射；对于舌侧充填体，光固化灯照射时应尽量置于舌侧。

四、健康教育

1. 治疗前的健康教育

（1）根据治疗计划向患者介绍本次治疗的步骤和配合方法。

（2）指导患者在治疗过程中不要用口呼吸，避免误咽误吸。

（3）提示患者治疗中如有不适要举左手示意，以免乱动导致误伤软组织。

2. 治疗中的健康教育

（1）嘱患者如有不适要举左手示意。

(2) 嘱患者如有唾液可举左手示意，护士会及时进行橡皮布下口内的吸唾。

3. 治疗后的健康教育

（1）治疗后不适的处理。向患者说明治疗结束后如有牙齿轻度不适，可能与对光固化树脂材料轻度敏感有关，2～3日即可缓解。

（2）饮食指导。治疗后即可进食，但应避免使用患侧咀嚼过硬食物。避免进食过冷、过热的刺激性食物，少饮浓茶、少吸烟，以防止色素沉着。

（3）复诊指导。若治疗后发生不适、疼痛等情况，应随时就诊。

（4）口腔保健指导。嘱患者保持良好的口腔卫生。

链　接

> 光固化的基本原理：首先，光引发剂在一定波长条件下形成自由基，丙烯酸酯单体中的碳碳双键断裂，发生连锁反应，最终形成聚合网络。因此，复合树脂固化后可形成一个高度交联的网络结构，并且聚合物链之间有共价键存在。
>
> 影响复合树脂修复粘接效果的因素如下。①粘接面未彻底清洁；②牙齿粘接面处理不当：如酸蚀不充分、粘接面处理后冲洗和干燥不彻底，使牙面再污染等；③洞底牙本质未做保护牙髓处理，牙本质过度酸蚀；④粘接剂涂布不均匀或太厚；⑤复合树脂充填不足；⑥树脂固化不完全；⑦修复体过高，承受咬合力过大或瞬间的过大咬合力可导致修复体折断或脱落。

思考题

1. 可见光固化复合树脂修复术后应告知患者的不包括（　　）

   A. 24小时后再进食　　　　　　B. 勿咬硬物

   C. 1周内勿使用粗硬牙刷　　　　D. 少饮浓茶、少吸烟

   E. 不适随诊

   正确答案：A

   答案解析：可见光固化复合树脂修复术后即可进食。

2. 以下对于可见光固化树脂充填修复术治疗流程说法正确的是（　　）

   A. 牙体预备—清洗窝洞、隔湿消毒—酸蚀—粘接—充填固化—调𬴂抛光

   B. 牙体预备—酸蚀—清洗窝洞、隔湿消毒—粘接—充填固化—调𬴂抛光

   C. 牙体预备—清洗窝洞、隔湿消毒—粘接—酸蚀—充填固化—调𬴂抛光

D. 牙体预备—清洗窝洞、隔湿消毒—酸蚀—充填固化—粘接—调𬌗抛光

E. 牙体预备—清洗窝洞、隔湿消毒—酸蚀—粘接—调𬌗抛光—充填固化

正确答案：A

答案解析：光固化树脂粘接修复术的流程。

3. 患者，男性，58岁。自诉8个月前鼻咽癌放疗后，多数牙同时患龋且进展迅速就诊。检查：全口前牙唇面、邻面多有大小不一的深1~1.5mm的龋损，全口后牙的𬌗面、邻面和颊面多有深2~3mm的形态不规则的龋损，所有龋损探诊软感明显，潮湿易于挖除。经与患者沟通，采取可见光固化复合树脂粘接修复。对此患者治疗的护理配合不正确的是（ ）

A. 使用酸蚀剂后，用高压喷水冲洗时，护士持吸唾器及时吸净冲洗液

B. 垫底材料需要调拌时，应严格按照材料说明书的粉液比例进行调拌，在规定时间内完成材料调拌

C. 为保证粘接效果，复合树脂应一次充填完成

D. 光固化机使用前最好套一次性防护膜，以避免医院感染的发生

E. 使用后的树脂应室温避光保存

正确答案：C

答案解析：光固化复合树脂粘接修复术护理配合技术记忆题。充填时分次充填，每次充填一层树脂光照固化，如树脂过厚，仅光照表面凝固，而底层仍未聚合，影响疗效。

实训十一

根管治疗术的四手护理配合技术

◆ **病例导入**

患者，女性，30岁，右上前牙外伤2年余，未采取过积极治疗。患者患牙外形完整，近1个月以来，患者自觉患牙阵发性隐隐作痛，且对冷热刺激极为敏感，于今日来本院治疗。主治医师根据患者主观症状、临床检查，结合影像学检查，诊断为"11牙慢性牙髓炎"，准备为患者进行根管治疗术。作为护理人员如何进行根管治疗术的四手护理配合？

◆ **知识要点**

一、根管治疗术的定义

根管治疗术是指通过清除根管内的感染牙髓和坏死物质，进行适当消毒，严密充填根管，防止发生根尖周病变或促进根尖周病变愈合的一种方法。

二、根管治疗术的操作步骤

根管治疗术的过程非常复杂，对治疗中的操作技术要求较高。临床上主要分为根管预备、根管消毒（即根管冲洗和根管封药）和根管充填三个主要步骤，一般需要就诊2~4次，用时2~3周。

◆ **操作技术**

一、学习要点

根管治疗术四手护理配合技术的护理要点，包括：①此项操作所有物品的准备；②根管预备时协助冲洗根管的时机选择，及时进行有效吸唾；③根尖定位仪的使用和保养，传递根管锉的顺序和方法，根管充填时专用仪器的准备及传递方法；④根管治疗过程中体现方便医师操作及关爱患者的细节护理。

二、操作规程

（一）简易流程

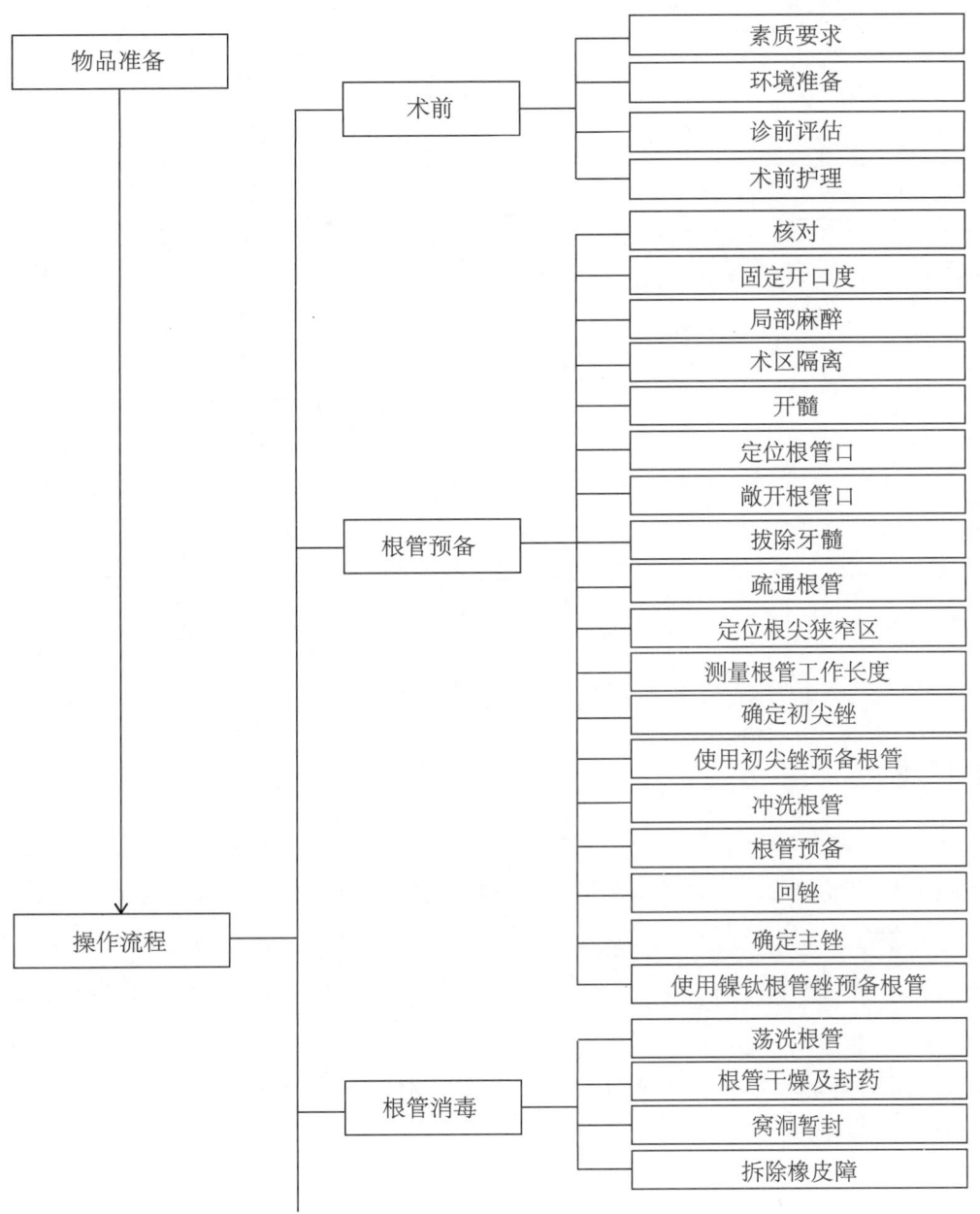

根管治疗术的四手护理配合技术

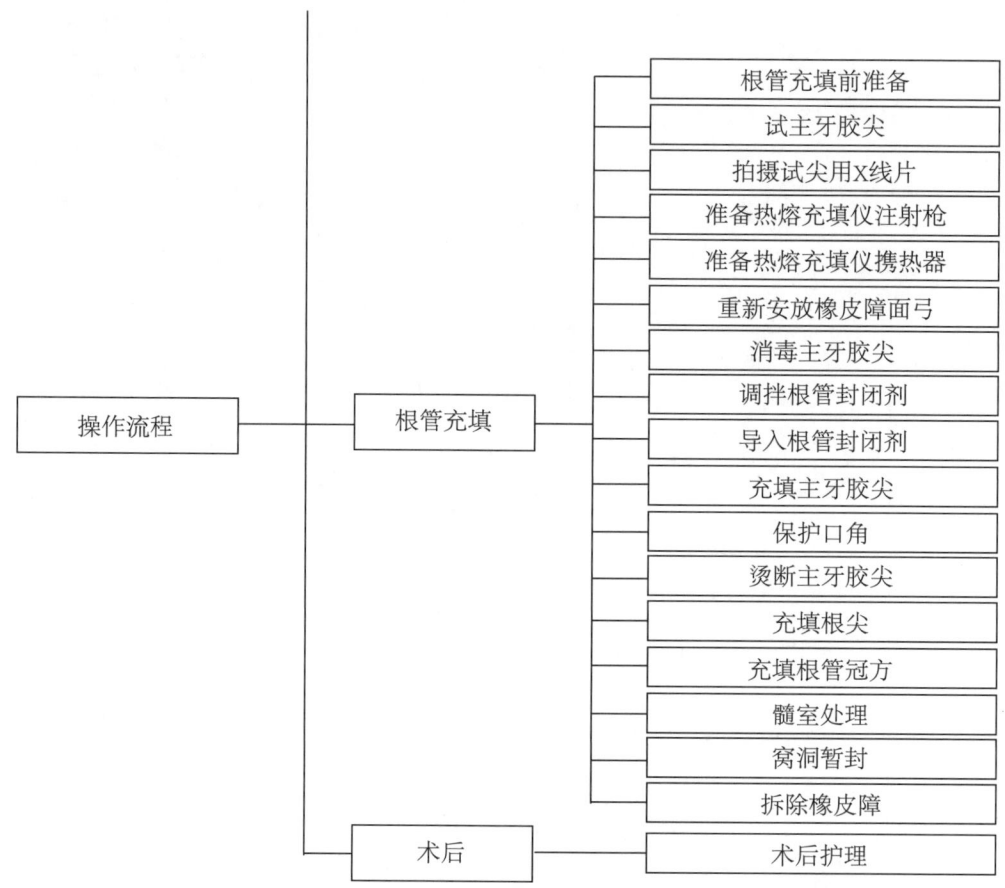

（二）分步流程

▊物品准备

◆ 常规物品准备（图11-1）。口腔检查器械（镊子、口镜、探针）、三用枪头、吸唾管、强力吸唾管、口杯、无菌棉球、口腔防护镜、医用凡士林及棉签。

◆ 专用物品准备（图11-2）。橡皮障套装、咬合垫、水门汀充填器、持针器、高速手机、低速手机、高速车针、低速车针、根管测量尺、75%乙醇、吸潮纸尖、暂封膏。

◆ 局部麻醉物品准备（图11-3）。棉签、消毒剂、麻醉注射器、专用注射针头、麻醉药物、持针器。

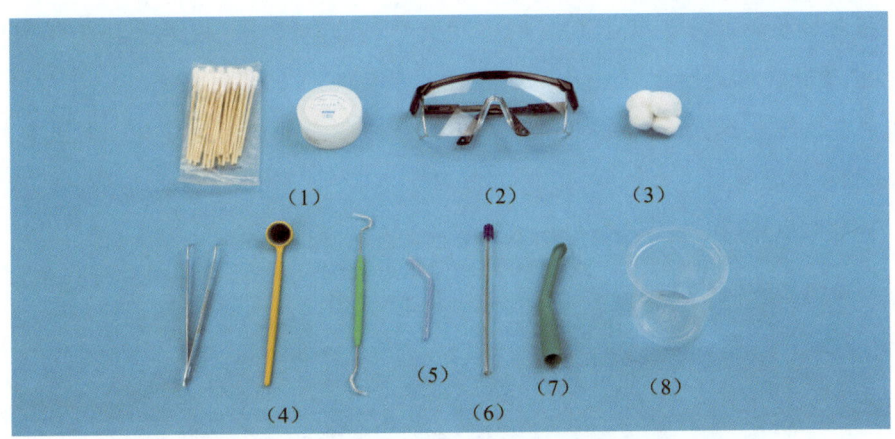

图 11-1 根管治疗术常规物品准备

(1) 医用凡士林及棉签；(2) 口腔防护镜；(3) 无菌棉球；(4) 口腔检查器械（镊子、口镜、探针）；
(5) 三用枪头；(6) 吸唾管；(7) 强力吸唾管；(8) 口杯

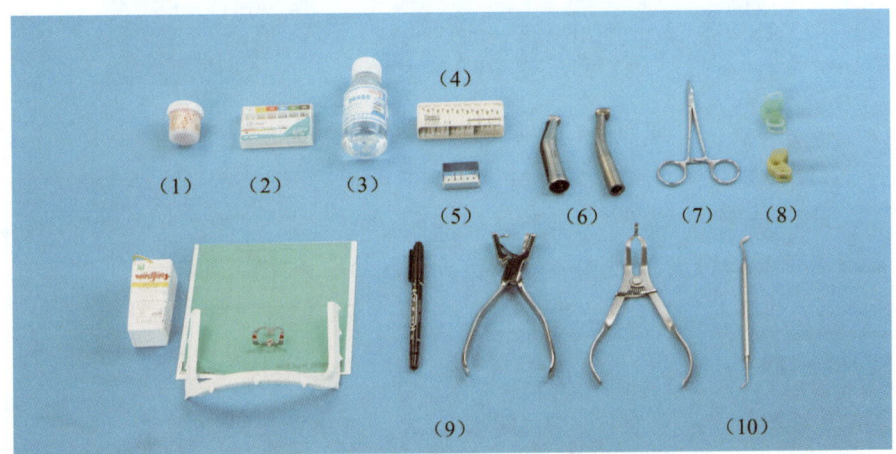

图 11-2 根管治疗术专用物品准备

(1) 暂封膏；(2) 吸潮纸尖；(3) 75% 乙醇；(4) 根管测量尺；(5) 高速车针、低速车针；
(6) 高速手机、低速手机；(7) 持针器；(8) 咬合垫；(9) 橡皮障套装；(10) 水门汀充填器

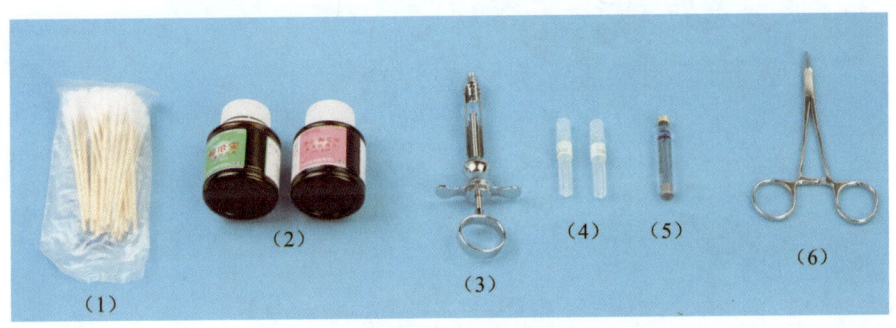

图 11-3 根管治疗术局部麻醉物品准备

(1) 棉签；(2) 消毒剂；(3) 麻醉注射器；(4) 专用注射针头；(5) 麻醉药物；(6) 持针器

◆ 根管预备物品准备（图11-4）。拔髓针、根管探针、超声手柄及超声扩大针、清洁台、根管锉、螺旋输送器、机用镍钛锉、根尖定位仪、机用马达、根管冲洗药物（次氯酸钠、生理盐水）、小药杯、根管冲洗器、根管润滑剂、玻璃板、氢氧化钙糊剂、不锈钢G钻、K锉等。

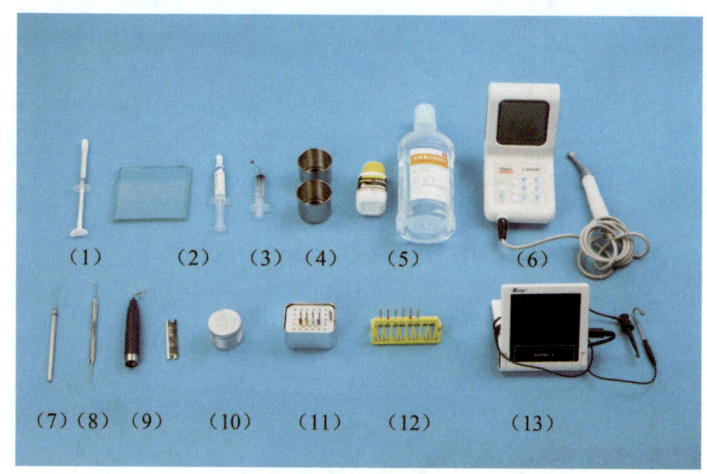

图11-4　根管治疗术根管预备物品准备

（1）氢氧化钙糊剂；（2）根管润滑剂及玻璃板；（3）根管冲洗器；（4）小药杯；

（5）根管冲洗药物（次氯酸钠、生理盐水）；（6）机用马达；（7）拔髓针；（8）根管探针；

（9）超声手柄及超声扩大针；（10）清洁台；（11）根管锉及螺旋输送器；

（12）机用镍钛锉；（13）根尖定位仪

◆ 根管充填物品准备（图11-5）。剔挖器、热牙胶尖、药碟、带锁镊子、垂直加压器、根管封闭剂、玻璃调拌板及塑料调拌刀、热熔充填仪。

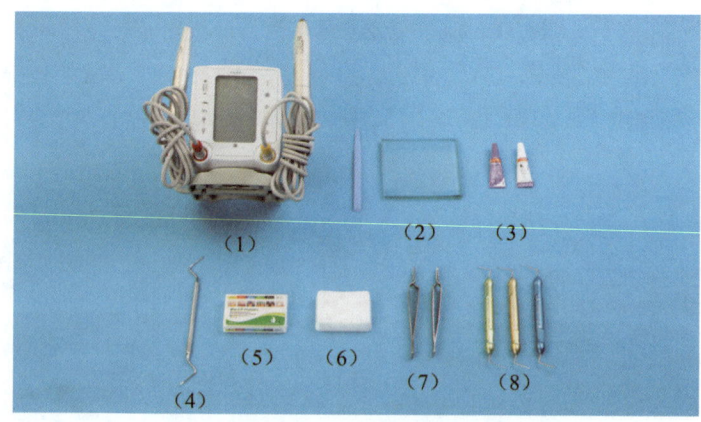

图11-5　根管治疗术根管充填物品准备

（1）热熔充填仪；（2）玻璃调拌板及塑料调拌刀；（3）根管封闭剂；（4）剔挖器；

（5）热牙胶尖；（6）药碟；（7）带锁镊子；（8）垂直加压器

操作流程

术前（表 11-1）

表 11-1　根管治疗术的四手护理配合技术（术前）

操作步骤	操作要点
1. 素质要求	掌握根管治疗术的四手护理配合技术及医院感染的控制方法等
2. 环境准备	保持环境的整洁、明亮、舒适、安全；确认口腔综合治疗台功能正常
3. 诊前评估	（1）核实患者身份信息。至少核对患者的姓名、性别、年龄三项 （2）核实患者牙位信息。根据就诊病历及患者主诉核对牙位、数量及治疗顺序 （3）患者一般情况。了解患者口腔卫生情况、既往史、过敏史、近期饮食情况等 （4）患者口腔局部症状。检查口腔黏膜有无溃疡、红肿等；嘴角有无皲裂；疼痛时间（早、晚、持续时间）、疼痛性质，以及有无诱因、特殊感觉等 （5）患者心理状况。了解患者心理状态、情绪反应、就诊目的及社会支持情况等 （6）患者对疾病知识的了解。了解患者对根管治疗程序、后续治疗及对治疗的期望值等认知情况
4. 术前护理	（1）个人防护。护士按照七步洗手法洗手，然后戴口罩，操作前戴口腔防护镜及手套 （2）患者准备。系胸巾、放口杯、嘱漱口；为患者佩戴口腔防护镜；调节椅位及光源，保持术野清晰，方便治疗；在患者口角涂抹凡士林，避免张口时间过长造成口角损伤 （3）心理护理。讲明治疗步骤及如何配合，消除患者对治疗的恐惧心理

术中（表 11-2）

表 11-2　根管治疗术的四手护理配合技术（术中）

操作步骤	用物准备	医师操作要点	护士操作要点	医护患沟通要点
第一步　根管预备				
1. 核对				治疗前医护患再次核对牙位，确定本次治疗程序
2. 固定开口度	咬合垫	根据治疗需要选择咬合垫型号，并将咬合垫放入患者健侧上下牙之间	在咬合垫上系一条安全绳，防止患者误吞误咽。传递咬合垫	告知患者放入咬合垫是为了避免因治疗时间过长造成的关节损伤
3. 局部麻醉	局部麻醉用物	进行局部注射麻醉	准备麻醉药物，正确传递麻醉注射器，避免针刺伤	告知患者麻醉时会有轻微刺痛感及酸胀感，不必紧张，保持放松。注射时不要随意扭动头部、移动舌体及突然闭口，如有不适应及时举左手示意医护人员

续表

操作步骤	用物准备	医师操作要点	护士操作要点	医护患沟通要点
4. 术区隔离	橡皮障套装	安放橡皮障	协助医师安放橡皮障，进行术区隔离，保持术野清晰	告知患者橡皮障套装的主要用途为：在治疗过程中隔湿、清晰手术视野、防止误吞误咽，以及进行无菌控制等。橡皮障使用过程中不能闭口，如有不适及时举左手示意
5. 开髓	高速手机、高速车针	开髓	在高速手机上安装车针并传递给医师，协助吸唾，保持术野清晰 护士应熟悉高速车针型号，掌握不同种类高速手机安装车针的方法，保证设备及时准确的传递和使用；掌握吸唾时吸唾管安放位置的要求，以保证治疗操作时术野清晰	
6. 定位根管口	根管探针	定位根管口	传递根管探针，协助医师检查髓室顶是否去净并定位根管口 传递时应注意按患牙位置调整好探针工作段的方向及角度，以方便医师使用	
7. 敞开根管口	低速手机、不锈钢 G 钻	敞开根管口	选择并安装合适型号的不锈钢 G 钻传递给医师 护士应熟悉不锈钢 G 钻的型号，掌握低速手机安装车针的方法，保证设备及时准确的传递和使用	
8. 拔除牙髓	拔髓针	拔除根管内牙髓	传递拔髓针	拔髓时会有轻微疼痛感及撕扯感，护士应密切观察患者面部表情，若患者出现不适可提醒医师暂缓操作
9. 疏通根管	根管冲洗用物及小号 K 锉	在髓腔注满冲洗液，并使用根管锉初探及疏通根管	抽吸并传递冲洗液，根据牙位传递合适的小号 K 锉 传递冲洗器时应注意按患牙位置调整好冲洗器预弯针头的方向及角度，以方便医师使用	

续表

操作步骤	用物准备	医师操作要点	护士操作要点	医护患沟通要点
10. 定位根尖狭窄区	根尖定位仪	将夹持器固定在根管治疗器械金属末端进行测量及定位	打开定位仪,将唇钩挂于患者健侧口角(图11-6),并将夹持器传递给医师	安装心脏起搏器的患者禁用根尖定位仪,故术前应详细询问患者的既往史。唇钩应一人一用一消毒或灭菌
11. 测量根管工作长度	根管测量尺	使用测量尺测量根管治疗器械止动片至器械尖端的距离以确定根管工作长度	传递根管测量尺,并准确记录根管工作长度,以备后续治疗中使用	
12. 确定初尖锉	K锉	确定可以到达根管工作长度的最大号K锉为初尖锉(以下以初尖锉为15号K锉为例)	按升序逐号传递细小不锈钢K锉,传递前应测量好K锉的工作长度。护士应熟悉根管锉型号及使用顺序,保证使用的准确性	
13. 使用初尖锉预备根管	K锉、根管润滑剂	进行根管预备	使用测量尺确定初尖锉工作长度后传递给医师,同时将根管润滑剂置于玻璃板上传递给医师使用。根管润滑剂放置的位置、玻璃板传递时的方向和角度应方便医师使用	
14. 冲洗根管	根管冲洗药物、根管冲洗器	进行根管冲洗	抽吸1%次氯酸钠溶液传递给医师,操作中应及时吸唾,注意吸唾器头不要距离冲洗针头太近(图11-7),以免冲洗液直接被吸走,而达不到冲洗的目的	密切观察患者橡皮障是否有漏水现象,避免冲洗液流入口中
15. 根管预备	K锉、根管润滑剂、根管冲洗药物、根管冲洗器	使用20号K锉预备根管,预备完成后冲洗根管	使用测量尺确定20号K锉工作长度后传递给医师,同时传递根管润滑剂。准备并传递冲洗液,医师冲洗根管时应及时吸唾。医师进行根管预备时,护士应立即准备好下一支根管锉的工作长度,同时准备好冲洗液,以缩短医师等候时间	

续表

操作步骤	用物准备	医师操作要点	护士操作要点	医护患沟通要点
16. 回锉	K锉、根管润滑剂、根管冲洗药物、根管冲洗器	再次使用15号K锉预备根管并冲洗根管	再次准备及传递15号K锉。回锉可带出根尖处碎屑，应掌握回锉顺序，正确准备器械	
17. 确定主锉	K锉、根管润滑剂、根管冲洗药物、根管冲洗器	预备根管至确定主锉	按器械升序及回锉顺序逐一传递K型根管锉预备根管，直至医师确定主锉。传递前应测量好工作长度，并使用止动片固定位置。每更换一支根管锉后，传递根管冲洗液冲洗根管，并协助吸唾，保持术野清晰多根管患牙，应注意医师预备根管的位置，按照不同根管的工作长度依序进行器械准备和传递	
18. 使用镍钛根管锉预备根管	镍钛根管锉、机用马达、根管润滑剂、根管冲洗药物、根管冲洗器	可在确定根管工作长度后换用镍钛根管锉，预备根管并冲洗根管	使用测量尺确定镍钛根管锉工作长度后将其安装于机用马达上，镍钛根管锉的使用顺序一般为S1号→SX号→S2号→F1号→F2号→F3号，应按照每支锉的型号调节好对应的机用马达参数，传递马达的同时应传递根管润滑剂。每更换一支镍钛根管锉后，传递根管冲洗液冲洗根管	告知患者车针邻近根尖部时可能会有感觉，此时头不要随意摆动，若有明显不适可举左手示意
第二步 根管消毒（冲洗与封药）				
19. 荡洗根管	超声手柄超声扩大针	荡洗根管以清理分解残髓及根管内感染物质	根管预备结束后安装超声手柄及超声扩大针并检查针尖完整性，传递超声手柄并及时吸唾传递超声手柄时应注意按患牙位置调整好扩大针头的方向及角度，以方便医师使用	

续表

操作步骤	用物准备	医师操作要点	护士操作要点	医护患沟通要点
20. 根管干燥及封药	吸潮纸尖、氢氧化钙糊剂、低速手机及螺旋输送器	干燥根管并封药	传递吸潮纸尖后更换氢氧化钙糊剂注射头并传递给医师，医师向根管内注射氢氧化钙时，护士安装好螺旋输送器并测量好工作长度，待医师注射完毕后传递螺旋输送器 安装好氢氧化钙注射头后可测量注射头工作长度，并使用止动片进行长度固定	可告知患者根管消毒药物封入根管的时间为1~2周
21. 窝洞暂封	棉球、暂封膏、水门汀充填器	将干燥的棉球置于根管口后暂封窝洞并修整窝洞表面	传递小棉球给医师置于根管口。使用充填器盛取暂封膏并进行塑形后传递给医师用于暂封窝洞，同时准备小棉球，用三用枪稍湿润后传递给医师用于暂封后表面塑形	
22. 拆除橡皮障			协助医师拆除橡皮障	
第三步 根管充填				
23. 根管充填前准备	橡皮障套装、剔挖器、探针、根管冲洗药物、根管冲洗器、吸潮纸尖	安放橡皮障后去除窝洞暂封材料及根管口棉球，将窝洞及根管冲洗干净后对根管进行干燥	协助医师安放橡皮障后传递剔挖器及探针给医师以去除暂封物，传递三用枪及根管冲洗液彻底清除根管内封药，传递吸潮纸尖干燥根管 根管冲洗时及时进行吸唾。传递吸潮纸尖时注意调整好纸尖的方向和角度，方便医师使用	
24. 试主牙胶尖	热牙胶尖	试尖	按主锉型号选择牙胶尖，使用测量尺确定牙胶的工作长度并进行弯曲标记后传递给医师 熟悉牙胶尖的型号，确保快速准确地选择牙胶尖	
25. 拍摄试尖用X线片		了解主牙胶试尖情况	取下橡皮障面弓，使用夹子收拢障布（图11-8），协助安排患者拍摄X线试尖片	告知患者拍片过程中不可碰咬根管内牙胶，可轻托下颌缓解关节酸胀疲劳。护士可为患者准备纸巾擦拭唾液

续表

操作步骤	用物准备	医师操作要点	护士操作要点	医护患沟通要点
26. 准备热熔充填仪注射枪	热熔充填仪注射枪		选择与根管直径相匹配的银针安置于注射枪上，安装隔热套，防止患者软组织烫伤。打开仪器开关，预热至200℃ 因注射枪需在预热后方可使用，护士应把握准备的时机，确保设备能及时使用	
27. 准备热熔充填仪携热器	热熔充填仪携热器		调节携热器工作温度后准备携热器加压工作尖，并确定工作尖的工作长度，一般小于工作长度3~5mm 工作尖上应备有内热止动片，方便准备工作长度。多根管患牙，应注意按不同位置的根管进行工作长度的准备	
28. 重新安放橡皮障面弓			患者拍摄X线片后返回，护士吸净患者口腔内唾液后重新安放橡皮障面弓 安放面弓时应确认橡皮障夹有无松脱，根管内牙胶有无脱落	
29. 消毒主牙胶尖	75%乙醇、药碟	取出主牙胶尖	使用75%乙醇在药碟内浸泡主牙胶尖 多根管患牙，浸泡时应有序放置不同位置根管内的主牙胶尖，防止错用	
30. 调拌根管封闭剂	根管封闭剂、玻璃板及塑料调拌刀		将根管封闭剂放置于玻璃板上进行调拌，注意稠度适合，以可拉起1~2cm的丝为宜 封闭剂收集及传递时应置于方便医师使用的位置	

续表

操作步骤	用物准备	医师操作要点	护士操作要点	医护患沟通要点
31. 导入根管封闭剂	吸潮纸尖	干燥根管后导入根管封闭剂	传递吸潮纸尖，医师干燥根管时协助吸唾保持术野清晰。再次传递吸潮纸尖，同时传递根管封闭剂给医师进行导入 每次医师蘸取封闭剂后，护士应使用调拌板及时收拢封闭剂方便医师再次使用	
32. 充填主牙胶尖	带锁镊子、根管封闭剂	充填主牙胶尖	持带锁镊子夹主牙胶尖末端，将牙胶尖前端蘸取根管封闭剂后递给医师 多根管患牙，应严格按照根管位置传递不同的主牙胶尖，避免错传	
33. 保护口角	棉球		取2块棉球，拉长后将棉球置于患者口角，防止烫伤	告知患者进行热压胶充填的过程中不要移动头部，防止口周或面部其他位置接触热牙胶充填设备，如有不适可举左手示意医护人员
34. 烫断主牙胶尖	热熔充填仪携热器	齐根管口烫断主牙胶尖，再使用携热器持续加热，并向下挤压牙胶尖	传递携热器，医师烫断主牙胶尖时应使用强力吸唾器吸除烟雾，医师烫断主牙胶尖后清洁携热器工作尖表面残余牙胶 应在携热器高温状态下进行表面清洁，温度过低时表面残余牙胶不易擦拭	
35. 充填根尖	垂直加压器	使用垂直加压器压紧牙胶尖，完成根尖1/3的充填	传递垂直加压器 根据根管主锉的型号选择垂直加压器。传递垂直加压器时注意调整好工作端的方向和角度，以方便医师使用	
36. 充填根管冠方	热熔充填仪注射枪、垂直加压器	注射牙胶并使用垂直加压器加压	交替传递注射枪及垂直加压器，直至完成根管冠方充填 注射枪针头应使用专业工具进行预弯，传递时应注意调整好工作端的方向和角度，以方便医师使用。每次注射完毕应在高温状态下做好注射枪针头的表面清洁，防止余胶残留	

续表

操作步骤	用物准备	医师操作要点	护士操作要点	医护患沟通要点
37. 髓室处理	75%乙醇棉球	擦净髓腔	用镊子夹75%乙醇棉球递给医师 传递镊子时应注意调整好工作端的方向和角度,以方便医师使用	
38. 窝洞暂封	暂封膏、水门汀充填器	暂封窝洞	传递塑形好的暂封膏(图11-9) 暂封膏可塑成圆锥形,将锥尖朝向窝洞进行传递,以方便医师使用	
39. 拆除橡皮障			协助医师拆除橡皮障	松解橡皮障夹时应告知患者,避免患者因局部的特殊感觉产生恐惧

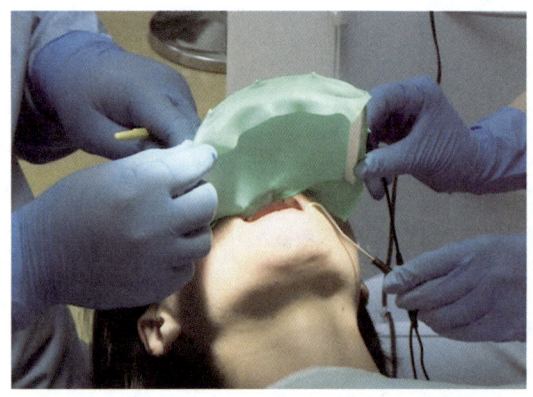

图11-6 护士安放根尖定位仪唇钩于患者健侧

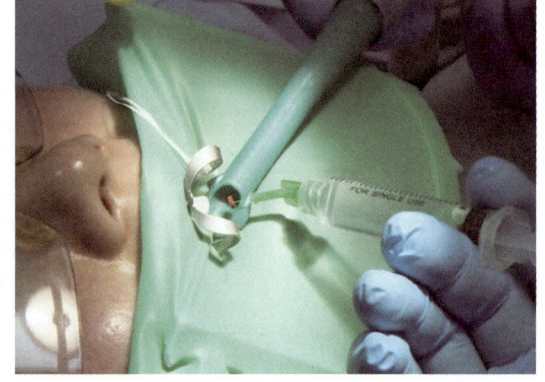

图11-7 吸唾器与冲洗器位置适宜

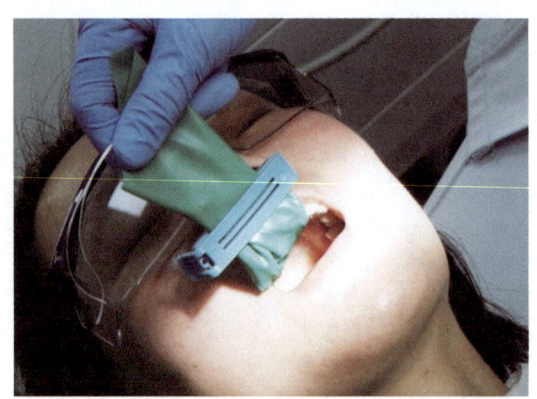

图11-8 拍摄试尖片时用夹子收拢障布

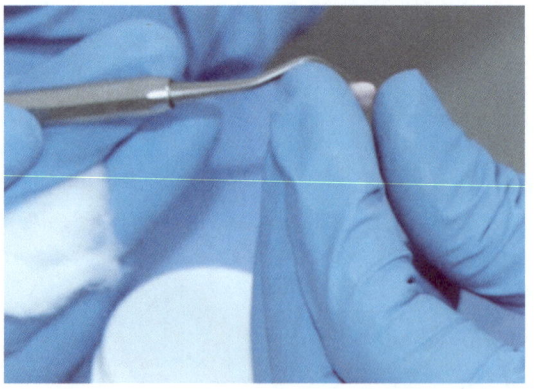

图11-9 护士对暂封膏进行塑形

术后（表 11-3）

表 11-3　根管治疗术的四手护理配合技术（术后）

操作步骤	操作要点
术后护理	（1）患者护理。协助清洁患者面部，撤去患者胸巾，复位口腔综合治疗台，清洁痰盂。协助安排拍摄术后 X 线片，医师检查根管充填质量 （2）整理用物。撤去水杯和三用枪头及高、低速手机（冲洗管道 30 秒，可由医师完成），收回治疗盘及器械，按照医疗垃圾分拣流程处理所有用物 （3）对口腔综合治疗台进行清洁消毒。遵循从洁到污的原则 （4）护士洗手、摘口罩 （5）对患者进行术后健康教育

三、临床护理要点

（1）掌握治疗流程，及时准备治疗用物。根管治疗过程中使用的物品种类繁杂，护士应掌握每个步骤所需用物，并按照治疗目的和时机及时准备并传递给医师，避免延误操作时间。

（2）注意配合细节。传递各类根管治疗器械及材料时，应注意根据患牙的位置调整好器械或材料工作端的方向和角度，确保医师接到器械后无须二次调整即可使用，方便医师使用的同时也能有效缩短治疗时间。治疗多根管患牙时应与医师确认不同位置根管的工作长度，确保根管预备、根管充填的过程中器械及材料使用的准确性。

（3）患者安全。根管治疗过程中应注意随时保护患者的安全。根管预备时注意传递器械的方式，防止患者被注射针头、钻针、锉等锐器刺伤或者划伤。根管充填时做好热熔充填仪及患者口角的隔热保护，防止患者被烫伤。

（4）器械维护。根管治疗结束后应注意做好器械的维护。针锉使用后应放置在专用容器内进行清洗并检查螺纹是否变形、拉长，一旦发现有任何缺陷应立即丢弃。镍钛锉需放置于专用架保存，以免损伤锉尖，同时应记录镍钛锉的使用次数，防止因金属疲劳而发生难以预知的断裂。

四、健康教育

1. 治疗前的健康教育

（1）根据治疗计划向患者介绍本次治疗的步骤和配合方法。

（2）指导患者鼻吸气、口呼气，必要时可进行动作示范，以避免治疗过程中经口呼吸造成误咽误吸。

（3）提示患者治疗中如有不适可举左手示意，切勿用右手碰触医师，以免治疗中造成损伤。

2. 治疗中的健康教育

（1）嘱患者如有不适要举左手示意，避免随意移动头部误伤软组织。

（2）嘱患者如有唾液可举左手示意，护士及时进行橡皮布下口内吸唾。

（3）治疗每进入一个新环节时需预先告知患者接下来进行的操作内容，以缓解患者的紧张情绪。

3. 治疗后的健康教育

（1）根管治疗后不适的处理。根管治疗后向患者说明因机械预备与药物的刺激，机体会产生轻度不适感，是机体的正常反应，一般会在 2~3 日后缓解，可遵医嘱服用抗炎药、止痛药，若有明显不适或疼痛剧烈可随时复诊。

（2）饮食指导。治疗后 2 小时内避免使用患侧咀嚼；避免进食过冷、过热的刺激性食物；避免使用患牙撕咬过硬食物。

（3）口腔保健。注意口腔卫生，进食后漱口，保持口腔清洁；避免吸烟饮酒。

（4）患牙及颞颌关节适当休息。打哈欠或进食时不要过度张口，不要进食韧性食物。

（5）保护患牙。根管治疗后牙体组织变脆，为防止牙体崩裂，建议进行冠修复。

链　接

根管充填的效果评价标准：临床上评价根管充填是否符合标准主要依据 X 线片显示的根管充填物的影像，因此，治疗结束后，护士须告知患者拍摄术后 X 线片，并讲解拍片的必要性。①恰填：根管内充填物严密填满根尖狭窄区以上的空间，充填物距离根尖尖端 0.5~2mm。②超填：根管内充填物超出根尖孔。③欠填：根管内充填物距离根尖尖端 2mm 以上。

思 考 题

1. 根管治疗术的基本治疗步骤正确的是(　　)

　　A. 开髓→根管预备→根管充填→牙冠修复

　　B. 开髓→根管预备→根管封药→牙冠修复

　　C. 根管预备→根管封药→根管充填→牙冠修复

　　D. 根管预备→根管消毒→根管封药→根管充填

E. 根管消毒→根管封药→根管充填→牙冠修复

正确答案：D

答案解析：根管治疗基本步骤的记忆。

2. 医师为复诊患者进行热牙胶根管充填，责任护士为其准备的用物中不应包括（　　）

   A. 热熔充填仪携热器　　　　　B. 牙胶尖

   C. 螺旋充填器　　　　　　　　D. 热熔充填仪注射枪

   E. 酒精灯

正确答案：E

答案解析：护士应熟练掌握根管充填专用物品的准备。

3. 关于根管充填术中护理人员进行的操作配合，描述正确的为（　　）

   A. 烫断牙胶时会产生烟雾，应使用弱力吸唾器吸除烟雾

   B. 护士夹取主牙胶尖后应立即传递给医师

   C. 充填过程中应注意保护软组织，防止烫伤

   D. 热熔充填仪注射枪无须预热，可随时使用

   E. 热熔充填仪注射枪在使用过程中可放置于患者的胸巾上

正确答案：C

答案解析：烫断牙胶时产生的烟雾应使用强力吸唾器吸除；护士应将主牙胶尖蘸取根管封闭剂后再传递给医师；热熔充填仪注射枪需提前开机预热逐渐升温至所需温度，使用过程中不可放置于患者身上以防烫伤。

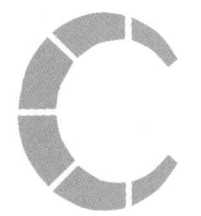

实训十二

显微根管外科手术的四手护理配合技术

◆ **病例导入**

患者，男性，40岁，上前牙外伤2年余，曾口服抗炎药，未进行过专业的牙体牙髓治疗。现因上前牙牙龈肿胀膨隆来院就医。根据患者主观症状、临床检查，结合影像学检查，医师诊断为"13牙根尖周囊肿"拟进行显微根管外科手术治疗。作为护理人员应如何进行有效的四手护理配合？

◆ **知识要点**

一、显微根管外科手术的定义

显微根管外科手术是在手术显微镜提供的良好照明和放大的视野下，应用显微器械和超声器械治疗牙髓病及根尖周病的根管外科手术。

二、显微根管外科手术的操作步骤

局部麻醉→翻瓣→去骨→根尖周刮治→根尖切除→根尖倒预备→倒充填→关瓣缝合。

◆ **操作技术**

一、学习要点

显微根管外科手术四手护理配合技术的护理要点，包括：①此项操作的所有物品准备；②手术的步骤、术中器械传递的顺序、协助医师进行生理盐水冲洗降温的时机、维护显微镜下手术视野的方法等。

二、操作规程

（一）简易流程

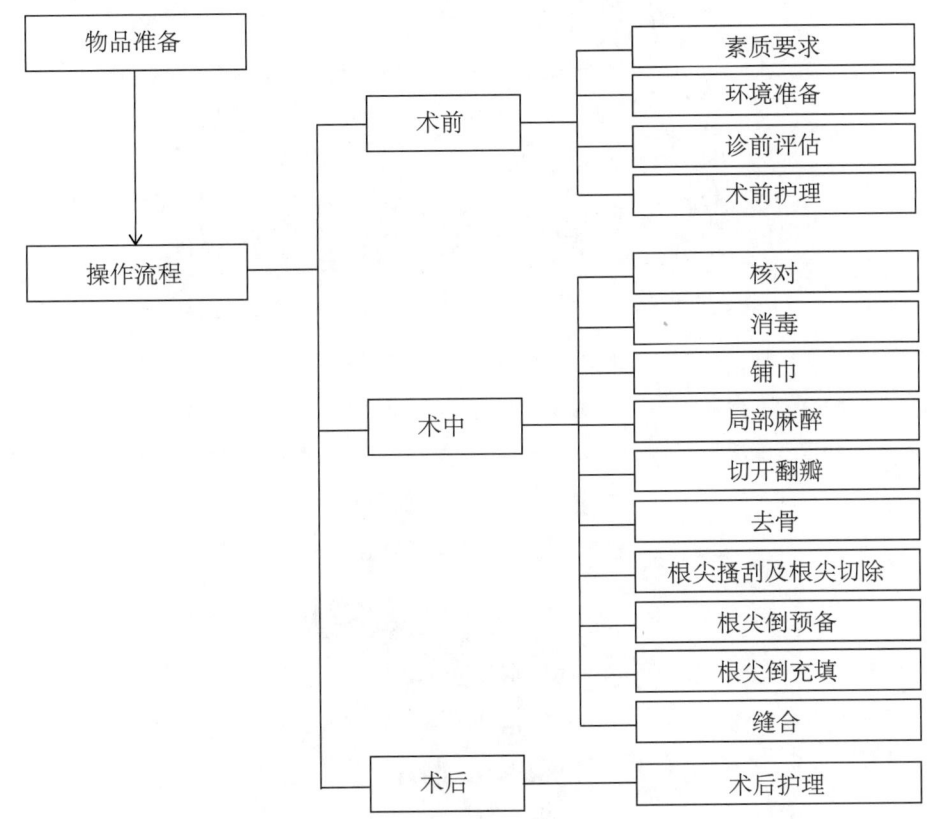

（二）分步流程

物品准备

◆ 常规物品准备。口腔检查器械（探针、口镜、镊子）、口杯、三用枪头。

◆ 专用物品准备。无菌手术器械包（图12-1）、超声根管预备系列工作尖、超声机、肾上腺素小棉粒、根尖倒充填材料、无菌手术刀片、缝合针、缝合线、显微镜成像系统（图12-2）等。

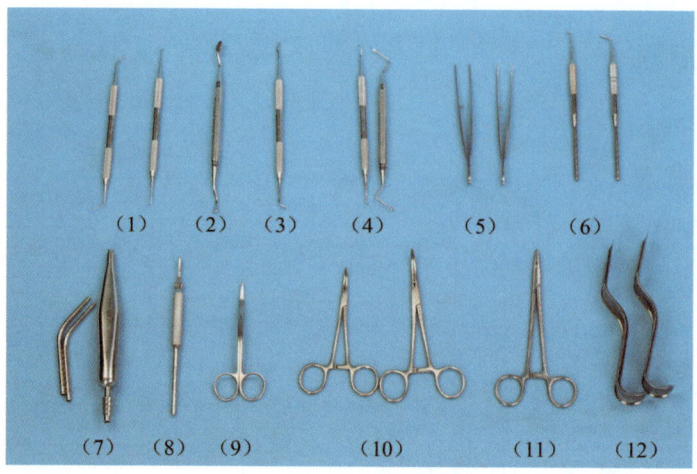

图 12-1　无菌手术器械包

（1）显微倒充填器；（2）骨锉；（3）骨膜剥离器；（4）刮治器；（5）显微夹持镊；（6）显微口镜；（7）金属吸唾管及吸唾管手柄；（8）刀柄；（9）手术剪；（10）止血钳；（11）持针器；（12）拉钩

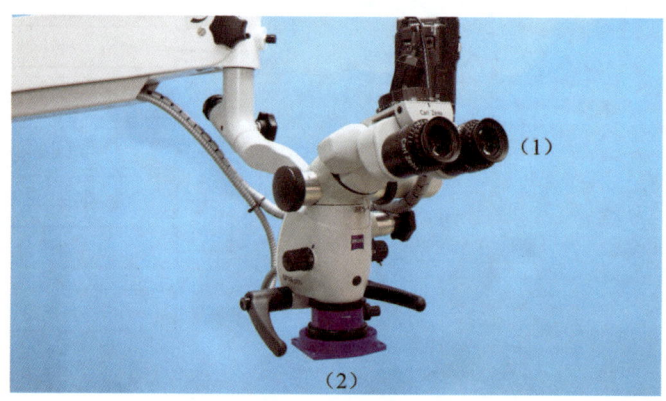

图 12-2　显微镜成像系统

（1）目镜；（2）物镜

操作流程

术前（表 12-1）

表 12-1　显微根管外科手术的四手护理配合技术（术前）

操作步骤	操作要点
1. 素质要求	仪表端庄，符合专业素质要求；熟悉显微根尖手术诊疗方法和步骤；掌握显微根尖手术护理基本技术及医院感染的控制方法等
2. 环境准备	术前紫外线照射诊疗区域 1 小时；保持环境的整洁、明亮、舒适、安全；确认口腔综合治疗台功能正常

续表

操作步骤	操作要点
3. 诊前评估	(1) 核实身份信息。至少核对患者的姓名、性别、年龄三项 (2) 核实牙位信息。根据病历或患者主诉核对牙位 (3) 一般情况。了解患者的口腔卫生情况、既往史、过敏史、近期饮食情况、女性是否处于月经期等 (4) 口腔局部症状。了解患者的口腔牙周情况及口腔黏膜情况等 (5) 心理状况。了解患者的患者心理状态、情绪反应等 (6) 知识了解。了解患者对显微根尖手术治疗程序、后续治疗等知识认知情况
4. 术前护理	(1) 个人防护。护士按照七步洗手法洗手，然后戴口罩，术前外科手消毒，穿无菌手术衣，无接触式戴无菌手套，如果接触喷溅物要戴防护面罩 (2) 患者准备。系胸巾、放口杯；调椅位、头托及光源；指导患者使用漱口水进行口腔含漱；指导患者练习鼻吸气、口呼气，防止术中误吸误咽；因需进行局部麻醉，为预防不良反应，护士需提醒患者不要空腹；因手术时间较长，护士在术前应提醒患者去卫生间；请患者取下眼镜和活动义齿，口唇涂抹凡士林；准备好患者CT、X线片、血常规及出凝血时间的检查记录 (3) 心理护理。向患者讲明治疗步骤及如何配合，消除患者对治疗的恐惧心理 (4) 设备准备。开启显微镜和超声治疗仪，预先设置好录像设备，协助医师拍摄或录制图片

术中（表12-2）

表12-2 显微根管外科手术的四手护理配合技术（术中）

操作步骤	用物准备	医师操作要点	护士操作要点	医护患沟通要点
1. 核对				治疗前医护患再次核对牙位，确定本次治疗程序
2. 消毒	0.5%碘伏、2%碘伏	口内0.5%碘伏消毒3次；口外2%碘伏消毒3次	按照消毒顺序正确传递消毒剂，协助医师进行口内外消毒，口外消毒范围为口腔周围10cm（图12-3）	告知患者黏膜消毒时采用鼻呼吸；颌面部消毒时闭眼、采用口呼吸，以减轻消毒剂的刺激
3. 铺巾	无菌孔巾	铺巾，遮盖患者头部	协助医师铺无菌孔（图12-4）	告知患者铺孔巾的目的是：显露手术区域，使术区周围成为一个较大范围的无菌区域，以避免和尽量减少手术中的污染
4. 局部麻醉	局部麻醉用物	进行局部注射麻醉	准备麻醉药物，正确传递麻醉注射器，避免针刺伤	告知患者麻醉时会有轻微刺痛感及酸胀感，不必紧张，保持放松；注射时不要随意扭动头部、移动舌体及突然闭口，如有不适应及时举左手示意医护人员
5. 切开翻瓣	手术刀及刀柄、骨膜分离器、拉钩	切开翻瓣后使用拉钩固定	正确传递手术器械，操作中严格遵守无菌技术要求	切开前告知患者切不可移动头部以免损伤周围组织

续表

操作步骤	用物准备	医师操作要点	护士操作要点	医护患沟通要点
6. 去骨	高速手机、冲洗器、冲洗液	在生理盐水冷却下去骨至暴露根尖	抽吸生理盐水进行冷却并及时吸唾，吸唾器开口应始终朝向髓腔或跟随冲洗针头开口方向	去骨前告知患者会有震颤及摩擦感，不必恐慌
7. 根尖搔刮及根尖切除	刮治器、高速手机、显微夹持镊	刮除根尖肉芽组织并进行根尖切除	随时保持显微口镜清晰。根尖切除时协助使用大量生理盐水进行冲洗，保持显微镜下术野清晰并及时吸唾，防止患者误吸	刮除肉芽组织时告知患者会有摩擦感，其是术中的正常感觉，不必紧张
8. 根尖倒预备	超声根管预备系列工作尖、超声机	使用超声工作尖进行倒预备	遵医嘱选择合适的超声工作尖安放于超声机上，并调试至适合的功率后传递给医师，医师倒预备时使用生理盐水协助进行术区冷却并及时吸唾	告知患者根尖倒预备时口内会有冷却用水，护士会及时吸净，不可坐起吐出
9. 根尖倒充填	根尖倒充填材料、显微倒充填器	对术区进行止血隔湿后进行倒充填	传递肾上腺素小棉粒协助进行术区止血，传递无菌棉球协助做好术区隔湿。及时调拌并传递倒充填材料及显微倒充填器	
10. 缝合	缝合针、缝合线	冲洗术区后复位瓣膜进行缝合	协助复位瓣膜后及时传递缝合针、缝合线协助缝合术区。术后应立即使用生理盐水纱布轻压术区，并遵医嘱及时调拌塞治剂并传递给医师	告知患者术区缝合时局部会有牵拉感，不必紧张

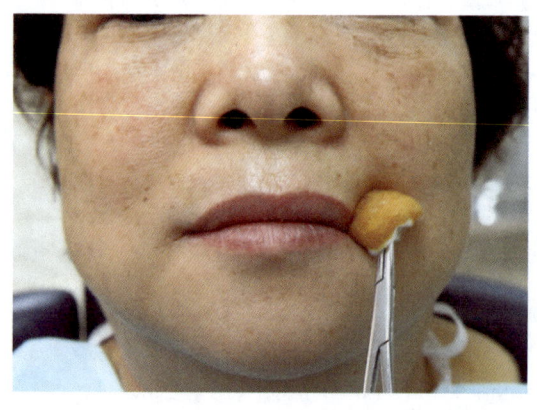

图 12-3　口周消毒

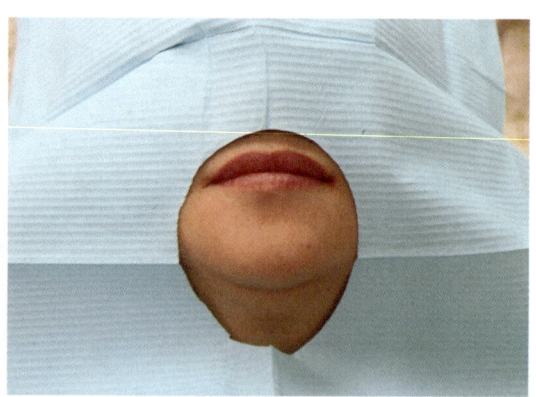

图 12-4　铺巾

术后（表 12 – 3）

表 12 – 3　显微根管外科手术的四手护理配合技术（术后）

操作步骤	操作要点
术后护理	（1）患者护理。复位口腔综合治疗台，根据治疗情况嘱患者漱口，协助患者清洁面部，撤去胸巾，清洁痰盂，告知患者稍休息 （2）整理用物。保留术中标本及时送检。撤水杯、三用枪头等，撤手机（冲洗管道 30 秒，可由医师完成），撤治疗盘及器械，按照医疗垃圾分拣流程处理所有用物 （3）对口腔综合治疗台进行清洁消毒。遵循从洁到污的原则 （4）护士洗手、摘口罩

三、临床护理要点

（1）随时保持术野清晰。保持口镜清晰，可使用气枪轻吹口镜，并用纱布蘸 75% 乙醇间歇擦拭口镜表面；及时吸唾，保持显微镜下术野清晰，协助操作时注意不要遮挡医师的镜下视野。

（2）严格无菌操作。操作中按各项治疗步骤配合及时准备治疗用物，各种仪器铺盖无菌巾，凡是手触及的部位应粘贴高压灭菌的锡纸。

（3）传递各类治疗器械时，应注意根据患牙的位置调整好器械或材料工作端的方向和角度，确保医师接到器械后无须二次调整即可使用，方便医师使用的同时也能有效缩短治疗时间。

（4）随时评估患者状况。随时观察患者病情，如发现异常现象及时报告医师，必要时采取应急处理。

四、健康教育

1. 治疗前的健康教育

（1）根据治疗计划向患者介绍本次治疗的步骤和配合方法。

（2）指导患者在治疗过程中不要用口呼吸，避免误咽误吸。

（3）提示患者治疗中如有不适要举左手示意，以免乱动导致误伤软组织。

2. 治疗中的健康教育

（1）嘱患者如有不适不要随意摆动头部，可用左手轻触护士示意。

（2）嘱患者如有唾液可举左手示意，护士使用吸唾器及时吸出。

（3）注意观察患者肢体动作，若患者出现紧握拳或抓紧扶手的表现说明患者非常紧张甚至恐惧，应使用温和的语言及时讲解治疗的情况以安抚患者。

3. 治疗后的健康教育

（1）术后创口会有少量渗血，嘱患者勿吸吮伤口，术后30分钟内不要漱口。出血一般会在1~2小时内自行停止，若出血较多且持续时间较长，应随时复诊。

（2）术后面部可能会出现轻度肿胀，可遵医嘱给予局部冷敷，使用柔软的纺织品包裹冰袋后放置于肿胀的部位，每次冷敷时间为20分钟，两次冷敷之间间隔30分钟，12小时后停止冷敷，使用湿热毛巾进行热敷，持续2~3日。冷敷时应注意观察局部皮肤情况，防止出现冻伤。

（3）术后保持口腔卫生，术后第一天不要刷牙，术后第二天可使用软毛牙刷轻柔刷牙，遵医嘱使用漱口水含漱5天，每天早中晚各1次。

（4）饮食指导。嘱患者24小时内勿进食过热食物，术后进半流质饮食或软质食物，忌辛辣饮食，勿饮酒吸烟。

（5）术后可遵医嘱口服抗生素，如有疼痛可口服止痛药，若出现局部红肿、跳痛、体温升高等不适症状需及时复诊。

（6）复诊指导。协助预约复诊时间，创口5~7日拆线，务必按照医师约诊时间进行复诊拆线。

◆ 链 接

> 显微镜在根管治疗中的应用：①常规根管治疗；②根管再治疗；③寻找遗漏根管；④处理钙化及弯曲的根管；⑤上磨牙MB2根管的发现及处理；⑥下颌磨牙"C"形根管的发现及处理；⑦根管内折断器械的取出。

◆ 思 考 题

1. 术前评估患者全身情况时不包括以下哪项内容（   ）

　　A. 女性患者是否处于月经期　　　B. 血压情况

　　C. 出凝血时间　　　　　　　　　D. 血糖情况

　　E. 家属或配偶既往史

正确答案：E

答案解析：显微根管外科手术术前主要需全面评估患者自身情况。

2. 患者术前准备正确的是（   ）

　　A. 指导患者使用清水进行口腔含漱　　　B. 患者术前无须进食

C. 提醒患者术前去卫生间   D. 口内活动义齿无须取出

E. 患者口唇部使用清水擦拭

正确答案：C

答案解析：患者术前应使用漱口液含漱做好口腔卫生控制；患者手术时不能空腹，否则容易因为术中紧张发生晕厥；口内活动义齿需取出以防止影响术野及污染伤口；患者口唇应涂抹润滑剂防止手术时间过长口唇开裂等。

3. 口周消毒时应使用（　　）碘伏

    A. 1%　　　　　B. 0.5%　　　　　C. 1.5%　　　　　D. 2%

    E. 3%

正确答案：D

答案解析：与口内消毒时使用的碘伏浓度对比记忆。

实训十三

牙周基础治疗的四手护理配合技术

口腔护理技术

◆ 病例导入

患者,男性,45岁,近1年来刷牙时牙龈时常出血,有口臭。检查:牙石2度;牙龈红肿,轻探出血;牙周袋深4~5mm,探之根面粗糙有牙石;松动Ⅰ度;X线片显示水平吸收达根长1/3左右。医师诊断为"慢性牙周炎",计划进行彻底的龈上洁治后刮治局部刺激物。作为护理人员,应如何进行有效的四手护理配合?

◆ 知识要点

超声波龈上洁治术是用超声波洁牙机去除龈上牙石、牙菌斑和色渍并磨光牙面,以延迟牙菌斑和牙石再沉积。龈下刮治术是用比较精细的龈下刮治器刮除位于牙周袋内根面上的牙石和牙菌斑。在龈下刮治时,必须同时刮除牙根表面感染的病变牙骨质,并使部分嵌入牙骨质内的牙石和毒素也能得以清除,使刮治后的根面光滑而平整,即根面平整术。根面平整术为龈下刮治术的继续和完善。

◆ 操作技术

一、学习要点

牙周基础治疗的四手护理配合技术的护理要点,包括:①此项操作的所有物品准备;②及时有效的吸唾方法,以及针对治疗内容对患者进行有效的健康教育。

二、操作规程

(一)简易流程

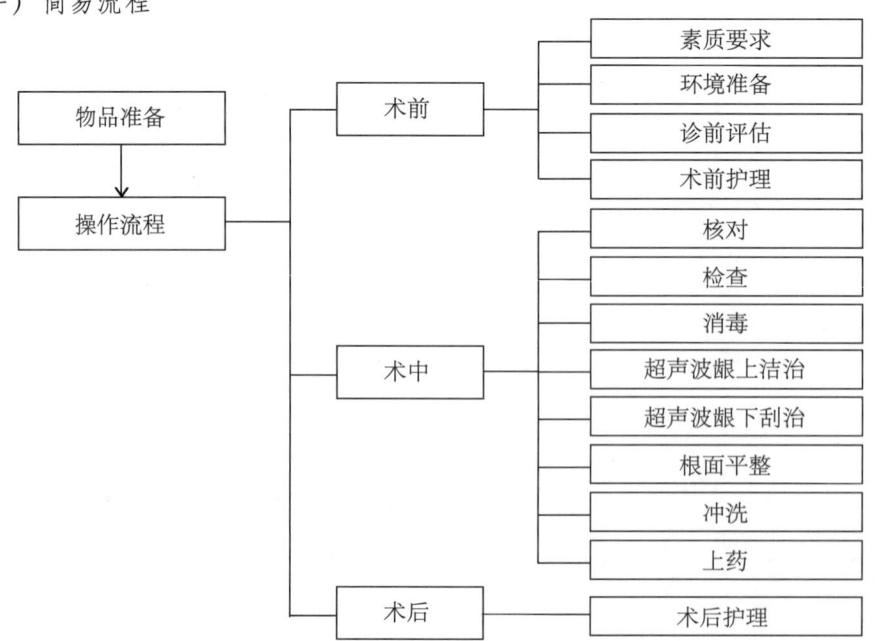

（二）分步流程

物品准备

◆ 常规物品准备（图13-1）。口腔检查器械（镊子、口镜、探针）、三用枪头、吸唾管、口杯、口腔防护镜、凡士林、棉签。

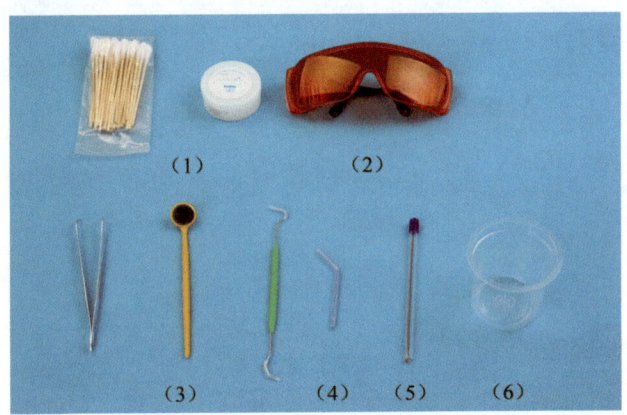

图13-1　超声波龈上洁治术与龈下刮治术常规物品准备

(1) 凡士林、棉签；(2) 口腔防护镜；(3) 口腔检查器械（镊子、口镜、探针）；
(4) 三用枪头；(5) 吸唾管；(6) 口杯

◆ 超声波龈上洁治术专用物品准备（图13-2）。洁牙手柄、超声波洁治工作尖、连接钥匙、低速手机、抛光杯、空针、冲洗液、碘甘油。

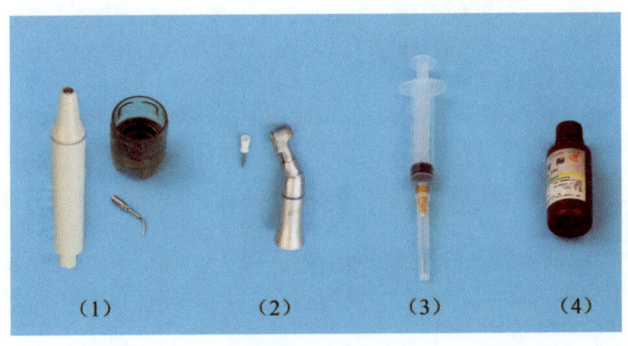

图13-2　超声波龈上洁治术专用物品准备

(1) 洁牙手柄、超声波洁治工作尖、连接钥匙；(2) 低速手机、抛光杯；(3) 空针；(4) 碘甘油

◆ 龈下刮治术专用物品准备（图13-3）。牙周探针、安尔碘、洁牙手柄、超声波刮治工作尖、连接钥匙、刮治器、空针、冲洗液、碘甘油。必要时遵医嘱准备麻醉注射器、麻醉药物。

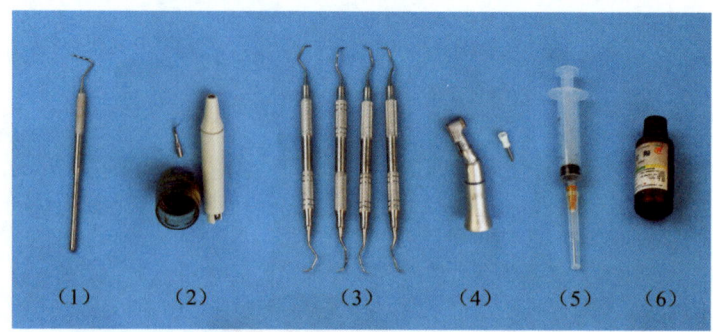

图 13-3　龈下刮治术专用物品准备

（1）牙周探针；（2）洁牙手柄、超声波刮治工作尖、连接钥匙；（3）刮治器；
（4）低速手机、抛光杯；（5）空针；（6）碘甘油

操作流程

术前（表 13-1）

表 13-1　牙周基础治疗的四手护理配合技术（术前）

操作步骤	操作要点
1. 素质要求	掌握牙周基础治疗的四手护理配合技术及医院感染的控制方法等
2. 环境准备	保持环境的整洁、明亮、舒适、安全；确认口腔综合治疗台功能正常
3. 诊前评估	（1）核实身份信息。至少核对患者的姓名、性别、年龄三项 （2）核实牙位信息。根据病历及患者主诉核对牙位、数量及顺序 （3）一般情况。了解患者的口腔卫生情况、既往史、过敏史、近期饮食情况等 （4）口腔局部症状。检查口腔黏膜有无溃疡、红肿等；嘴角有无皲裂；牙周袋深度、牙齿松动程度、有无特殊感觉等 （5）心理状况。了解患者心理状态、情绪反应、就诊目的、美观要求及社会支持情况等 （6）知识了解。了解患者对本次治疗程序、后续治疗等知识的认知情况
4. 术前护理	（1）个人防护。护士按照七步洗手法洗手，然后戴口罩，操作前戴口腔防护镜及手套 （2）患者准备。系胸巾、放口杯、嘱漱口；为患者佩戴口腔防护镜，调节椅位及光源，保持术野清晰，方便治疗；为患者口角涂抹凡士林，避免张口时间过长造成口角损伤 （3）心理护理。向患者讲明治疗步骤及如何配合，消除患者对治疗的恐惧心理 （4）安装三用枪头及吸唾管

术中（表 13-2）

表 13-2　牙周基础治疗的四手护理配合技术（术中）

操作步骤	用物准备	医师操作要点	护士操作要点	医护患沟通要点
1. 核对				治疗前医护患再次核对牙位，确定本次治疗程序

续表

操作步骤	用物准备	医师操作要点	护士操作要点	医护患沟通要点
2. 检查	牙周探针	探诊明确牙周袋深度、位置、形状、根面的解剖形态及牙石的分布和量	传递牙周探针给医师，根据需要协助医师记录牙周检查记录表	记录牙周检查记录表前与医师核对记录内容、顺序
3. 消毒	安尔碘	消毒术区	遵医嘱将蘸有安尔碘的棉签传递给医师，协助消毒	
4. 超声波龈上洁治、龈下刮治	洁牙手柄、超声波洁治工作尖、刮治工作尖、连接钥匙	进行超声波龈上洁治、龈下刮治	遵医嘱安装超声波洁治工作尖、刮治工作尖于洁牙手柄上传递给医师，护士持吸唾管及时吸净冲洗液及唾液	告知患者在治疗过程中不要用口呼吸，避免误吞冲洗液，如有不适及时举左手示意
5. 根面平整	刮治器	刮除牙根表面感染的病变牙骨质	根据牙位依次传递刮治器，并随时观察患者病情	如发现异常现象及时报告医师，必要时采取应急处理。告知患者治疗过程中会有少量出血及不同程度的酸胀感，属正常现象，缓解其紧张情绪
6. 冲洗	3%过氧化氢	冲洗空针，进行龈袋或牙周袋冲洗	遵医嘱传递牙周冲洗消毒液（3%过氧化氢），护士持吸唾管及时吸净冲洗液	冲洗完毕嘱患者漱口
7. 上药	碘甘油	龈沟内使用碘甘油上药	传递三用枪给医师，协助吹干牙龈黏膜表面水分，遵医嘱传递碘甘油协助上药	嘱患者30分钟内勿漱口、饮水或进食，以保证药效

术后（表13-3）

表13-3 牙周基础治疗的四手护理配合技术（术后）

操作步骤	操作要点
术后护理	（1）患者护理。复位口腔综合治疗台，根据治疗情况嘱患者漱口、协助清洁患者面部，撤去胸巾，清洁痰盂 （2）整理用物。撤去水杯和三用枪头、洁牙手柄及低速手机，收回治疗盘及器械，按照医疗垃圾分拣流程处理所有用物 （3）对口腔综合治疗台进行清洁消毒。遵循从洁到污的原则 （4）护士洗手、摘口罩

三、临床护理要点

1. 及时有效吸唾　使用超声波洁牙机时水流较多,护士应及时吸净口内水及牙石碎屑以减轻患者不适,同时保证术野清晰,以便于医师操作。

2. 调节椅位及灯光　根据治疗牙位区域的变化,及时调整患者椅位及灯光,保证术野清晰,提前告知患者使其有心理准备。

四、健康教育

1. 治疗前的健康教育

（1）根据治疗计划向患者介绍本次治疗的步骤和配合方法。

（2）指导患者在治疗过程中不要用口呼吸,避免误咽误吸。

（3）治疗中如有不适要举左手示意,以免乱动导致误伤软组织。

2. 治疗中的健康教育

（1）嘱患者如有不适要举左手示意。

（2）嘱患者治疗过程中会有少量出血及不同程度的酸胀感,属正常现象,缓解患者紧张情绪。

3. 治疗后的健康教育

（1）复诊指导。协助预约复诊时间。若治疗后发生不适、疼痛等情况,应随时复诊。

（2）饮食指导。治疗结束 20 分钟内勿漱口、饮水。1 周内勿进食过凉、过热食物。

（3）进行有效的口腔保健知识指导,指导患者掌握正确的刷牙方法及使用牙线、牙间隙刷的方法,注意保持良好的口腔卫生。

（4）指导患者定期复查。

◆ 链　接

牙周病的基础治疗是每位牙周病患者都必需的最基本的治疗,目的是消除局部及系统性致病因素,消除危险因素,使炎症减轻到最低程度,是下一阶段治疗的基础。

牙周基础治疗内涵主要包括：①针对患者病情,进行个性化口腔卫生知识宣教及自我口腔保健技术指导；②去除龈上、龈下牙菌斑；③去除牙周病的促进因素。

◆ 思 考 题

1. 超声波龈上洁治术后应告知患者的内容不包括（ ）

   A. 可能出现暂时的过敏现象

   B. 24 小时后方可进食

   C. 勿食过热食物

   D. 术后 1 周用漱口液含漱

   E. 使用正确刷牙方法，保持良好口腔卫生

   正确答案：B

   答案解析：超声波龈上洁治术不影响进食。

2. 患者，男性，30 岁。牙龈红肿、出血就诊。自诉平时刷牙出血，咬食物出血，漱口后出血停止。检查：口腔卫生不良，牙石（＋＋～＋＋＋），牙龈色红，质软。已行超声波龈上洁治术，今日行龈下刮治术。对此患者治疗的护理配合不正确的是（ ）

   A. 准备安尔碘，协助消毒术区

   B. 超声波龈下刮治时，护士持吸唾管及时吸净水及碎屑

   C. 根面平整术时根据牙位依次传递刮治器

   D. 准备低速手机及抛光杯进行抛光

   E. 根据治疗区域调节灯光

   正确答案：D

   答案解析：龈下刮治术可去除位于牙周袋内根面上的牙石和牙菌斑，龈上部位不需要进行抛光处理。

实训十四

牙周器械养护和琢磨的护理技术

◆ 知识要点

龈下刮治器是牙周龈下刮治术中使用的主要器械，其养护和琢磨主要是指将器械钝的切割刃磨锐使之重新变得锋利。临床常用的是 Gracey 区域特定型刮治器，其具有牙位和牙面的特异性，每个工作端适用于不同牙的不同面：5/6 用于前牙颊舌侧；7/8 用于后牙颊舌侧；11/12 用于后牙近中；13/14 用于后牙远中。

◆ 操作技术

一、学习要点

牙周器械的养护和琢磨是牙周病科护理人员需掌握的一项基本护理操作技术，正确地进行器械磨锐，才能保持手工器械切割刃锋利，更容易去除牙石、增强对提拉动作的控制、减少提拉的次数、增加患者的舒适度及满意度、减少医师的疲劳度，从而有助于提高临床医师治疗的效果、减少治疗过程中的损伤、减轻患者的疼痛、提高器械的使用寿命。

二、操作规程

（一）简易流程

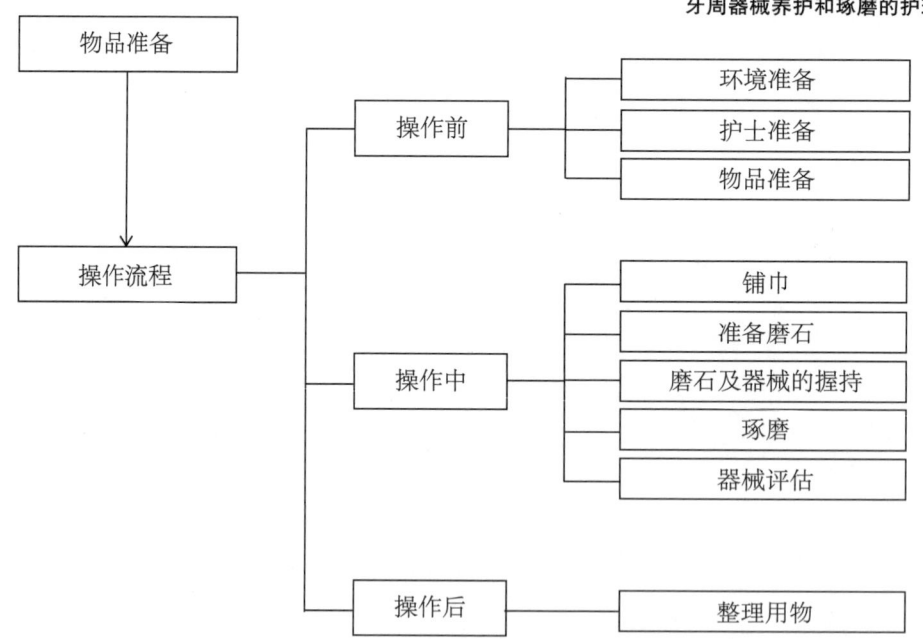

牙周器械养护和琢磨的护理技术

(二)分步流程

物品准备(图14-1)

Gracey区域特定型刮治器(5/6、7/8、11/12、13/14)、磨石、润滑剂、无菌纱布。

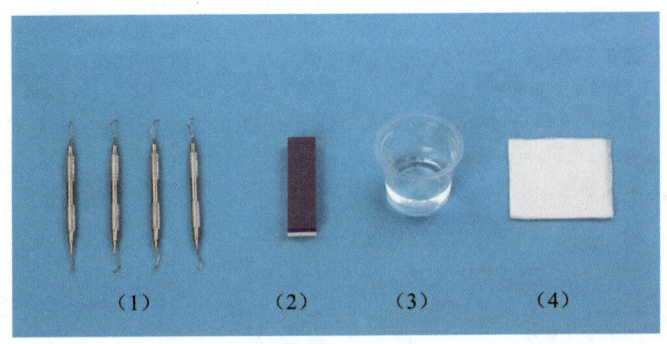

图14-1　牙周器械养护和琢磨物品准备

(1)Gracey区域特定型刮治器(5/6、7/8、11/12、13/14);(2)磨石;(3)润滑剂;(4)无菌纱布

操作流程

操作前(表14-1)

表14-1　牙周器械养护和琢磨的护理技术(操作前)

操作步骤	操作要点
1. 环境准备	环境整洁明亮,温度、湿度适宜,准备操作区域,用消毒纸巾擦拭操作台面
2. 护士准备	护士按照七步洗手法洗手,戴口罩,佩戴口腔防护镜
3. 物品准备	Gracey区域特定型刮治器(5/6、7/8、11/12、13/14)、磨石、润滑剂、无菌纱布

操作中(表14-2)

表14-2　牙周器械养护和琢磨的护理技术(操作中)

操作步骤	操作要点
1. 铺巾	护士铺巾准备操作台面,操作台面稳定并光线良好
2. 准备磨石	(1)取磨石置于操作台面 (2)磨石的润滑。一般使用水或油,以减少磨石与器械之间的摩擦,临床上大多选用水作为润滑剂
3. 磨石及器械的握持	(1)磨石的握持。垂直握住磨石下半部分,拇指面向自己一侧,其他手指位于外侧 (2)器械的握持。掌握式完全握持器械,示指与拇指支撑器械的颈部(进行刮治器奇数端的磨锐时,器械尖部背对术者;进行刮治器偶数端的磨锐时,器械尖部正对术者) (3)左手持磨石指向11点位,并向右转1°,右手持器械指向1点位,并向左转1°(图14-2)

续表

操作步骤	操作要点
4. 琢磨	琢磨器械应是一个连续不断的过程,整个磨锐过程中磨石与器械的角度应一直保持为70°~80°,且琢磨时稳定握持器械和磨石,用力均匀,避免过大的压力,切忌刻刺磨石,器械向下用力,向上轻提,停止于向下的动作,避免产生飞边。一般进行器械分段磨锐,即磨锐时转动器械(图14-3) (1) 磨锐颈部1/3。将磨石与切割刃颈部1/3贴合,注意此时切割刃中部1/3和尖端1/3不与磨石接触 (2) 磨锐中部1/3。旋转器械,磨石与切割的中1/3贴合,注意此时切割刃颈部1/3和尖端1/3不与磨石接触 (3) 磨锐尖端1/3。再次旋转器械,磨石与切割的尖端1/3贴合,注意此时切割刃颈部1/3和中部1/3不与磨石接触 (4) 末端重塑。磨锐动作延续到末端及背部周围,以保持末端及背部的外形圆滑
5. 器械评估	(1) 视觉评估。在光线下观察器械工作端的刃缘,钝切割刃圆钝、厚,所以反射光线,锐利的则无此反射光线 (2) 触觉评估。将器械刃缘在指甲或塑料棒上轻轻拉动,钝的器械会平滑地滑过,而锐的会产生刮的感觉

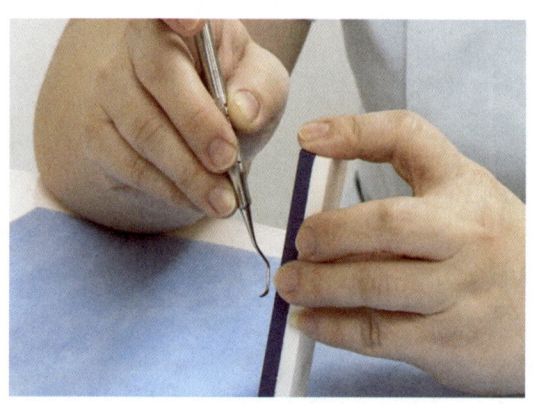

图14-2 磨石和器械握持角度

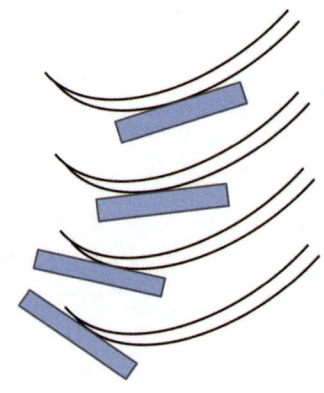

图14-3 器械琢磨时分段磨锐

操作后(表14-3)

表14-3 牙周器械养护和琢磨的护理技术(操作后)

操作步骤	操作要点
整理用物	(1) 使用无菌纱布擦拭磨好器械上的碎屑。按从洁到污的原则进行用物的处理 (2) 护士洗手、摘口罩

三、临床护理要点

1. 润滑 磨石应进行有效的润滑。

(1) 润滑剂为水或油，应用于磨石表面，以减少磨石与器械之间的摩擦。

(2) 润滑有助于防止金属碎屑残留于磨石表面，这些金属碎屑可能嵌入磨石表面，如不进行润滑会降低磨石的有效性。

(3) 润滑可以减少磨石与器械间的摩擦生热，没有润滑剂的磨石比使用润滑剂的磨石更换得更频繁。

(4) 在治疗患者时磨锐器械，建议不要使用以油作为润滑剂的磨石。因为油很难被有效地消毒。

2. 连续 琢磨器械应是一个连续不断的过程，以免出现断端划伤患者黏膜，注意角度应保持在70°~80°，且琢磨时器械和磨石应握持稳定，用力均匀，避免过大的压力，切忌刻刺磨石。

3. 角度 磨锐的正确角度为工作面与侧面的夹角为70°~80°。角度大于80°时，刃部就显得过大，无法贴合牙齿；角度小于70°时，刃部变得薄弱，磨损非常迅速。放置磨石重新磨锐切割刃时，从侧面磨除部分金属，工作面与侧面的正确角度为70°~80°，以重新恢复理想的锋利夹角。

4. 外形 在整个磨锐过程中一定要注意保持器械原有的外形，要求形状不能改变。

5. 更换 当工作端尺寸减小20%，工作端的强度将显著降低，应及时更换器械。

◆ 链 接

---

1. 磨石的保养 ①磨石需要用超声波清洗器清洗，或者用毛刷和热水刷洗，以去除磨石表面的金属微粒；②清洁之后，用纸巾干燥磨石；③以水润滑的磨石要干燥保存，以油润滑的磨石要浸在油中保存。

2. 器械报废的标准 ①器械角度发生变化；②器械变窄、变薄、变尖；③工作刃有气泡、沙眼。

◆ 思 考 题

关于牙周器械的琢磨，以下说法错误的是（　　）

A. 进行刮治器奇数端的磨锐时，器械尖部正对术者

B. 进行刮治器偶数端的磨锐时，器械尖部正对术者

C. 一般使用水或油进行磨石表面润滑，以减少磨石与器械之间的摩擦

D. 琢磨器械应是一个连续不断的过程，以免出现断端划伤患者黏膜，注意角度应保持

在 70°~80°

E. 磨锐后可通过视觉和触觉评估磨锐的效果

正确答案：A

答案解析：进行刮治器奇数端的磨锐时，器械尖部背对术者。

实训十五

窝沟封闭术的四手护理配合技术

◆ 病例导入

患儿,男,6岁,平日刷牙不够彻底,牙缝间常有残留食物,磨牙的殆面有很多窝沟,凹凸不平,裂隙比较深,且能卡住探针,主治医师选择窝沟封闭剂进行窝沟封闭。作为护理人员,应如何进行有效的四手护理配合?

◆ 知识要点

一、窝沟封闭术的定义

窝沟封闭术是指不去除咬合面牙体组织,而在牙体组织上涂布一层黏结性树脂,保护牙釉质不受细菌及其代谢产物侵蚀,增强牙齿的抗龋能力,从而达到预防龋病发生的目的,是一种有效的防龋方法。

二、窝沟封闭术的适应证

磨牙深窝沟,特别是可以卡住探针的(包括可疑龋);其他牙齿,特别是对侧同名牙患龋或有患龋倾向的。

三、窝沟封闭术的操作步骤

核对→清洁牙面→酸蚀→冲洗和干燥→涂布封闭剂→固化→检查。

◆ 操作技术

一、学习要点

窝沟封闭术四手护理配合技术的护理要点,包括:①此项操作的所有物品准备;②酸蚀、冲洗、涂布封闭剂时的协助;③及时、有效地吸唾,确保封闭剂完整地保留。

二、操作规程

（一）简易流程

窝沟封闭术的
四手护理配合技术

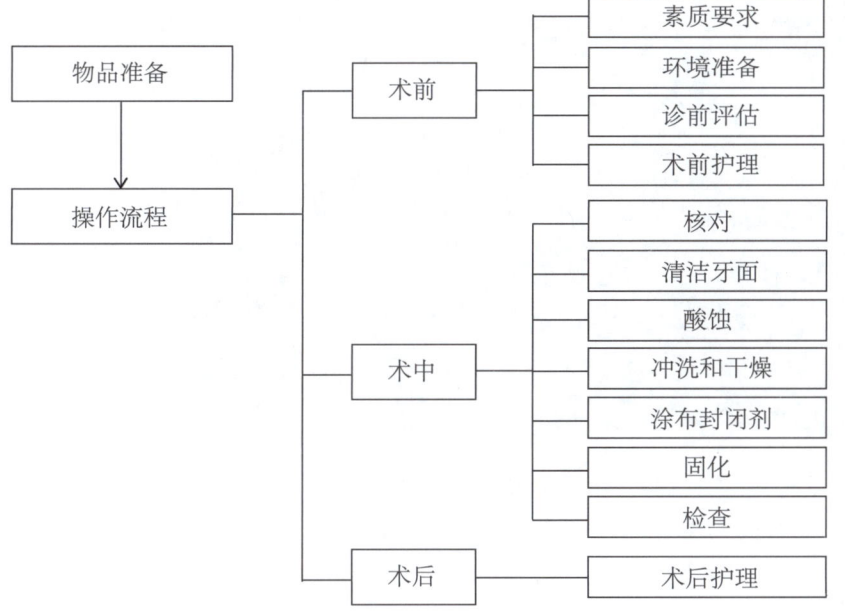

（二）分步流程

物品准备

◆ 常规物品准备（图15-1）。口腔检查器械（镊子、口镜、探针）、三用枪头、吸唾管、口杯、适量棉卷或棉球、口腔防护镜、凡士林、棉签。

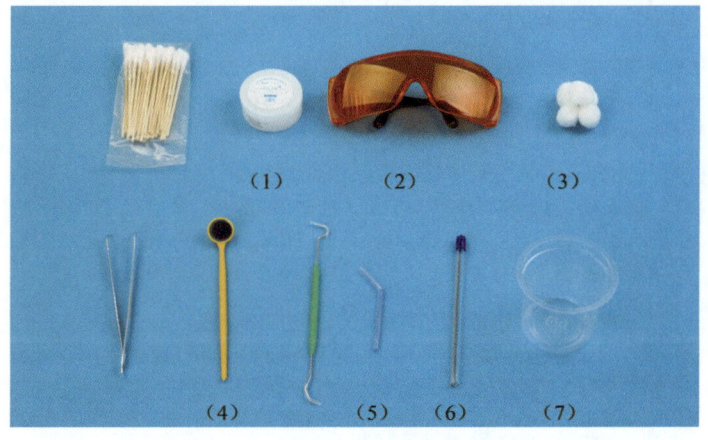

图15-1 窝沟封闭术常规物品准备

(1) 凡士林、棉签；(2) 口腔防护镜；(3) 棉球；
(4) 口腔检查器械（镊子、口镜、探针）；(5) 三用枪头；(6) 吸唾管；(7) 口杯

◆ 专用物品准备（图15-2）。持针器、高速手机、低速手机、锥形小毛刷、不含氟牙膏、玻璃板、酸蚀剂、注射头、窝沟封闭剂、一次性防护膜、光固化灯、调拾车针、咬合纸。

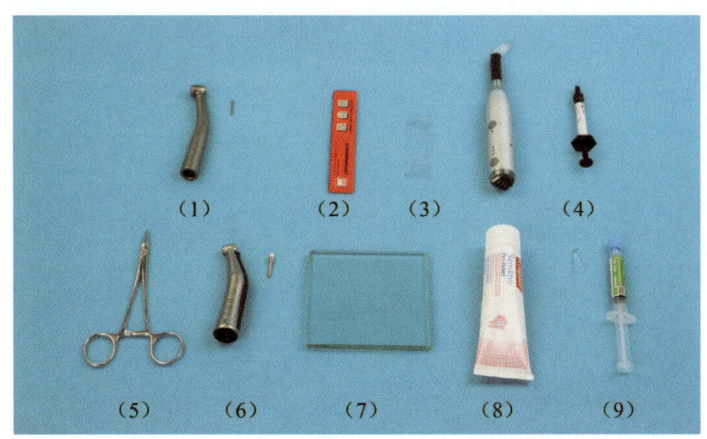

图15-2 窝沟封闭术专用物品准备

(1) 高速手机、调拾车针；(2) 咬合纸；(3) 一次性防护膜、光固化灯；(4) 窝沟封闭剂；(5) 持针器；(6) 低速手机、锥形小毛刷；(7) 玻璃板；(8) 不含氟牙膏；(9) 酸蚀剂、注射头

操作流程

术前（表15-1）

表15-1 窝沟封闭术的四手护理配合技术（术前）

操作步骤	操作要点
1. 素质要求	掌握窝沟封闭术的四手护理配合技术及医院感染的控制方法等
2. 环境准备	保持环境的整洁、明亮、舒适、安全；确认口腔综合治疗台功能正常
3. 诊前评估	(1) 核实身份信息。至少核对患者的姓名、性别、年龄三项 (2) 核实牙位信息。根据病历及患者主诉核对牙位、数量及顺序 (3) 一般情况。了解患者的口腔卫生情况、既往史、过敏史、近期饮食情况等 (4) 口腔局部症状。检查口腔黏膜有无溃疡、红肿等；嘴角有无皲裂；有无特殊感觉等 (5) 心理状况。患者心理状态、情绪反应、就诊目的、美观要求及社会支持情况等 (6) 知识了解。了解患者对本次治疗程序、后续治疗等知识的认知情况
4. 术前护理	(1) 个人防护。护士按照七步洗手法洗手，然后戴口罩，操作前戴口腔防护镜及手套 (2) 患者准备。系胸巾、放口杯、嘱漱口；为患者佩戴口腔防护镜，调节椅位及光源，保持术野清晰，方便治疗；为患儿口角涂抹凡士林，避免张口时间过长造成口角损伤 (3) 心理护理。向患儿及家长讲明治疗步骤及如何配合，消除患儿对治疗的恐惧心理 (4) 安装三用枪头及吸唾管

术中（表15-2）

表15-2 窝沟封闭术的四手护理配合技术（术中）

操作步骤	用物准备	医师操作要点	护士操作要点	医护患沟通要点
1. 核对				治疗前医护患再次核对牙位，确定本次治疗程序
2. 清洁牙面	低速手机、锥形小毛刷、不含氟牙膏、玻璃板	蘸取适量不含氟牙膏刷洗牙面，彻底冲洗牙面，清除窝沟中残余的清洁剂	取适量不含氟牙膏于玻璃板上，遵医嘱安装锥形小毛刷于低速手机上传递给医师，传递三用枪，协助冲洗吹干牙面，及时有效地进行吸唾，防止清洁牙面被唾液污染	
3. 酸蚀	酸蚀剂	将酸蚀剂均匀涂于要封闭的牙面上，酸蚀时间为恒牙20~30秒，乳牙及氟斑牙60秒	传递棉卷进行隔湿，安装新的注射头（图15-3）后传递酸蚀剂给医师	
4. 冲洗和干燥	棉卷	用高压喷水冲洗，然后吹干。酸蚀过的牙釉质表面呈白垩色，确保酸蚀牙面不被唾液污染	传递三用枪给医师进行冲洗，护士持吸唾管及时吸净冲洗液（图15-4），协助医师吹干，更换棉卷隔湿	
5. 涂布封闭剂	窝沟封闭剂	将窝沟封闭剂涂在酸蚀过的牙面上	传递窝沟封闭剂给医师	
6. 固化	光固化灯、一次性防护膜	立即用可见光源照射，照射距离约为距牙尖1mm，照射时间通常为20~40秒	将套好一次性防护膜的光固化灯传递给医师进行光固化照射	告知患者光固化时，因灯光对眼睛有刺激，需闭合双眼配合
7. 检查	探针、咬合纸、高速手机、调𬌗车针	用探针进行全面检查，了解固化程度、粘接情况、有无气泡存在，如发现问题及时处理	传递探针给医师，对封闭情况进行检查，传递咬合纸给医师，如咬合过高，则在高速手机上装好合适的车针传递给医师，并进行吸唾	告知患者调整咬合的重要性，指导患者配合

术后（表15-3）

表15-3 窝沟封闭术的四手护理配合技术（术后）

操作步骤	操作要点
术后护理	（1）患者护理。复位口腔综合治疗台，根据治疗情况嘱患者漱口、协助清洁患者面部，撤去胸巾，清洁痰盂 （2）整理用物。撤去水杯和三用枪头及高、低速手机，收回治疗盘及器械，按照医疗垃圾分拣流程处理所有用物 （3）对口腔综合治疗台进行清洁消毒。遵循从洁到污的原则 （4）护士洗手、摘口罩

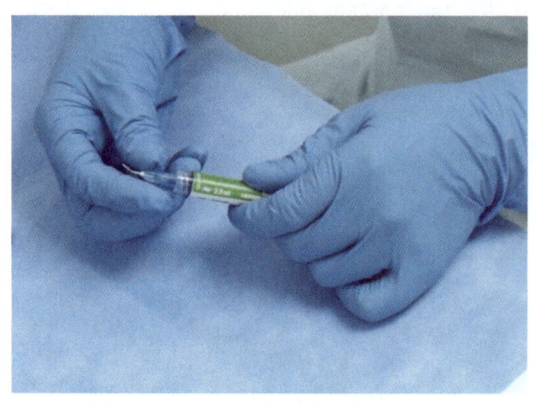

图15-3 安装新的酸蚀剂注射头

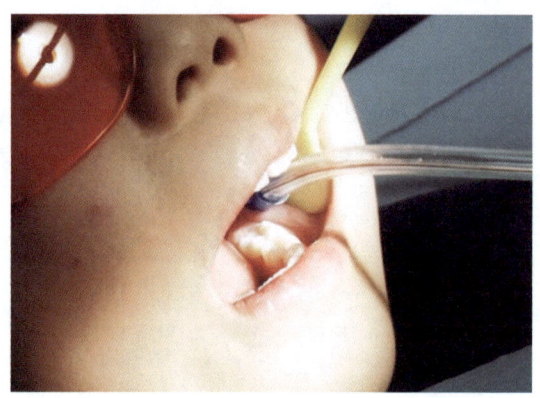

图15-4 酸蚀后冲洗，护士及时吸唾

三、临床护理要点

1. 酸蚀 酸蚀剂具有强烈的腐蚀性，医师在用高压喷水冲洗时，护士应持吸唾管及时吸净，以免损伤患者黏膜。临床使用自酸蚀粘接时应遵守厂家的操作说明。

2. 冲洗和干燥 封闭失败的主要原因，一是酸蚀不充分，二是唾液污染酸蚀后的牙面，致使封闭剂脱落。因此，操作中要确保酸蚀牙面不被唾液污染，及时吸唾，传递棉卷进行良好隔湿，如果发生唾液污染，应再次冲洗牙面，彻底干燥后重复酸蚀步骤。

四、健康教育

1. 治疗前的健康教育

（1）根据治疗计划向患儿及其家长介绍本次治疗的步骤和配合方法。

（2）指导患儿在治疗过程中不要用口呼吸，避免误咽误吸。

（3）提示患儿治疗中如有不适要举左手示意，以免乱动导致误伤软组织。

2. 治疗中的健康教育

（1）嘱患儿如有不适要举左手示意。

（2）光固化照射时告知患儿因灯光对眼睛有刺激，需闭合双眼配合。

3. 治疗后的健康教育

（1）定期复查。嘱患儿及家长每半年或每年复查一次，检查龋齿发生情况。

（2）进行有效的口腔保健知识指导，注意保持良好的口腔卫生。

◆ 链 接

> 窝沟封闭预防窝沟龋的原理是用高分子材料把牙齿的窝沟填平，使牙面变得光滑易清洁。一方面，窝沟封闭后，窝沟内原有的细菌断绝了营养来源，逐渐死亡；另一方面，外面的致龋细菌不能再进入，从而达到预防窝沟龋的目的。窝沟封闭成功的标志是封闭剂能够完整存在，有可疑磨损但不脱落，因此，需要封闭后定期（3个月、6个月、12个月）复查，观察封闭剂保留情况，脱落时应重做封闭。

◆ 思 考 题

1. 7岁儿童，第一恒磨牙完全萌出，检查发现面窝沟深，经与医师沟通，进行预防性窝沟封闭治疗，窝沟封闭操作步骤不需要（　　）
   A. 清洁牙面　　B. 酸蚀　　C. 冲洗、干燥　　D. 粘接剂
   E. 涂布封闭剂，光照

正确答案：D

答案解析：窝沟封闭术的操作流程。

2. 窝沟封闭成功的关键是（　　）
   A. 酸蚀面积大　　　　　　　B. 涂布封闭剂有气泡
   C. 光固化时间适宜　　　　　D. 酸蚀后不被唾液污染
   E. 牙面清洁彻底

正确答案：D

答案解析：窝沟封闭失败的主要原因，一是酸蚀不充分，二是唾液污染了酸蚀后的牙面，致使封闭剂脱落。

实训十六

硅橡胶印模材料制取印模的护理配合技术

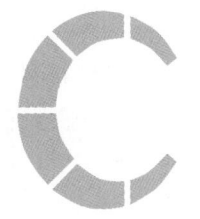

知识要点

硅橡胶印模材料按照聚合方式分为缩合型硅橡胶和加成型硅橡胶。加成型硅橡胶因表面清晰度及尺寸稳定性优异,是在临床被广泛使用的一种橡胶类印模材料,适用于冠及固定义齿、种植义齿、精密附着体等修复的印模制取,可采用单一印模法和双重印模法制取印模。单一印模法多使用自动调和机调和初印模材料注入托盘,同时用专用注射枪将终印模材料注入牙体预备体周围,再将托盘口内就位,两部分材料同时聚合。双重印模法是先用初印模材料制作个别托盘,制备排溢道,然后将终印模材料注入牙体预备体周围和整个托盘,就位个别托盘,凝固后取出。

操作技术

一、学习要点

各类修复体是在模型上制作完成的,而模型先要在口内制取印模,然后灌注而成,所以印模的精确度是保证修复体质量的关键。使用机混型硅橡胶印模材料制取印模时,护士要注意材料注入托盘的顺序,使用手调硅橡胶印模材料要注意调拌的方法及时间。护士还要注意印模口内就位的时间等操作细节,确保配合医师取出清晰完整的印模。

二、操作规程

（一）简易流程

1. 机混型硅橡胶印模材料制取印模的护理配合技术（单一印模法）

机混型硅橡胶印模材料制取
印模的护理配合技术
（单一印模法）

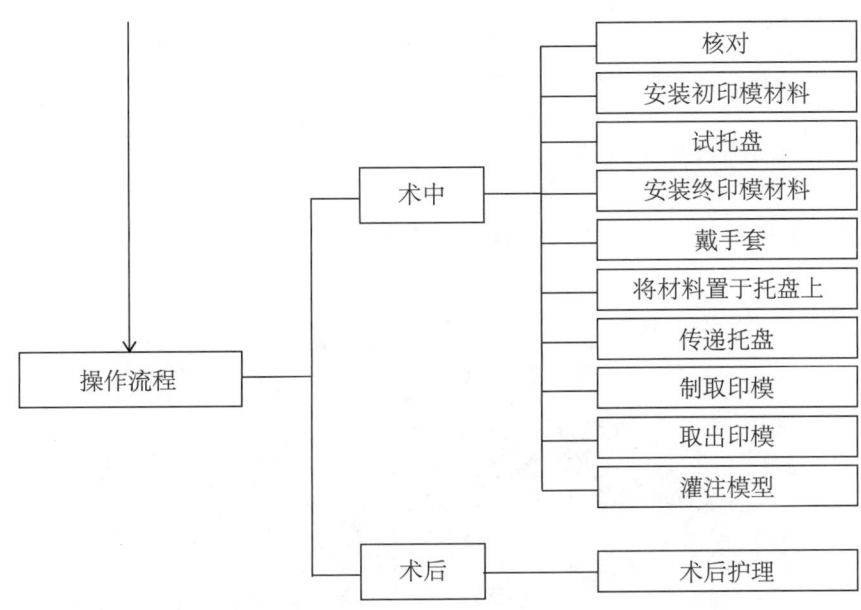

2. 手调硅橡胶印模材料制取印模的护理配合技术（双重印模法）

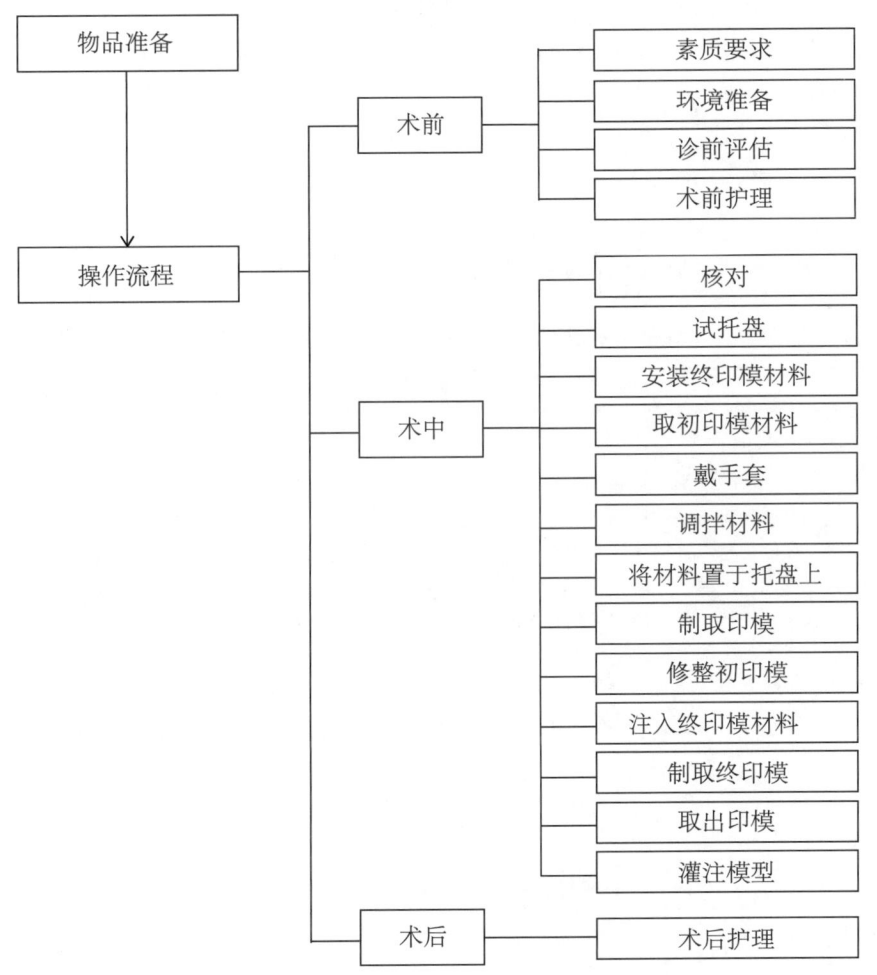

手调硅橡胶印模
材料制取印模的
护理配合技术
（双重印模法）

（二）分步流程

1. 机混型硅橡胶印模材料制取印模的护理配合技术（单一印模法）

物品准备（图 16-1）

硅橡胶初印模材料、一次性机混头、专用注射枪、硅橡胶终印模材料、一次性混合头、延长头、托盘、计时器、硅橡胶自动调和机。

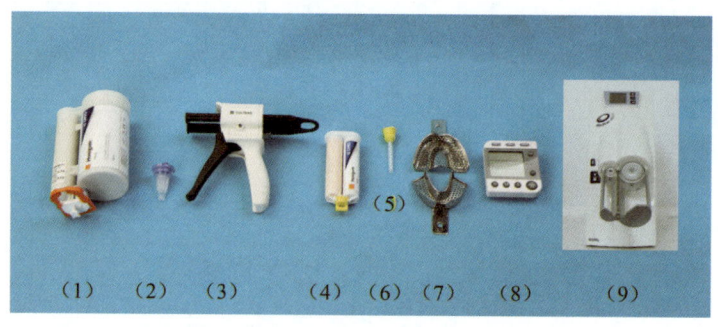

图 16-1　机混型硅橡胶印模材料制取印模物品准备（单一印模法）

（1）硅橡胶初印模材料；（2）一次性机混头；（3）专用注射枪；（4）硅橡胶终印模材料；
（5）一次性混合头；（6）延长头；（7）托盘；（8）计时器；（9）硅橡胶自动调和机

操作流程

术前（表 16-1）

表 16-1　机混型硅橡胶印模材料制取印模的护理配合技术（单一印模法，术前）

操作步骤	操作要点
1. 素质要求	掌握机混型硅橡胶印模材料制取印模的护理配合技术及医院感染的控制方法等
2. 环境准备	保持环境的整洁、明亮、舒适、安全，操作台面宽敞、固定
3. 诊前评估	（1）核实身份信息。至少核对患者的姓名、性别、年龄三项 （2）核实牙位信息。根据病历及患者主诉核对牙位、数量及顺序 （3）一般情况。了解患者的口腔卫生情况、既往史、过敏史等 （4）口腔局部症状。检查口腔黏膜有无溃疡、红肿等；嘴角有无皲裂 （5）心理状况。了解患者心理状态、情绪反应、就诊目的、美观要求及社会支持情况等 （6）知识了解。了解患者对本次治疗程序、后续治疗等知识的认知情况
4. 术前护理	（1）个人防护。护士按照七步洗手法洗手，然后戴口罩及手套。必要时操作前戴口腔防护镜 （2）患者准备。系胸巾、放口杯、嘱漱口；必要时为患者佩戴口腔防护镜，调节椅位及光源，保持术野清晰，方便治疗；在患者口角涂抹凡士林，避免张口时间过长造成口角损伤 （3）心理护理。向患者讲明治疗步骤及如何配合，消除患者对治疗的恐惧心理

术中（表16-2）

表16-2　机混型硅橡胶印模材料制取印模的护理配合技术（单一印模法，术中）

操作步骤	用物准备	医师操作要点	护士操作要点	医护患沟通要点
1. 核对				与医师核对材料名称及牙位
2. 安装初印模材料（图16-2）	硅橡胶自动调和机、硅橡胶初印模材料、一次性机混头		将硅橡胶初印模材料安装到自动调和机凹槽里。将一次性硅橡胶初印模材料机混头对准材料的流出孔，并确认安装到位	告知患者制取印模的意义，使患者配合制取完整印模
3. 试托盘	托盘	医师将托盘放入患者口内试用合适	根据患者牙弓的大小、形状选择合适托盘，并将托盘传递给医师	
4. 安装终印模材料（图16-3）	专用注射枪、硅橡胶终印模材料、一次性混合头、延长头		在医师试托盘时，将硅橡胶终模材料与一次性混合头和延长头安装在专用注射枪上，延长头要指向患者需要修复的牙位。将注射枪传递给医师并用纸巾接过托盘	
5. 戴手套			迅速戴好手套	
6. 将材料置于托盘上	计时器	用专用注射枪将硅橡胶终印模材料注入牙体预备体周围（图16-4）	一只手按硅橡胶自动调和机启动开关，另一只手握持托盘手柄，将托盘放置于机混头下方，托盘底部要贴近机混头。从托盘的非工作端向工作端缓慢旋转注入材料（图16-5），材料的量基本与托盘高度平齐，均匀注满托盘后开启计时器，定时4分钟	在材料刚注入托盘时，告诉医师可以用专用注射枪将硅橡胶终印模材料注入牙体预备体周围
7. 传递托盘			待医师口内注入终印模材料完毕后及时将注好初印模材料的托盘传递给医师，手柄部留出足够的位置方便医师抓握	
8. 制取印模		将托盘放入患者口内就位，4分钟后取出	安抚患者，指导患者呼吸，协助医师制取印模	告知患者制取印模时为了避免恶心，应头微低，鼻吸气、口呼气，协助医师取出完整的印模

续表

操作步骤	用物准备	医师操作要点	护士操作要点	医护患沟通要点
9. 取出印模		稍加用力从患者口中取出印模	印模取出后，嘱患者漱口，协助患者清洁面部，并调节灯光，协助医师检查印模是否完整	告知患者不要紧张，面部放松，便于医师从患者口腔取出托盘
10. 灌注模型			印模在流动水下冲洗 15 秒后放入专用容器，做好标识后送往模型室进行消毒及石膏灌注	

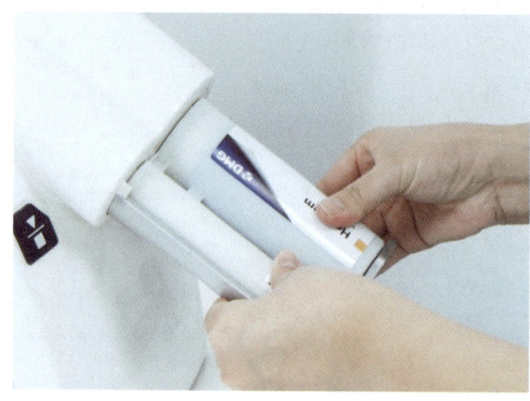

图 16-2　安装初印模材料

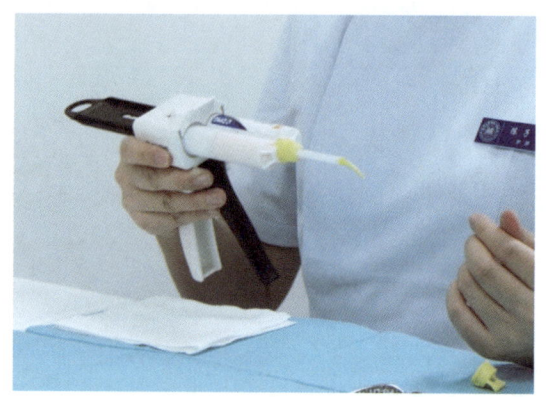

图 16-3　安装终印模材料

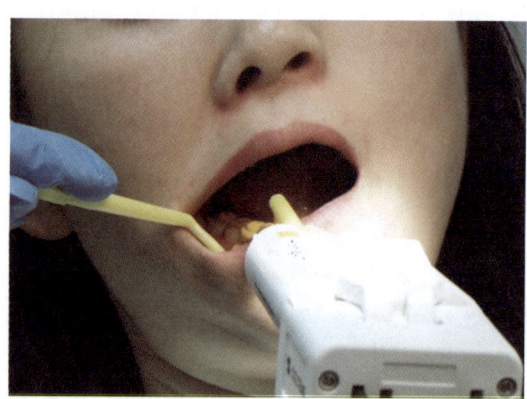

图 16-4　医师将终印模材料注入牙体预备体周围

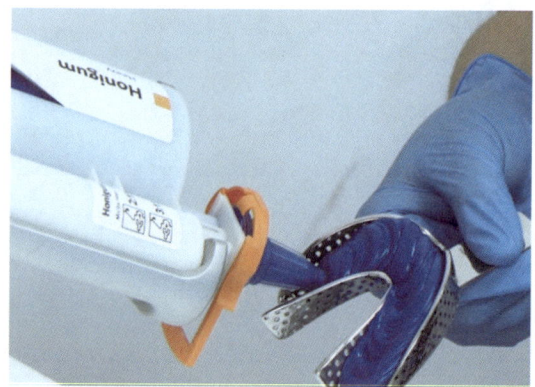

图 16-5　将初印模材料注满托盘

术后（表16-3）

表16-3 机混型硅橡胶印模材料制取印模的护理配合技术（单一印模法，术后）

操作步骤	操作要点
术后护理	（1）患者护理。复位口腔综合治疗台，根据治疗情况嘱患者漱口，协助清洁患者面部，撤去胸巾，清洁痰盂 （2）整理用物。撤去水杯、三用枪头，收回治疗盘及器械，按照医疗垃圾分拣流程处理所有用物 （3）对口腔综合治疗台进行清洁消毒。遵循从洁到污的原则 （4）护士洗手、摘口罩

2. 手调硅橡胶印模材料制取印模的护理配合技术（双重印模法）

物品准备（图16-6）

双组分硅橡胶初印模材料、专用量勺、硅橡胶修整刀、专用注射枪、硅橡胶终印模材料、一次性混合头、延长头、托盘、计时器。

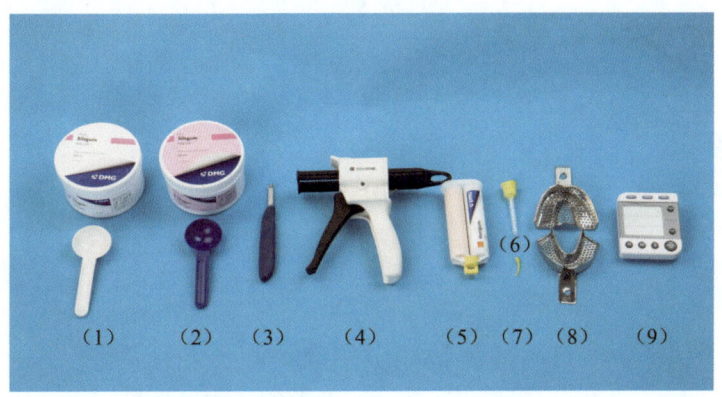

图16-6 手调硅橡胶印模材料制取印模物品准备（双重印模法）

（1）双组分硅橡胶初印模材料；（2）专用量勺；（3）硅橡胶修整刀；（4）专用注射枪；（5）硅橡胶终印模材料；（6）一次性混合头；（7）延长头；（8）托盘；（9）计时器

操作流程

术前

术前护理配合技术参见机混型硅橡胶印模材料制取印模。

术中（表16-4）

表16-4 手调硅橡胶印模材料制取印模的护理配合技术（双重印模法，术中）

操作步骤	用物准备	医师操作要点	护士操作要点	医护患沟通要点
1. 核对				与医师核对材料名称及牙位
2. 试托盘	托盘	医师将托盘放入患者口内试用合适	根据患者牙弓的大小、形状选择合适托盘，并将托盘传递给医师 医师在患者口内试用后用纸巾接过托盘	告知患者制取印模的意义，使患者配合制取完整印模
3. 安装终印模材料	专用注射枪、硅橡胶终印模材料、一次性混合头、延长头		将硅橡胶终模材料、一次性混合头和延长头安装在专用注射枪上，延长头要指向患者需要修复的牙位，放置一旁待用	
4. 取初印模材料	双组分硅橡胶初印模材料、专用量勺		根据患者牙弓大小等情况，用专用量勺取硅橡胶初印模材料基质和催化剂，用调拌刀去除多余材料，基质和催化剂的体积比为1∶1	
5. 戴手套			迅速戴好PVC（聚氯乙烯）手套	
6. 调拌材料			双手指尖反复揉捏基质和催化剂（图16-7），调拌的时间为30秒，调拌好的材料颜色均匀一致，无细纹	
7. 将材料置于托盘上	定时器		将混合好的硅橡胶初印模材料放入托盘，用手指轻压，使材料表面形成牙槽嵴形状的凹形（图16-8）。定时4分钟，并将托盘传递给医师	
8. 制取印模		将托盘放入患者口内就位，4分钟后取出	安抚患者，指导患者呼吸，协助医师制取印模	告知患者制取印模时为了避免恶心，应头微低，鼻吸气、口呼气，协助医师取出完整的印模

续表

操作步骤	用物准备	医师操作要点	护士操作要点	医护患沟通要点
9. 修整初印模（图16-9）	硅橡胶修整刀	取出初印模后，在制取好的硅橡胶初印模上，刮除邻间隙、龈缘等处容易阻碍再次口内就位的印模材料，制作排溢道	调节灯光照射在初印模上，传递修整刀给医师	
10. 注入终印模材料		用专用注射枪将硅橡胶终印模材料注入牙体预备体周围	将注射枪传递给医师，医师开始注入时开启计时器，定时4分钟。医师注入结束后护士快速卸除延长头并将材料注满初印模的牙列内（图16-10）	
11. 制取终印模		将托盘放入患者口内就位，4分钟后取出	将托盘传递给医师制取终印模	
12. 取出印模		稍加用力从患者口中取出印模	印模取出后，嘱患者漱口，协助患者清洁面部，并调节灯光，协助医师检查印模是否完整	告知患者不要紧张，面部放松，便于医师从患者口腔取出印模
13. 灌注模型			将印模在流动水下冲洗15秒后放入专用容器，做好标识后送往模型室进行消毒及石膏灌注	

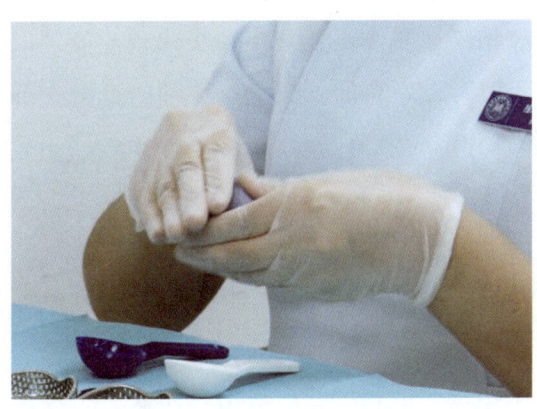

图 16-7 调拌初印模材料

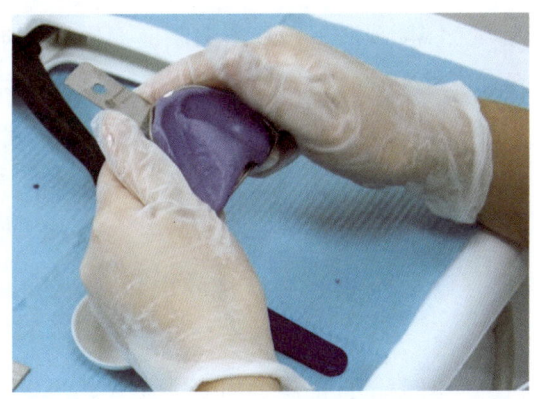

图 16-8 将印模材料按压出牙槽嵴形状的凹形

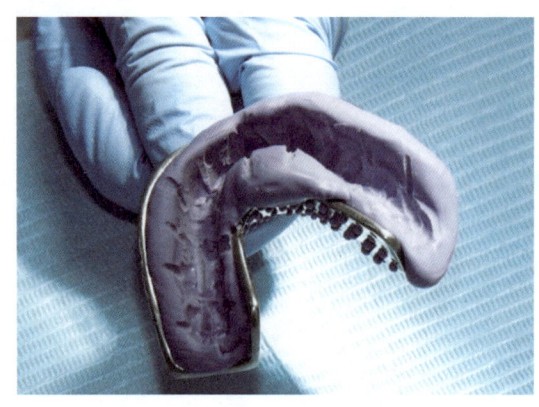
图16-9 修整好的初印模

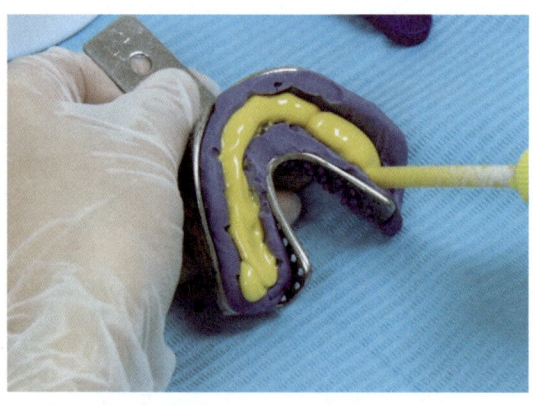
图16-10 将终印模材料注满初印模的牙列内

| 术后 |

术后护理配合技术参见机混型硅橡胶印模材料制取印模。

三、临床护理要点

（1）做好心理护理，特别是对于年龄小不合作的患者，在制取印模前要与之交谈，取得信任，使患者配合操作。

（2）在制取印模前应告知患者制取印模时为了避免恶心，应头微低，鼻吸气、口呼气，协助医师取出完整的印模。

（3）调节椅位及光源，牙科治疗椅位的高度要使医师操作方便，使患者感觉舒适。制取上颌印模时，患者的上颌应与医师的肘部相平或稍高，并使患者头部稍前倾，以免印模材料向软腭流动引起恶心；制取下颌印模时，患者的下颌应与医师的上臂中部相平，下颌𬌗平面与地平面平行，根据医师的操作部位调节好光源。

四、注意事项

（1）操作时不要戴橡胶手套，滑石粉和橡胶手套都会影响硅橡胶类印模材料的聚合。

（2）有的商品聚合后表面会释放氢气，取印模后即刻灌注，模型表面会产生蜂窝状气泡，需放置30分钟后再灌注模型。

（3）使用自动调和机调和时，注意印模材料均匀、适量，要将机混头放入托盘底部，并没于材料中，从非工作端向工作端慢慢旋转以减少气泡的发生。

（4）手调硅橡胶初印模时，要注意用指尖进行揉捏。避免掌心接触材料，防止体温传导，加速硅橡胶印膜材料的凝固。

实训十六 硅橡胶印模材料制取印模的护理配合技术

◆ 链 接

> 硅橡胶印模材料属于高分子人工合成橡胶，是一种有弹性却又不可逆的印模材料。近年来因其弹性、韧性、强度及良好的流动性、体积收缩小等优点在临床上广泛使用。制取的印模清晰度高，较容易分离，是目前使用的印模材料中较理想的一类。

◆ 思 考 题

1. 有关硅橡胶印模材料说法不正确的是(　　)

   A. 目前在临床上应用广泛

   B. 尺寸稳定性优异

   C. 印模表面清晰度高

   D. 操作方便

   E. 印模从口中取出后，应及时灌注石膏模型

   正确答案：E

   答案解析：有的商品聚合后表面有氢气的释放，印模制取后需放置一段时间再灌注模型，防止模型的表面产生蜂窝状气泡。

2. 有关硅橡胶印模材料调拌方法不正确的是(　　)

   A. 使用自动调和机调和时，要将机混头放入托盘底部，并没于材料中

   B. 使用自动调和机调和时，材料从非工作端向工作端慢慢旋转注入托盘

   C. 手调硅橡胶时，用指尖进行调拌

   D. 调拌前戴好橡胶手套

   E. 材料均匀地注满托盘后开启定时器

   正确答案：D

   答案解析：操作时不要戴橡胶手套，滑石粉和橡胶手套都会影响硅橡胶类印模材料的聚合。

实训十七

冠及固定义齿修复的四手护理配合技术

◆ 病例导入

患者，女性，30岁，3个月前因车祸外伤，导致21牙体缺损，经牙体牙髓科测试牙髓活力良好，患者为恢复正常牙体形态，到修复科进行冠修复。检查：患者21牙体缺损，X线片显示牙根情况良好，叩诊（−），牙石（−），龈缘粉红，探诊出血（−），未见疼痛、松动等现象。该患者对美观和义齿颜色有较高的要求，医师拟采取冠及固定义齿修复的治疗方法。作为护理人员，应如何进行有效的四手护理配合？

◆ 知识要点

一、冠及固定义齿修复的定义

冠修复是利用牙科材料制作的覆盖全部牙冠的修复体，是牙体缺损的主要修复方式。固定义齿修复是将牙体缺损或牙列缺损的修复体通过粘接剂或固位装置与牙体缺损或牙列缺损两侧的基牙连接在一起，以恢复缺损牙体或缺失牙的解剖形态与生理功能的一种修复方法。

二、冠及固定义齿修复的操作步骤

牙体预备→排龈→制取印模→比色→制作临时冠→临时冠粘接→技工中心制作义齿→冠及固定义齿粘接。

◆ 操作技术

一、学习要点

冠及固定义齿修复四手护理配合技术的护理要点，包括：①此项操作的所有物品准备；②牙体预备时协助医师及时有效地吸唾；③排龈时做好患者的心理护理；④制取印模；⑤固定义齿戴入后指导患者正确使用，以恢复患牙的生理功能。

二、操作规程

（一）简易流程

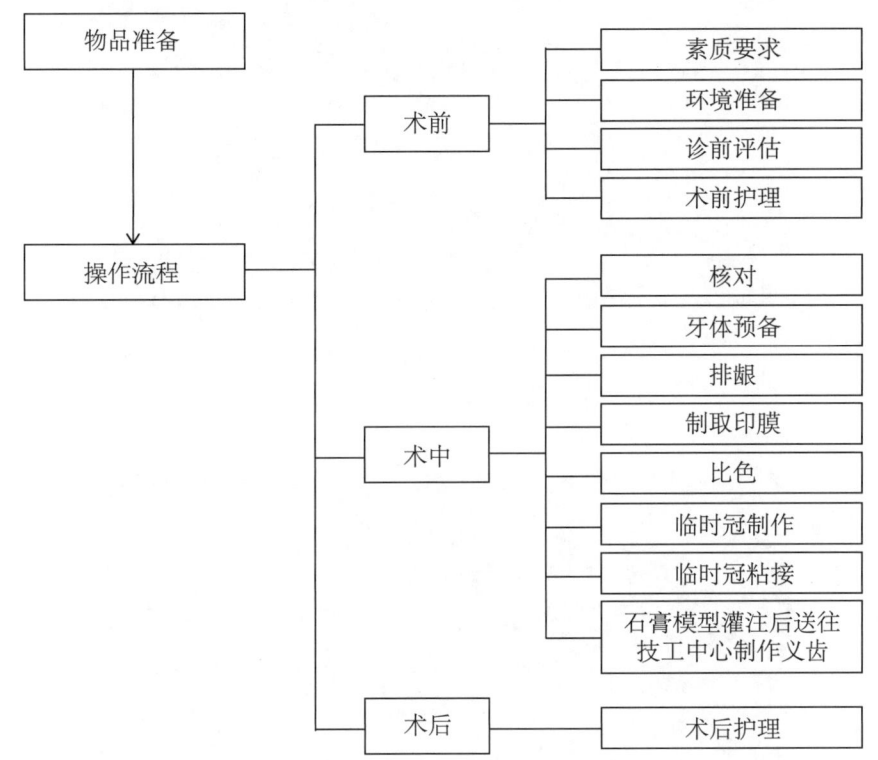

（二）分步流程

物品准备

◆ 常规物品准备。口腔检查器械（镊子、口镜、探针）、三用枪头、吸唾管、口杯、无菌棉球、75%乙醇棉球、口腔防护镜、凡士林、棉签。

◆ 牙体预备物品准备。高速手机、高速车针、持针器。

◆ 排龈物品准备（图17-1）。排龈刀、眼科剪刀、排龈线。

◆ 制作临时冠的物品准备（图17-2）。临时冠材料（以DMG手调临时冠材料为例）、调拌纸板、调拌刀、临时冠粘接材料、咬合纸、去冠器。

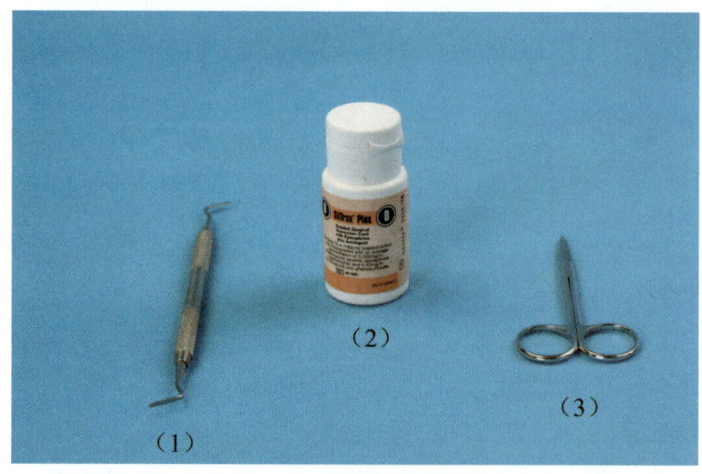

图 17-1 排龈物品准备

（1）排龈刀；（2）排龈线；（3）眼科剪刀

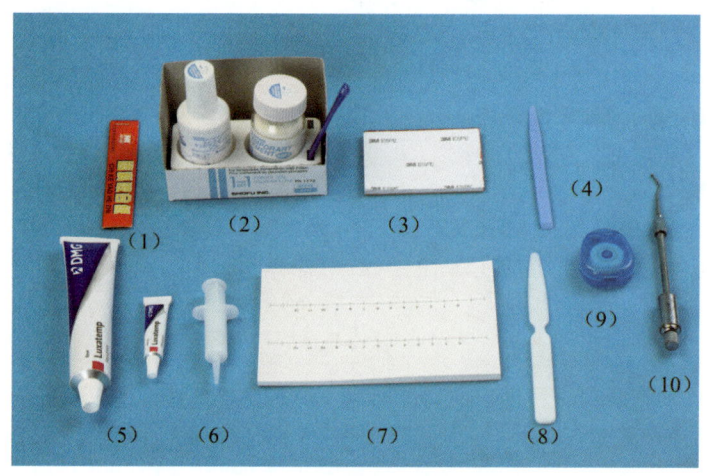

图 17-2 制作临时冠物品准备

（1）咬合纸；（2）临时冠粘接材料；（3）调拌纸板（调拌粘接剂用）；（4）宽调拌刀；（5）临时冠材料；（6）注射用枪；（7）调拌纸板（调拌临时冠材料用）；（8）调拌刀；（9）牙线；（10）去冠器

◆ 印模制取物品准备。藻酸盐印模材料、加成型硅橡胶材料、混合机、混合头、混合枪、调拌刀、调拌碗、量水杯、量粉勺、合适的有孔不锈钢托盘、比色板。

◆ 冠及固定义齿粘接物品准备。粘接材料（以双固化型树脂粘接剂 luting 为例）、调拌刀、调拌纸板、低速手机、低速车针、抛光轮、咬合纸、去冠器、牙线、面镜。

操作流程

术前（表 17-1）

表 17-1　冠及固定义齿修复的四手护理配合技术（术前）

操作步骤	操作要点
1. 素质要求	掌握冠及固定义齿修复的四手护理配合技术及医院感染的控制方法等
2. 环境准备	保持环境的整洁、明亮、舒适、安全。确认口腔综合治疗台功能正常
3. 诊前评估	（1）核实身份信息。至少核对患者的姓名、性别、年龄三项 （2）核实牙位信息。根据病历及患者主诉核对牙位、数量及顺序 （3）一般情况。了解患者的口腔卫生情况、既往史、过敏史、近期饮食情况等 （4）口腔局部症状。检查口腔黏膜有无溃疡、红肿等；嘴角有无皲裂；疼痛时间（早、晚、持续时间）、疼痛性质（冷、热、酸）、有无特殊感觉等 （5）心理状况。了解患者心理状态、情绪反应、就诊目的、美观要求及社会支持情况等 （6）知识了解。了解患者对本次治疗程序、后续治疗等知识的认知情况
4. 术前护理	（1）个人防护。护士按照七步洗手法洗手，然后戴口罩，操作前戴口腔防护镜及手套 （2）患者准备。系胸巾、放口杯、嘱漱口；为患者佩戴口腔防护镜，调节椅位及光源，保持术野清晰，方便治疗；为患者口角涂抹凡士林，避免张口时间过长造成口角损伤 （3）心理护理。讲明治疗步骤及配合要点，消除患者对治疗的恐惧心理 （4）安装三用枪头及吸唾管

术中（表 17-2，17-3）

表 17-2　冠及固定义齿基牙牙体预备的四手护理配合技术（术中）

操作步骤	用物准备	医师操作要点	护士操作要点	医护患沟通要点
1. 核对				治疗前医护患再次核对治疗牙位，确定本次治疗程序
2. 牙体预备 （图 17-3）	高速手机、高速车针、持针器	根据所选择的全冠修复体要求预备剩余的牙体组织，消除轴面倒凹并与邻牙完全分离，建立合适的就位道，磨出全冠厚度和邻面间隙	用持针器将高速车针安装在高速手机上并传递给医师，协助医师吸唾，进行术区隔湿，调节椅位灯光，保持术野清晰（图 17-4）	告知患者牙体预备的目的，操作过程中请患者不要闭口或突然起身，避免出现黏膜损伤，如有不适及时举左手示意

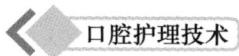

续表

操作步骤	用物准备	医师操作要点	护士操作要点	医护患沟通要点
3. 排龈（图17-5）	排龈刀、排龈线、眼科剪刀	用排龈刀将排龈线轻柔地压入龈沟，从近中邻面处开始，排龈刀贴轴壁将线压入龈沟内，从舌侧至唇颊侧	根据牙位测算牙齿周长，将排龈线弯成一个圆圈，用眼科剪刀将之剪成与患牙周长相等，传递排龈刀，并及时吸唾，必要时传递眼科剪刀，协助医师剪掉多余的排龈线	告知患者在排龈时会有轻微的胀痛感，不要太紧张
4. 制取印膜	藻酸盐印膜材料、加成型硅橡胶材料（此处以机混型聚醚硅橡胶材料为例）、硅橡胶自动调和机、混合头、专用注射枪、调拌刀、调拌碗、量水杯、量粉勺、合适的有孔不锈钢托盘	机混型聚醚硅橡胶材料制取工作模型。用注射枪在患牙预备体边缘及周围组织注满聚醚材料（图17-6）。注射完毕后将注满材料的托盘放入患者口内就位，凝固后取出硅橡胶印模材料制取工作模型（双重印模法）。将盛满材料的托盘轻压到口内就位，凝固后取出，用刮刀刮除邻间隙、龈缘等处容易影响再次口内就位的印模材料，制作排溢沟，将终印模材料注入预备体周围，将放入盛满终印模材料的托盘再次口内就位	操作要点同"机混型硅橡胶印模材料的调拌技术" 操作要点同"手调硅橡胶印模材料的调拌技术"	嘱患者头微低，身体略向前倾，鼻吸气、口呼气，以缓解制取印膜时产生的不适感 嘱患者头微低，身体略向前倾，鼻吸气、口呼气，以缓解制取印膜时产生的不适感
		非工作印模制取。用藻酸盐印模材料制取非工作端印模	操作要点同"藻酸盐印模材料的调拌技术"	
5. 比色	比色板、面镜	自然光下，用与烤瓷材料相应的比色板选取与患牙颜色相近的色号	关闭椅位灯光，在自然光下为患者比色，将比色板传递给医师的同时将面镜传递给患者。协助医师进行比色	协助医师为患者比色，并记录相应的比色型号

续表

操作步骤	用物准备	医师操作要点	护士操作要点	医护患沟通要点
6. 临时冠制作	临时冠材料（以DMG手调临时冠材料为例）、调拌纸板、调拌刀、合适的托盘、临时冠粘接材料、塑料袋	牙体预备前，如患者牙冠完整，可以直接在口内制取藻酸盐印模材料或硅橡胶印模材料作为成形模 牙体预备后，将调拌好的临时冠材料放入印模材料的患牙位置后进行口内就位，待材料凝固后取出 医师将临时冠取下后进行调磨	准备合适的托盘，遵医嘱选择合适的印模材料并放置于托盘上传递给医师，将制取好的印模材料放置于塑料袋内保湿备用 牙体预备后，将临时冠材料按照患牙的数目以及产品说明书，以基质和催化剂1∶1的比例进行调拌，用注射器将材料注入患牙的位置，传递给医师，将去冠器传递给医师，安装低速手机和低速磨头，传递咬合纸，协助医师检查临时冠咬合高度，协助医师吸去粉末，调改完成后，安装抛光轮	
7. 临时冠粘接	临时冠粘接材料、调拌刀、调拌纸板	医师将临时冠口内就位后，去除多余的粘接材料	调拌临时冠粘接材料，并将粘接材料均匀地涂抹在临时冠内，量适中，传递给医师，口内就位，传递探针，清洁患者口周	
8. 石膏模型灌注后送技工中心制作义齿			将取好的印模做好标记后送往模型室，进行石膏灌注后送往技工中心进行冠的制作	

口腔护理技术

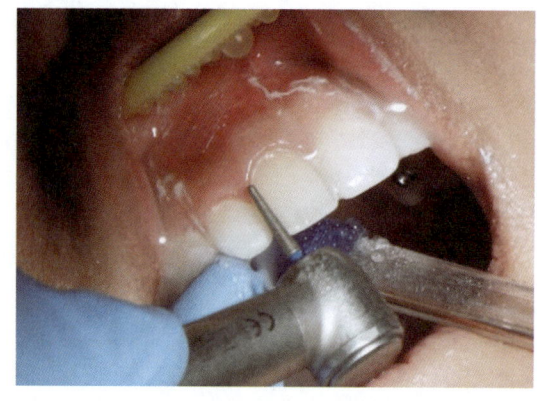

图 17-3　牙体预备

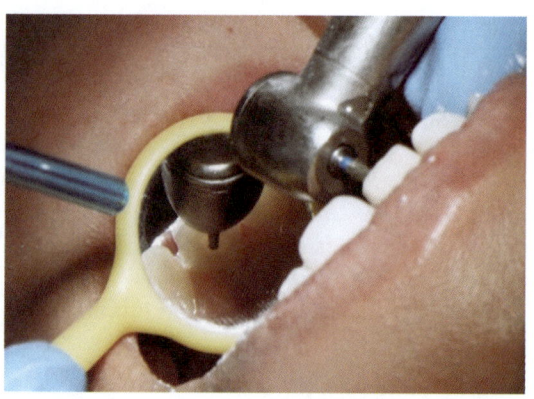

图 17-4　协助医师吸唾，保持术野清晰

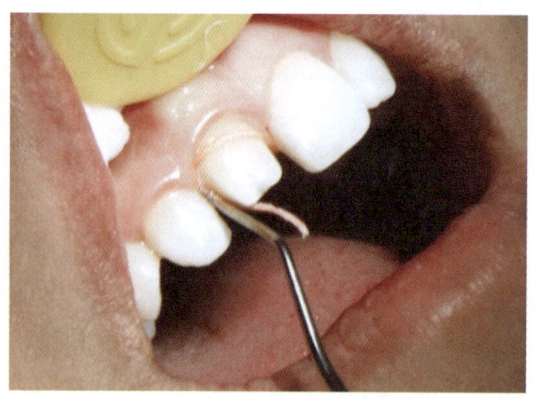

图 17-5　协助医师排龈

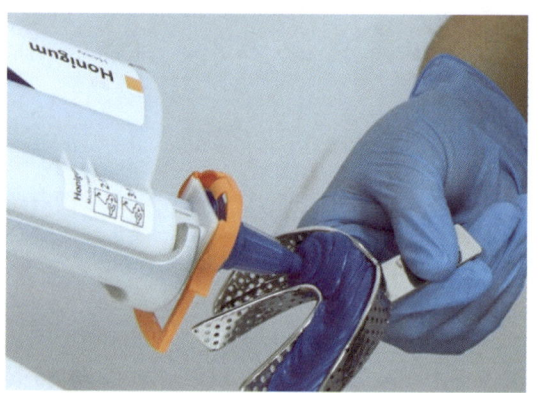

图 17-6　制取印模

表 17-3　冠及固定义齿粘接的四手护理配合技术（术中）

操作步骤	用物准备	医师操作要点	护士操作要点	医护患沟通要点
1. 核对				治疗前医护患再次核对牙位、核对技工设计单与冠是否与患者的信息相符合，检查包装是否完好
2. 调𬌗	低速手机、低速磨头、去冠器、咬合纸、卡尺、75%乙醇棉球、牙线、面镜	取下临时冠，将全瓷冠就位，并检查咬合。通过咬合纸确认接触点，进行适当的调改	将去冠器传递给医师，去除临时冠，将咬合纸传递给医师，安装低速手机和低速磨头，协助医师检查全瓷冠咬合高度，协助医师吸去粉末，将牙线传递给医师，协助医师检查邻间隙，关闭椅位灯光，将面镜递给患者，协助医师判断全瓷冠形态、颜色、半透明性等，必要时送技工师加瓷上釉，调改完成后，安装抛光轮，对修复体进行抛光、消毒	

续表

操作步骤	用物准备	医师操作要点	护士操作要点	医护患沟通要点
3. 粘接	粘接材料（以 luting 粘接材料为例）、调拌刀、调拌纸板、牙线、洁治器	消毒吹干预备体，用无菌棉球做好预备体的隔湿，粘接全瓷冠，清除修复体边缘残留的粘接材料	用75%乙醇棉球消毒修复体，传递无菌棉球给医师，严格按照粘接剂商品使用说明的要求进行调拌，并将调拌好的粘接材料均匀适量地涂抹于修复体内壁上，并传递给医师，全瓷冠就位后将洁治器传递给医师，清除多余的粘接剂，护士用纱布或棉球及时擦净医师手中器械上的粘接剂，以免影响医师的使用	

术后（表17-4）

表17-4 冠及固定义齿修复的四手护理配合技术（术后）

操作步骤	操作要点
术后护理	（1）患者护理。复位口腔综合治疗台，根据治疗情况嘱患者漱口，协助患者清洁面部，撤去胸巾，清洁痰盂 （2）整理用物。撤去水杯和三用枪头及高、低速手机（冲洗管道30秒，可由医师完成），收回治疗盘及器械，按照医疗垃圾分拣流程处理所有用物 （3）对口腔综合治疗台进行清洁消毒。遵循从洁到污的原则 （4）护士洗手、摘口罩

三、临床护理要点

1. 印模制取

（1）遵医嘱选择合适的印模材料。

（2）印模材料具有一定的流动性，在操作前要告知患者注意事项，嘱其低头，鼻吸气、口呼气。操作过程中密切观察患者的反应，如有异常立即停止操作。

2. 固定义齿粘接前信息核对

（1）认真核对患者的基本信息，以及技工设计单上医师和患者的姓名、修复体种类；认真检查车针安装是否就位，以防操作时钻针突然从低速手机上脱落飞出，造成损伤。

（2）修复体在口内试冠过程中避免患者体位过仰，如冠不慎脱落，嘱患者不要闭嘴，避免做吞咽动作，防止发生误吸误咽。

四、健康教育

1. 治疗前的健康教育

（1）根据治疗计划向患者介绍本次治疗的步骤和配合方法。

（2）指导患者在治疗过程中不要用口呼吸，避免误咽误吸。

（3）提示患者治疗中如有不适要举左手示意，以免乱动导致误伤软组织。

2. 治疗中的健康教育

（1）嘱患者如有不适要举左手示意。

（2）嘱患者如有唾液可举左手示意，护士会及时为患者吸唾。

（3）嘱患者不要突然闭口或做吞咽动作，避免出现误咽误吸。

3. 戴用临时冠的健康教育

（1）饮食指导。临时冠戴入后，不能承受过大的咬合力量，嘱患者避免进食过硬或过黏的食物。

（2）复诊指导。若治疗后发生不适、疼痛等情况，应随时复诊。

（3）口腔保健指导。指导患者正确刷牙，正确使用牙线、牙间隙刷，嘱患者保持良好的口腔卫生。

4. 冠及固定义齿粘接后的健康教育

（1）饮食指导。嘱患者修复体粘接后24小时内勿用患侧咀嚼过黏的食物，避免修复体脱落，严禁用患侧修复体咀嚼过硬的食物，可能会导致修复体崩瓷，影响美观和正常使用。

（2）指导患者学会正确的刷牙方法和牙线、牙间隙刷等清洁工具的使用方法，向患者解释牙周健康对修复体维护的重要性。

（3）复诊指导。若治疗后发生不适、疼痛等情况，应随时复诊。

（4）口腔保健指导。嘱患者保持良好的口腔卫生。

◆ 链 接

影响粘接力的因素有以下几点。

（1）粘接材料。与树脂基质性能、粘接强度不同有关，复合树脂比单一树脂粘接强度高。

（2）使用复合树脂时在粘接前先涂一薄层粘接剂，牙本质、金属、陶瓷表面涂偶联剂均可以提高粘接的性能和强度。

(3) 被粘接物表面结构处理。去除乳牙和部分恒牙表面的"无釉柱层"来增加粘接强度，氟斑牙釉质结构异常，粘接强度低于正常牙。

　　(4) 粘接技术操作因素。牙釉质应适当抛光，光固化复合树脂粘接剂光照 20～40 秒，厚度不大于 4mm，再覆盖复合树脂光照固化 20～40 秒。

◆ 思 考 题

1. 临时冠粘接后对患者的指导，以下错误的是（　　）

　　A. 24 小时避免用患侧咀嚼　　　　B. 勿咬硬物

　　C. 可以吃口香糖　　　　　　　　D. 少饮浓茶、少吸烟

　　E. 不适随诊

正确答案：C

答案解析：24 小时后粘接剂才能达到最高的强度，在此期间避免食用过黏的食物，防止修复体脱落。

2. 冠及固定义齿基牙牙体预备时不需要的治疗步骤是（　　）

　　A. 排龈　　　　B. 印模制取　　　　C. 临时冠制作　　　　D. 牙体预备

　　E. 树脂充填

正确答案：E

答案解析：冠及固定义齿基牙牙体预备时不需要进行树脂充填。

3. 冠及固定义齿戴入时所需要的物品准备不包括（　　）

　　A. 排龈刀　　　　B. 去冠器　　　　C. 低速手机　　　　D. 咬合纸

　　E. 卡尺

正确答案：A

答案解析：排龈刀是固定义齿牙体预备时所需要的物品。

实训十八

预成纤维桩修复的四手护理配合技术

病例导入

患者，女性，30岁，3个月前因车祸外伤导致21牙牙体缺损，经牙体牙髓科根管治疗2周后，到修复科进行冠修复。检查：患者21牙牙体大面积缺损，远中位于龈下1mm，缺损边缘可见，缺损区域白色树脂充填，叩诊（-），牙石（-），龈缘粉红，探诊出血（-）。X线片显示21牙已完善根管填充，21牙经牙体牙髓治疗后无疼痛、松动等现象。依据该患者的情况，医师拟采取预成纤维桩修复的治疗方法。作为护理人员，应如何进行有效的四手护理配合？

知识要点

一、预成纤维桩修复的定义

预成纤维桩修复是在剩余可利用的牙体组织量不足，无法满足全冠修复所需固位形和抗力形时，增加桩核来为牙冠提供固位力和增力，在此基础上再行冠修复的修复方式。

二、预成纤维桩修复的操作步骤

牙体预备→根管预备→根管消毒→试桩→预成纤维桩粘接→桩核预备。

操作技术

一、学习要点

预成纤维桩修复四手护理配合技术的护理要点，包括：①此项操作的所有物品准备；②牙体预备时协助医师及时有效地吸唾；③粘接前与医师核对所需材料的名称，纤维桩粘接时严格按照材料说明书的比例要求调拌粘接材料；④粘接时协助医师吸唾，保持术野清晰，注意隔湿。

二、操作规程

（一）简易流程

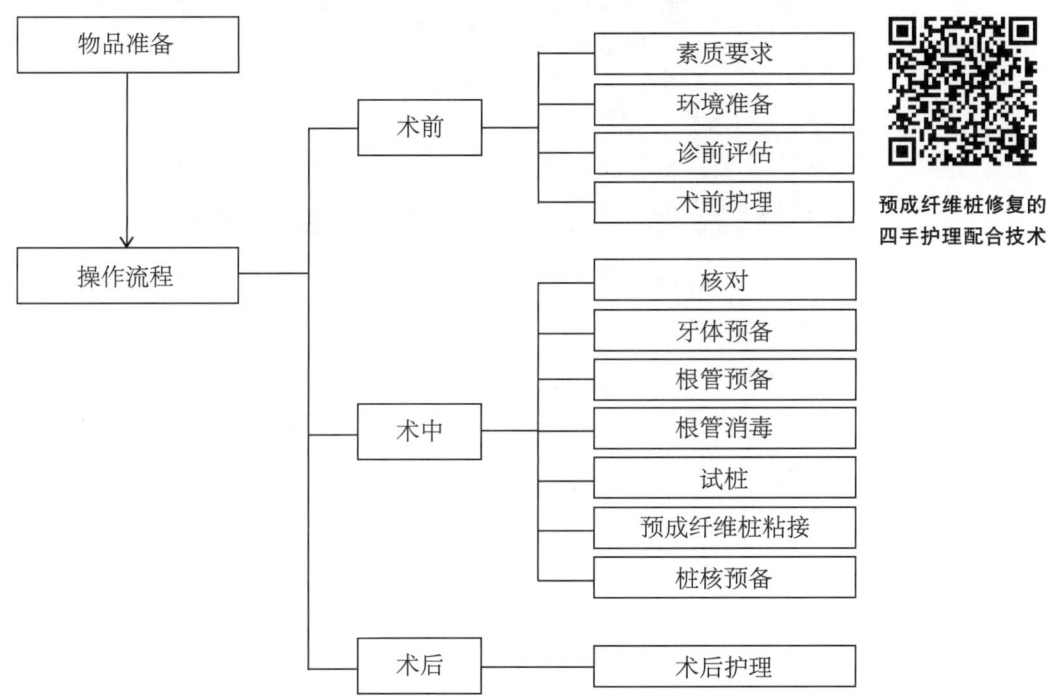

预成纤维桩修复的
四手护理配合技术

（二）分步流程

物品准备（图18-1）

◆ 常规物品准备。口腔检查器械（镊子、口镜、探针）、三用枪头、吸唾管、口杯、无菌棉球、75%乙醇棉球、口腔防护镜、凡士林、棉签。

◆ 根管预备物品准备。高速手机、低速弯手机、高速车针、P钻、G钻、与预成纤维桩系统相配套的预备钻、尺子、持针器、一次性注射器（5ml）。

◆ 预成纤维桩粘接物品准备（以ParaCore双固化型树脂粘接剂为例）。预成纤维桩、调和皿、树脂型粘接材料、树脂充填器、小毛刷、吸潮纸尖、锁镊、一次性防护膜、光固化灯。

◆ 制取印模物品准备。藻酸盐印模材料、加成型硅橡胶材料、混合机、混合头、混合枪、调拌刀、调拌碗、量水杯、量粉勺、有孔不锈钢托盘、比色板。

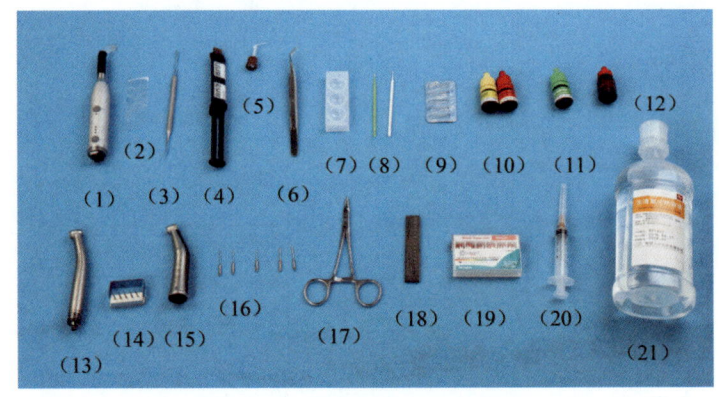

图 18-1 预成纤维桩修复物品准备

(1) 光固化灯；(2) 灯套；(3) 树脂充填器；(4) 树脂；(5) 混合头；(6) 锁镊；
(7) 调和皿；(8) 小毛刷；(9) 纤维桩；(10) 粘接剂；(11) 预处理剂；(12) 硅烷偶联剂；
(13) 高速手机；(14) 高速车针；(15) 低速弯手机；(16) P 钻、G 钻；(17) 持针器；
(18) 尺子；(19) 纸尖；(20) 注射器；(21) 蒸馏水

操作流程

术前（表 18-1）

表 18-1 预成纤维桩修复的四手护理配合技术（术前）

操作步骤	操作要点
1. 素质要求	掌握可见预成纤维桩修复的四手护理配合技术及医院感染的控制方法
2. 环境准备	保持环境的整洁、明亮、舒适、安全；确认口腔综合治疗台功能正常
3. 诊前评估	(1) 核实身份信息。至少核对患者的姓名、性别、年龄三项 (2) 核实牙位信息。根据病历及患者主诉核对牙位、数量及顺序 (3) 一般情况。了解患者的口腔卫生情况、既往史、过敏史、近期饮食情况等 (4) 口腔局部症状。检查口腔黏膜有无溃疡、红肿等；嘴角有无皲裂；疼痛时间（早、晚、持续时间）、疼痛性质（冷、热、酸）、有无特殊感觉等 (5) 心理状况。了解患者心理状态、情绪反应、就诊目的、美观要求及社会支持情况等 (6) 知识了解。了解患者对本次治疗程序、后续治疗等知识的认知情况
4. 术前护理	(1) 个人防护。护士按照七步洗手法洗手，然后戴口罩，操作前戴口腔防护镜及手套 (2) 患者准备。系胸巾、放口杯、嘱漱口；为患者佩戴口腔防护镜，调节椅位及光源，保持术野清晰，方便治疗；为患者口角涂抹凡士林，避免张口时间过长造成口角损伤 (3) 心理护理。向患者讲明治疗步骤及如何配合，消除患者对治疗的恐惧心理 (4) 安装三用枪头及吸唾管

术中（表18-2）

表18-2 预成纤维桩修复的四手护理配合技术（术中）

操作步骤	用物准备	医师操作要点	护士操作要点	医护患沟通要点
1. 核对				治疗前医护患再次核对需治疗的牙位，确定本次治疗程序
2. 牙体预备	高速手机、高速车针	根据所选择的全冠修复体要求预备剩余的牙体组织	用持针器将高速车针安装在高速手机上并传递给医师，协助医师吸唾，进行术区隔湿，保持术野清晰	告知患者牙体预备的目的，操作过程中请患者不要闭口，如有不适及时举左手示意
3. 根管预备	高速手机、低速手机、高速车针、P钻、G钻、与预成纤维桩系统相配套的预备钻、尺子、持针器、注射器（5ml）	测量根管的长度去除根管内的充填材料，去除根管壁的倒凹，使其直径和长度适宜	准备好患者的X线片分别将G钻、P钻按照由细到粗的原则安装橡皮制动标记，并安装于低速弯手机上，然后传递给医师；由细到粗更换与预成纤维桩相匹配的扩孔钻；协助医师进行根管预备（图18-2），医师预备根管时护士协助吸唾，并用三用枪及时吹净口镜，保持医师视野清晰（图18-3）	告知患者操作过程中可能会出现轻微的振动，请患者不要闭口，如有不适及时举左手示意
4. 根管消毒	注射器（5ml）、蒸馏水、75%乙醇棉球、吸潮纸尖、锁镊	用蒸馏水冲洗根管30秒，用纸尖吸干根管内水分（图18-4），干燥根管	根管冲洗消毒，准备根管冲洗器，将冲洗器传递给医师后协助医师进行吸唾；用锁镊夹住纸尖传递给医师；并遵医嘱选择与根管形态和长度相适应的预成纤维桩备用	嘱患者在治疗过程中不要闭口，面部放松，配合医师完成根管消毒
5. 试桩	预成纤维桩、75%乙醇	将预成纤维桩插入根管内，检查是否就位	试纤维桩，用锁镊夹住预成纤维桩传递给医师；接过试好的预成纤维桩，并用75%乙醇消毒纤维桩，吹干后备用；将硅烷偶联剂滴在调和皿中，擦去瓶口残液；用小毛刷将硅烷偶联剂均匀地涂抹于纤维桩上后备用	

续表

操作步骤	用物准备	医师操作要点	护士操作要点	医护患沟通要点
6. 预成纤维桩粘接	预成纤维桩、调和皿、树脂型粘接材料、树脂充填器、小毛刷、吸潮纸尖、锁镊、一次性防护膜、光固化灯	根管前处理。将免冲洗预处理剂均匀地涂抹于根管内以及与树脂核相接触的表面，时间为30秒；用纸尖吸取根管内多余的预处理剂；用气枪轻吹根管口2秒，使根管保持干燥	将免冲洗预处理剂滴入调和皿中，并擦去处理剂瓶口的残液；用小毛刷蘸取预处理剂传递给医师；护士用锁镊夹住纸尖传递给医师，护士传递三用枪	医护配合要默契，护士传递器械动作要迅速、熟练，减少患者张口时间，诊疗过程中及时观察患者的病情变化，如有不适立即停止操作
		预成纤维桩粘接。将粘接剂均匀地涂在根管内以及核材料所接触的表面，时间30秒；用纸尖吸取根管内多余的粘接剂；用气枪轻吹根管口2秒，使根管保持干燥	涂粘接剂。将A、B粘接剂按照1:1的比例垂直各滴1滴在调和皿中并混合均匀；更换毛刷后，将涂有粘接剂的小毛刷传递给医师；传递纸尖给医师；传递三用枪给医师	严格按照商品要求比例调拌材料。根据医师的操作及时准确地调拌粘接剂，并熟练地传递给医师
		粘桩。将混合好的材料涂布在根管最深处；将纤维桩轻轻插入根管内。将多余的材料除去，光固化照射20秒，将材料固化	粘桩。取下双固化型树脂粘接剂的包装盖子，从注射器内在纸巾上挤出前端少量材料，直至可见基质和催化剂都能同时挤出，擦去注射器头部多余材料；将混合头安装在注射器上；挤出双固化型树脂材料前端少许材料于纸板上	嘱患者不要闭口或做吞咽动作，避免出现误吸误咽
		树脂核成形。在预成纤维桩露出根面的固位头上用核树脂堆核；光固化照射40~60秒，将材料固化（图18-5）	树脂核成形。根据治疗牙位调整好输送头的方向传递给医师；用锁镊夹住预成纤维桩，蘸适量粘接树脂材料，传递给医师，将树脂充填器传递给医师；传递光固化灯给医师；桩核成形，传递树脂充填器给医师，传递光固化灯给医师	
7. 桩核预备	藻酸盐印模材料、加成型硅橡胶材料、混合机、混合头、混合枪、调拌刀、调拌碗、量水杯、量粉勺、合适的有孔不锈钢托盘、比色板	按照冠牙体预备要求进行桩核冠预备、修整，进行排龈后常规制取印模，进行牙齿比色、灌注石膏模型、全冠技工制作，临床试戴完成后进行全冠粘接	在高速手机上安装合适的高速车针，并传递给医师；桩核口内粘固后，协助医师进行吸唾，要点同牙体预备	

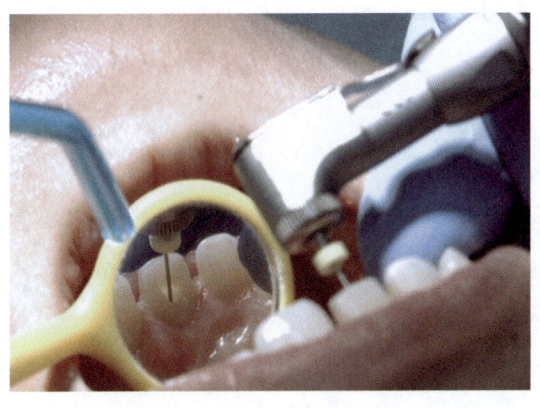

图18-2 协助医师根管预备

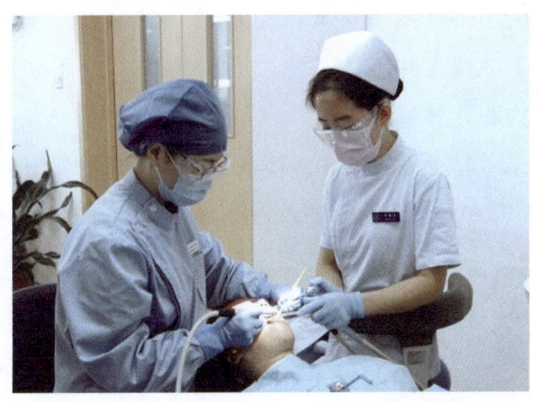

图18-3 协助医师吸唾,保持术野清晰

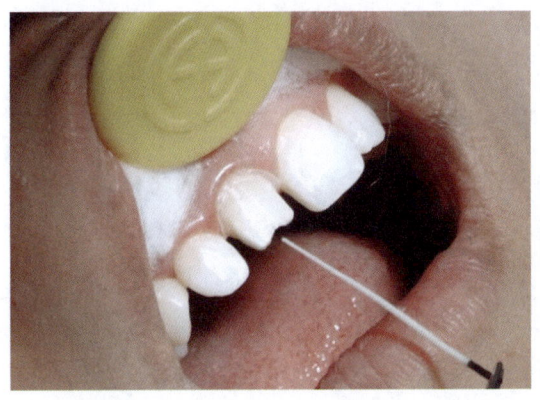

图18-4 用纸尖吸取根管内的水分

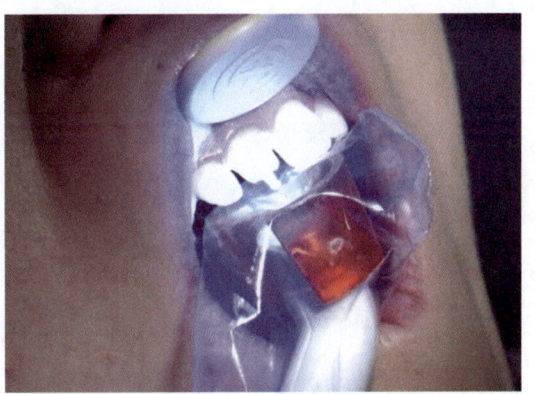

图18-5 光固化灯照射

术后(表18-3)

表18-3 预成纤维桩修复的四手护理配合技术(术后)

操作步骤	操作要点
术后护理	(1) 患者护理。复位口腔综合治疗台,根据治疗情况嘱患者漱口,协助清洁患者面部,撤去胸巾,清洁痰盂 (2) 整理用物。撤去水杯和三用枪头及高、低速手机,收回治疗盘及器械,按照医疗垃圾分拣流程处理所有用物 (3) 对口腔综合治疗台进行清洁消毒。遵循从洁到污的原则 (4) 护士洗手、摘口罩 (5) 告知医师病历书写使用纤维桩的型号并做好登记

三、临床护理要点

1. 做好职业防护 根管预备时需要使用 P 钻,由于该钻针工作端尖锐,因此,应使用持针器将其安装到低速弯手机上,并在使用时调整输送头工作尖的方向,使其朝下放置,并确认其是否安装到位,使用结束后将其取下放置在器械盘内,避免出现医护职业暴露。

2. ParaCore 双固化复合树脂材料的使用注意事项

(1) 材料应保存在冰箱内。通常情况下,存放在冰箱内的树脂材料工作时间是 2 分钟左右(从混匀开始计算时间),如果室内温度过高,可能会减少材料的固化时间。

(2) 若 A、B 粘接剂干燥不彻底,则容易造成树脂材料固化过快。

(3) 树脂材料应避免较长时间暴露于光固化灯的光线下,暴露于光线中的时间要尽可能控制在 30 秒内,否则会加速材料固化。

(4) 初次使用树脂注射枪时,应将前端少量材料挤出弃去,防止树脂混合不均匀影响粘接效果。

(5) 预成纤维桩在粘接时,向根管内注入粘接树脂,要将一次性混合头插到根管底部,由里向外缓慢注入,并慢慢退出根管,避免产生气泡。

(6) 树脂核堆制要逐层堆积,不要一次堆积太厚,正常情况下光固化 20~40 秒(厚度不大于 4mm),否则光线无法穿透树脂材料,而导致固化缓慢。

四、健康教育

1. 治疗前的健康教育

(1) 根据治疗计划向患者介绍本次治疗的步骤和配合方法。

(2) 指导患者在治疗过程中用鼻吸气,避免误吸误咽。

(3) 提示患者治疗中如有不适要举左手示意,以免乱动导致误伤软组织。

2. 治疗中的健康教育

(1) 嘱患者如有不适要举左手示意。

(2) 嘱患者如有唾液可举左手示意,护士会及时为患者吸唾。

3. 治疗后的健康教育

(1) 治疗后不适的处理。向患者说明治疗结束后如有牙齿轻度不适,可能与对光固化材料轻度敏感有关,2~3 日就可缓解。

(2) 饮食指导。嘱患者避免食用过硬的食物,防止牙齿劈裂和折断。治疗后 24 小时之内避免食用过黏的食物,防止修复体脱落。

(3) 复诊指导。嘱患者若治疗后发生不适、疼痛、义齿脱落等情况,应随时复诊。

(4) 口腔保健指导。指导患者正确刷牙及使用牙线,保持修复体周围牙周健康。

链 接

先做桩核再做冠的优点如下。

（1）桩核与冠是分别戴入的，冠的就位与边缘位置不受根管方向的影响，边缘的密合性好。

（2）单个牙轻度错位也可以通过改变树脂核方向，使牙冠恢复到正常的位置。

（3）冠出现变色、绷瓷、磨损等情况，需要重新进行修复治疗时，可以仅仅重做牙冠而无须更换桩核，减少损伤牙根的可能性，有利于保护牙齿。

思 考 题

1. 预成纤维桩修复后应对患者进行的健康教育不包括（　　）

　　A. 可以立即进黏性食物　　　　B. 勿咬硬物

　　C. 1 周内勿使用粗硬牙刷　　　D. 少饮浓茶、少吸烟

　　E. 不适复诊

正确答案：A

答案解析：24 小时后粘接剂才能达到最高的强度，在此期间应避免食用过黏的食物，防止修复体脱落。

2. 患者，男性，23 岁，自诉 2 个月前车祸，导致前牙左上 1 牙牙体缺损。经牙体牙髓科治疗后检查：无疼痛，根尖封闭区良好，根管填充到位，经与患者沟通，采取预成纤维桩修复技术。对此患者治疗的护理配合不正确的是（　　）

　　A. 使用双固化型树脂粘接剂，要注意避光保存

　　B. 树脂材料建议保存在冰箱内

　　C. 粘接材料的使用要严格按照商品说明的要求和比例进行调和

　　D. 光固化机使用前最好套一次性保护膜，以避免医院感染的发生

　　E. 树脂材料充填时要一次性充填到位

正确答案：E

答案解析：充填时分次充填，每次充填一层树脂光照固化一层，若树脂过厚，则可能仅光照表面凝固，而底层仍未聚合，影响疗效。

实训十九

可摘局部义齿修复的四手护理配合技术

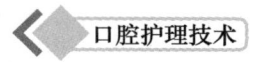

◆ 病例导入

患者，男性，72岁，自诉4个月前因牙周病致口内多颗牙齿松动，在医师建议下拔除松动牙，现因咀嚼困难，要求进行修复治疗。检查：44、46牙缺失。缺牙区近远中间隙无减少，覆𬌗未见明显异常，牙槽骨未见明显吸收，下颌口底深度浅，全口卫生一般。经与患者沟通后，主治医师选择可摘局部义齿修复。作为护理人员，如何进行有效的四手护理配合？

◆ 知识要点

一、可摘局部义齿的定义及组成

可摘局部义齿是利用天然牙和基托下黏膜及骨组织作为支持，依靠义齿的固位体和基托固位，用人工牙恢复缺失牙的形态和功能，用基托材料恢复缺损的牙槽嵴及软组织形态，患者能够自行摘戴的一种修复体。可摘局部义齿由人工牙、基托、固位体及连接体4个部分组成。

二、可摘局部义齿修复的操作步骤

可摘局部义齿修复的操作步骤：基牙牙体预备→制取印模→修复体戴入。

基牙牙体预备的步骤：基牙牙体预备→检查→精修→选择托盘→制取印模→检查印模完整性。

修复体戴入的步骤：修复体就位与调试→修复体试戴→修复体抛光→修复体消毒→修复体戴入。

◆ 操作技术

一、学习要点

（1）可摘局部义齿基牙牙体预备的四手护理配合技术要点，包括：①准备此项操作的所有物品；②制备支托凹过程中协助保护软组织并及时有效地吸唾；③根据患者牙弓的大小、形状及牙槽嵴的高度来选择合适的托盘；④制取印模时严格按照材料说明书的粉液比例调拌印模材料。

（2）可摘局部义齿戴入的四手护理配合技术要点，包括：①准备此项操作的所有物品；②在修复体调试过程中协助保护软组织并及时传递合适的咬合纸；③在修复体抛光过程中准备抛光轮；④在修复体戴入过程中指导患者正确的摘戴方法。

二、操作规程

（一）简易流程

1. 可摘局部义齿基牙牙体预备的四手护理配合技术

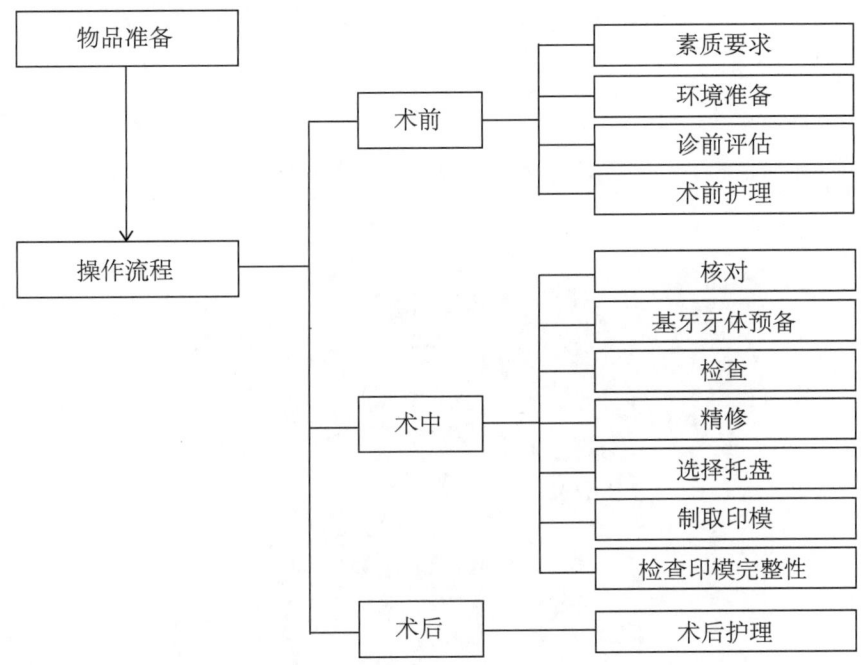

2. 可摘局部义齿戴入的四手护理配合技术

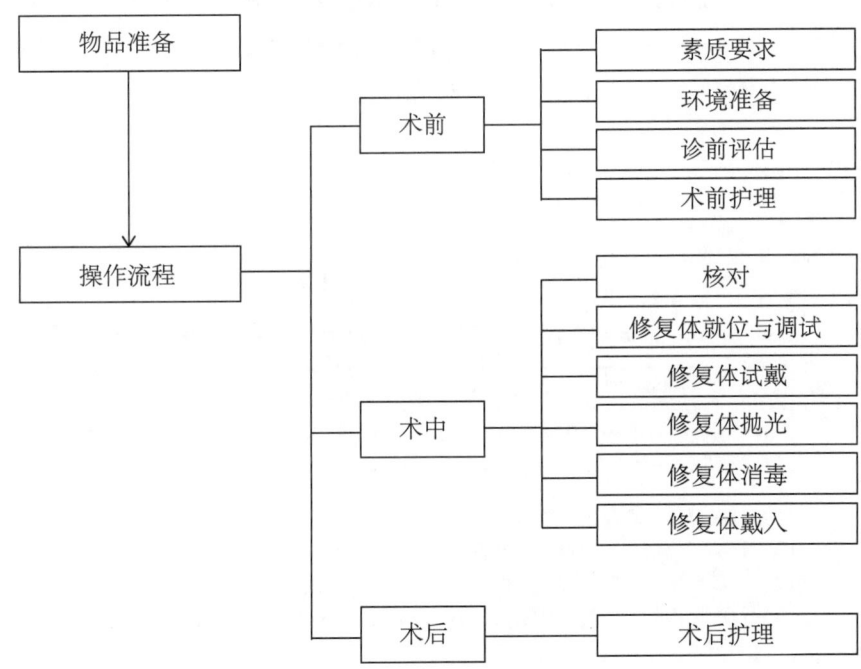

（二）分步流程

1. 可摘局部义齿基牙牙体预备的四手护理配合技术

物品准备

◆ 常规物品准备。口腔检查器械（镊子、口镜、探针）、三用枪头、吸唾管、口杯、无菌棉球、口腔防护镜、凡士林、棉签、75%乙醇棉球。

◆ 专用物品准备（图19-1）。高速手机、各种基牙牙体预备车针、低速手机、抛光钻、蜡片、酒精灯、合适的托盘、藻酸盐印模材料、量粉勺、量水杯、调拌刀、调拌碗。

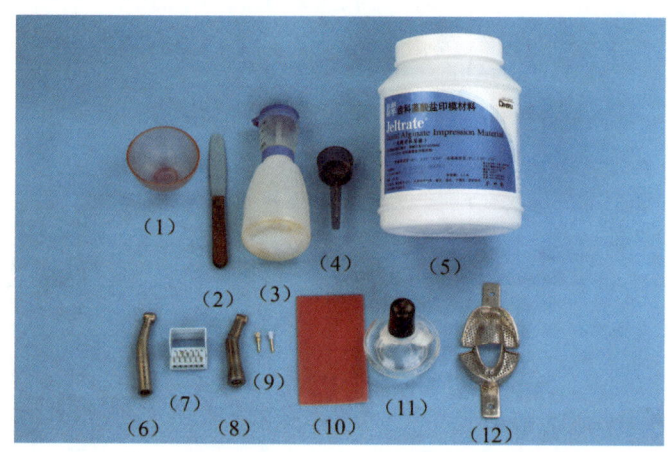

图 19-1 可摘局部义齿基牙牙体预备专用物品准备

（1）调拌碗；（2）调拌刀；（3）量水杯；（4）量粉勺；（5）藻酸盐印模材料；（6）高速手机；（7）各种基牙牙体预备车针；（8）低速手机；（9）抛光钻；（10）蜡片；（11）酒精灯；（12）托盘

操作流程

术前（表19-1）

表19-1 可摘局部义齿基牙牙体预备的四手护理配合技术（术前）

操作步骤	操作要点
1. 素质要求	掌握可摘局部义齿基牙牙体预备的四手护理配合技术及医院感染的控制方法等
2. 环境准备	保持环境的整洁、明亮、舒适、安全；确认口腔综合治疗台功能正常
3. 诊前评估	（1）核实身份信息。至少核对患者的姓名、性别、年龄三项
	（2）核实牙位信息。根据病历及患者主诉核对牙位、数量及顺序
	（3）一般情况。了解口腔卫生情况、既往史、过敏史、近期饮食情况等
	（4）口腔局部症状。检查口腔黏膜有无溃疡、红肿等；嘴角有无皲裂

续表

操作步骤	操作要点
	(5) 心理状况。了解患者的心理状态、情绪反应、就诊目的、美观要求及社会支持情况等 (6) 知识了解。对本次治疗程序、后续治疗等知识的认知情况
4. 术前护理	(1) 个人防护。护士按照七步洗手法洗手,然后戴口罩,操作前戴口腔防护镜及手套 (2) 患者准备。系胸巾、放口杯、嘱漱口;为患者佩戴口腔防护镜,调节椅位及光源,保持术野清晰,方便治疗;为患者口角涂抹凡士林,避免张口时间过长造成口角损伤 (3) 心理护理。向患者讲明治疗步骤及如何配合,消除患者对治疗的恐惧心理 (4) 安装三用枪头及吸唾管

术中(表 19-2)

表 19-2 可摘局部义齿基牙牙体预备的四手护理配合技术(术中)

操作步骤	用物准备	医师操作要点	护士操作要点	医护患沟通要点
1. 核对				治疗前医护患再次核对牙位,确定本次治疗程序
2. 基牙牙体预备	高速手机、各种车针	磨改过高的牙尖、较陡的斜面和锐利的边缘嵴,调磨伸长牙,调改𬌗平面和𬌗曲线;调凹法预备基牙,制备支托凹	遵医嘱在高速手机上安装合适的车针,并传递给医师(图 19-2),基牙牙体预备时协助保护软组织并有效吸唾,同时用三用枪及时吹净口镜,保持医师视野清晰	告知患者如有不适请及时举左手示意
3. 检查	蜡片	在正中咬合时,用咬蜡片的方法,检查支托凹是否达到要求	传递蜡片,嘱患者正中咬合,协助医师检查支托凹是否达到要求(图 19-3)	告知患者正中咬合的方法
4. 精修	高速手机、精修车针、低速手机、抛光车针	精修抛光,完成牙体预备	在高速手机上安装合适的车针,并传递给医师,协助有效吸唾;将抛光车针安装于低速手机上,传递给医师进行抛光,完成牙体预备	告知患者在精修过程中采用鼻呼吸,避免发生呛咳
5. 选择托盘	合适的托盘	医师将托盘置于患者的口腔内,检查托盘是否合适。托盘与牙弓内外侧应有 3~4mm 间隙,以容纳印模材料,其翼缘应距黏膜皱襞约 2mm,不妨碍唇、颊和舌的活动。上颌托盘的远中边缘应盖过上颌结节和颤动线。下颌后缘应盖过磨牙后垫区	应根据患者牙弓的大小、形状及牙槽嵴的高度选择合适的托盘,以方便医师抓握为原则传递给医师,协助医师选择合适型号的托盘	

续表

操作步骤	用物准备	医师操作要点	护士操作要点	医护患沟通要点
6. 制取印模	藻酸盐印模材料、调拌碗、调拌刀、清水、量水杯、量粉勺	将盛有藻酸盐印模材料的托盘置于患者口腔内，待凝固后取出	调拌藻酸盐印模材料，水粉比例为1:1，调拌好的印模材料应表面光滑、细腻、无颗粒，呈奶油状。将调好的藻酸盐印模材料均匀加于托盘上，以方便医师抓握为原则将托盘传递给医师，协助医师取出完整印模	告知患者制取印模时可能会有不适，可采用头微低、鼻吸气、口呼气的方法缓解
7. 检查印模完整性	充足的光源	医师对照口内检查印模是否完整、清晰	印模取出后护士调整灯光照射在印模上，协助医师检查印模的完整性及清晰度	嘱患者漱口

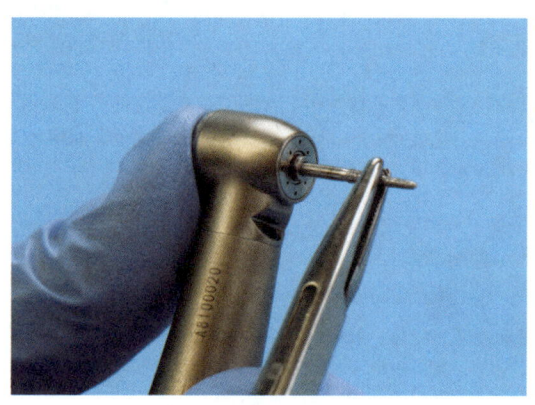

图 19-2　在高速手机上安装车针

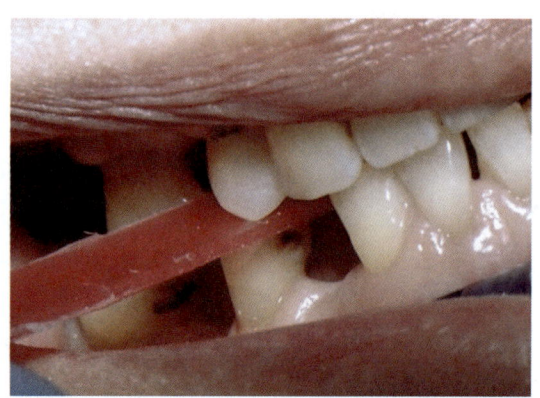

图 19-3　检查支托凹是否达到要求

术后（表 19-3）

表 19-3　可摘局部义齿基牙牙体预备的四手护理配合技术（术后）

操作步骤	操作要点
术后护理	(1) 患者护理。复位口腔综合治疗台，根据治疗情况嘱患者漱口，协助患者清洁面部，撤去胸巾，清洁痰盂 (2) 整理用物。撤去水杯和三用枪头及高、低速手机，收回治疗盘及器械，按照医疗垃圾分拣流程处理所有用物 (3) 终末消毒。遵循从洁到污的原则 (4) 护士洗手、摘口罩 (5) 印模材料等物品使用后应立即旋紧瓶盖，防止受潮，室温避光保存

2. 可摘局部义齿戴入的四手护理配合技术

物品准备

◆ 常规物品准备。口腔检查器械（镊子、口镜、探针）、三用枪头、吸唾管、口杯、无菌棉球、75%乙醇棉球、口腔防护镜、凡士林、棉签、镜子。

◆ 专用物品准备（图19-4）。低速手机、各种磨头、合适的咬合纸、抛光钻、抛光机、抛光轮、细砂。

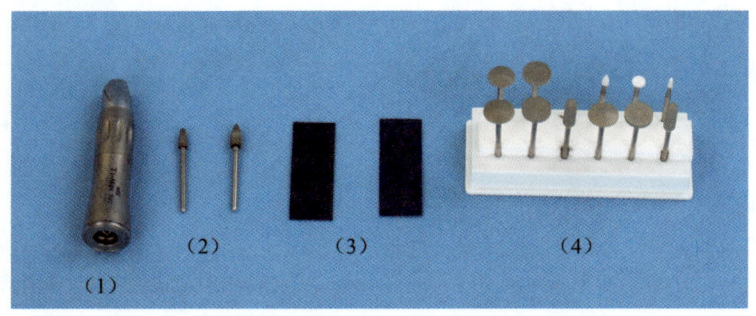

图19-4 可摘局部义齿戴入专用物品准备

（1）低速手机；（2）各种磨头；（3）咬合纸；（4）抛光钻

操作流程

术前

术前护理配合技术参见可摘局部义齿基牙牙体预备。

术中（表19-4）

表19-4 可摘局部义齿戴入的四手护理配合技术（术中）

操作步骤	用物准备	医师操作要点	护士操作要点	医护患沟通要点
1. 核对				治疗前医护再次核对牙位，确定本次治疗程序
2. 修复体就位与调试	低速手机、各种磨头及抛光钻	磨改修复体过长的基托、较锐利的组织面，调改𬌗平面和咬合关系	遵医嘱在低速手机上安装磨头并传递给医师，传递咬合纸（图19-5），调改时协助吸去碎屑，保持环境的整洁	告知患者医师调改修复体时尽量闭上眼睛，防止碎屑入眼

续表

操作步骤	用物准备	医师操作要点	护士操作要点	医护患沟通要点
3. 修复体试戴	咬合纸	将修复体试戴入患者口腔内	修复体戴入时协助保护口角并吸唾,同时用三用枪及时吹净口镜,保持医师视野清晰	告知患者如有不适及时举左手示意
4. 修复体抛光	抛光机、抛光轮、细砂	将修复体的组织面、咬合面、卡环等用抛光轮抛光	打开抛光机,安装经高压灭菌后清洁保存的抛光轮,消毒液中倒入足量细砂,调整抛光机参数,协助医师对修复体进行抛光处理。清水冲洗修复体并吹干	
5. 修复体消毒	75%乙醇		用75%乙醇棉球对修复体进行擦拭消毒,吹干后传递给医师	
6. 修复体戴入		将修复体戴入患者口腔内	协助医师将修复体戴入患者口腔内,注意保护患者的口角	教会患者正确摘戴修复体的方法及技巧,并让患者演示。不宜强力摘戴,戴入时不能用牙咬合就位

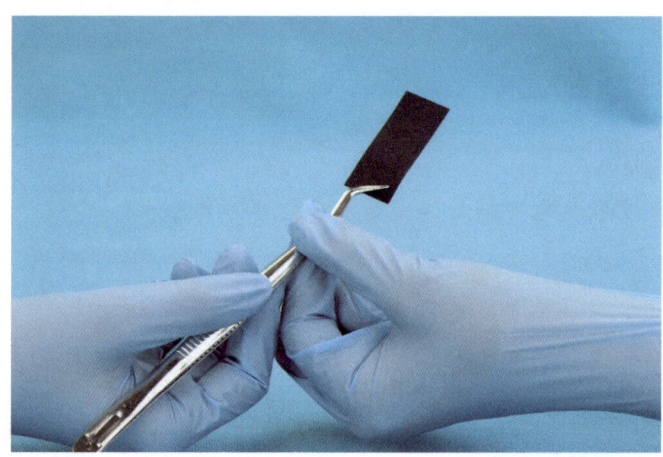

图 19-5 传递咬合纸

术后（表 19 – 5）

表 19 – 5　可摘局部义齿戴入的四手护理配合技术（术后）

操作步骤	操作要点
术后护理	（1）患者护理。复位口腔综合治疗台，根据治疗情况嘱患者漱口，协助患者清洁面部，撤去胸巾，清洁痰盂 （2）整理用物。撤去水杯和三用枪头及低速手机，收回治疗盘及器械，按照医疗垃圾分拣流程处理所有用物 （3）终末消毒。遵循从洁到污的原则 （4）护士洗手、摘口罩 （5）咬合纸等物品应室温避光保存

三、临床护理要点

1. 基牙牙体预备　调磨基牙过程中会有大量水雾喷出，要配合医师及时吸唾；同时，在调磨过程中有可能出现牙齿轻微过敏症状，提示患者如有不适症状举左手示意，不能突然改变体位，并在操作中密切观察患者的面部表情，如有异常及时告知医师。

2. 制取印模

（1）选择制取印模材料。如果牙列缺失较多，尤其是对于末端游离缺失的患者，建议使用红色打样膏和藻酸盐印模材料两步法制取终印模。

（2）调拌印模材料时，应严格按照材料说明书的粉液比例和调拌方法，在规定时间内完成，调拌后的材料性状符合诊疗要求，并按照材料说明书规定的温度、湿度密闭保存。

3. 修复体就位与调试

调磨修复体过程中会有碎屑飞溅，应配合医师及时用强力吸唾管吸除，并为患者戴口腔防护镜，以免碎屑迸溅入眼；同时，在调磨过程中有可能出现疼痛症状，应提示患者如有不适症状举左手示意，不能随意改变位置，并在操作中密切观察患者的面部表情，如有异常及时告知医师。

四、健康教育

1. 治疗前的健康教育

（1）根据治疗计划向患者介绍本次治疗的步骤和配合方法。

（2）指导患者在治疗过程中不要用口呼吸，避免误咽误吸。

（3）治疗中如有不适要举左手示意，以免误伤软组织。

2. 治疗中的健康教育

（1）告知患者制取印模操作过程中可能出现的不适，甚至包括恶心，指导患者用鼻深呼吸、头微低的方法来减轻症状。

（2）嘱患者修复体调磨过程中若出现轻微疼痛症状可举左手示意，勿随意改变体位。

3. 治疗后的健康教育

（1）可摘局部义齿基牙牙体预备后的健康教育。

1）治疗后不适的处理。向患者说明治疗结束后如有牙齿轻度不适，可能与余留牙及支托凹有关，可用抗过敏牙膏刷牙，一般均可自行缓解。

2）饮食指导。治疗后即可进食，但应避免进食过冷、过热、过硬及刺激性食物，少吸烟，以减少对余留牙的刺激。

3）复诊指导。若治疗后发生不适、疼痛等情况，应随时就诊。

4）口腔保健指导。嘱患者保持良好的口腔卫生。

（2）可摘局部义齿戴入后的健康教育。

1）饮食指导。治疗后即可进食，初戴修复体时，应从软食逐渐过渡到较硬食物，尽量避免过黏的食物。应减少或避免吸烟，以减少对余留牙的刺激。

2）修复体维护保养的方法。告知患者正确摘戴修复体的方法。初戴修复体后常有异物感、恶心、发音不清、唾液多、修复体摘戴不便等现象，需逐步适应。不宜强力摘戴，戴入时不能用牙咬合就位。

3）复诊指导。初戴修复体后如有压痛、黏膜溃疡、咬腮、咀嚼不便或卡环过松、易脱位等不适，应及时复诊。

4）口腔保健指导。嘱患者保持良好的口腔卫生。每次进食后漱口，清除口腔内食物残渣。每天早晚正确刷牙，并将修复体刷洗干净后浸泡在冷水中。如水碱较大，可将水烧开后放凉，再将修复体浸泡在其中，不能用沸水或乙醇浸泡消毒修复体。

链 接

> 影响卡环固位力的因素：卡环是目前可摘局部义齿设计中应用较为广泛的固位体，富有弹性的卡环臂伸入基牙倒凹区，从而获得固位效果。影响卡环固位力大小的因素主要有：①摩擦系数；②倒凹深度；③制作卡环材料的特性；④卡环臂的锥度、断面与长度；⑤卡环进入倒凹的方向。在获得理想固位力的同时，能够尽量保护基牙的牙周组织健康，是合理设计卡环的基本原则。

思 考 题

1. 可摘局部义齿基牙牙体预备术后应告知患者的内容不包括（　　）

   A. 24 小时后再进食　　　　　　　　B. 勿咬硬物

   C. 1 周内勿使用粗硬牙刷　　　　　　D. 少饮浓茶、少吸烟

   E. 出现不适及时复诊

   正确答案：A

   答案解析：可摘局部义齿基牙牙体预备术后即可进食。

2. 某患者，女性，68 岁。自诉 3 个月前因牙周病在医师建议下拔除口内多数松动牙及龈下残根，现因咀嚼困难，要求进行修复治疗。检查：14～17、42、45～47 牙缺失，缺牙区近远中间隙无减少，覆𬌗未见异常，牙槽骨未见明显吸收，下颌口底深度正常，全口卫生一般。经与患者沟通，采取可摘局部义齿修复。对此患者治疗的护理配合不正确的是（　　）

   A. 调改余留牙及制备支托凹时，护士持吸唾器及时吸净冷却水及唾液

   B. 调拌制取印模材料时，应严格按照材料说明书的粉液比例进行调拌，并在规定时间内完成

   C. 调磨余留牙前告知患者如有不适一定要举左手示意，以免误伤软组织

   D. 传递托盘时要以方便医师抓握为原则

   E. 使用后的材料应冷藏保存

   正确答案：E

   答案解析：使用后的藻酸盐印模材料需常温密闭保存。

3. 可摘局部义齿戴入术术后应告知患者的内容不包括（　　）

   A. 修复体戴入后饮食应由软及硬逐渐过渡

   B. 不应强力摘戴修复体

   C. 修复体戴入时可用牙咬合就位

   D. 初戴修复体后如有压痛、黏膜溃疡、咀嚼不便或卡环过松等不适，应及时复诊

   E. 嘱患者睡前将修复体取下，用牙刷、牙膏将修复体清洗干净后浸泡在冷水中

   正确答案：C

   答案解析：修复体戴入时不可用牙咬合就位。

4. 某患者，女性，68 岁。自诉 3 个月前因牙周病在医师建议下拔除口内多数松动牙及龈下残根，现因咀嚼困难，要求进行修复治疗。检查：11、14～17、21、24～27、31、32、35～37、41、42、45～47 牙缺失，缺牙区近远中间隙无减少，覆𬌗未见异

常，牙槽骨未见明显吸收，下颌口底深度正常，全口卫生一般。经与患者沟通，采取可摘局部义齿修复，在修复体戴入过程中对此患者治疗的护理配合不正确的是（　　）

A. 调磨修复体时，护士持强力吸唾器及时吸走碎屑，避免碎屑入眼
B. 调磨修复体时，护士应及时传递不同型号咬合纸
C. 义齿试戴过程中告知患者如有不适要举左手示意，以免误伤软组织
D. 义齿抛光时护士应安装灭菌过的抛光轮
E. 义齿抛光后即可戴入患者口腔内

正确答案：E

答案解析：义齿消毒、吹干后方可戴入患者口腔内。

实训二十

全口义齿修复的四手护理配合技术

◆ 病例导入

患者，男性，65岁，全口牙齿拔除5年，曾戴用全口义齿，现义齿磨损明显，咀嚼无力，要求重新修复。口腔检查上下牙槽嵴欠丰满，无骨刺、骨突。患者已停戴义齿1周，医师拟进行全口义齿修复。作为护理人员，如何进行有效的四手护理配合？

◆ 知识要点

一、全口义齿修复的定义

全口义齿修复是对无牙颌患者的常规修复治疗方法，是采用人工材料替代缺失的上颌或下颌完整牙列及相关组织的可摘义齿修复体，又称为总义齿。全口义齿由基托和人工牙两部分组成，靠义齿基托与黏膜紧密贴合及边缘封闭产生的吸附力和大气压力固位，吸附在上下颌牙槽嵴上，以恢复患者的面部形态和口腔功能。

二、全口义齿修复的操作步骤

无牙颌印模制取→颌位关系确定→义齿戴入。

◆ 操作技术

一、学习要点

全口义齿修复的护理配合技术要点，包括：①此项操作的所有物品准备；②制取印模时印模材料的调拌方法；③确定颌位关系时协助医师制作暂基托、蜡殆堤；④确定殆平面及垂直距离；⑤全口义齿戴入后的健康教育。

二、操作规程

（一）简易流程

1. 全口义齿修复制取印模的四手护理配合技术

全口义齿修复的四手护理配合技术

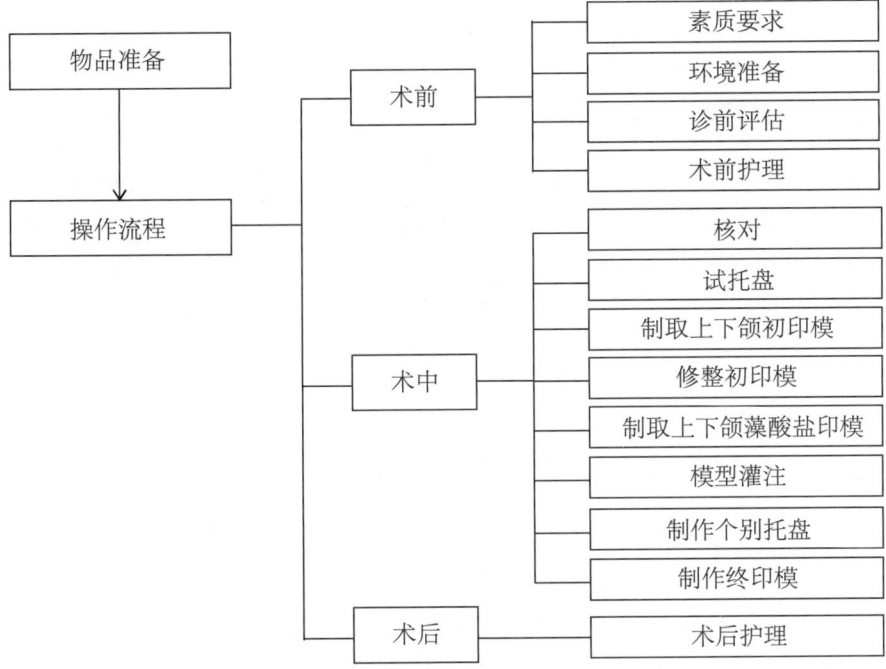

2. 全口义齿修复颌位关系确定的四手护理配合技术

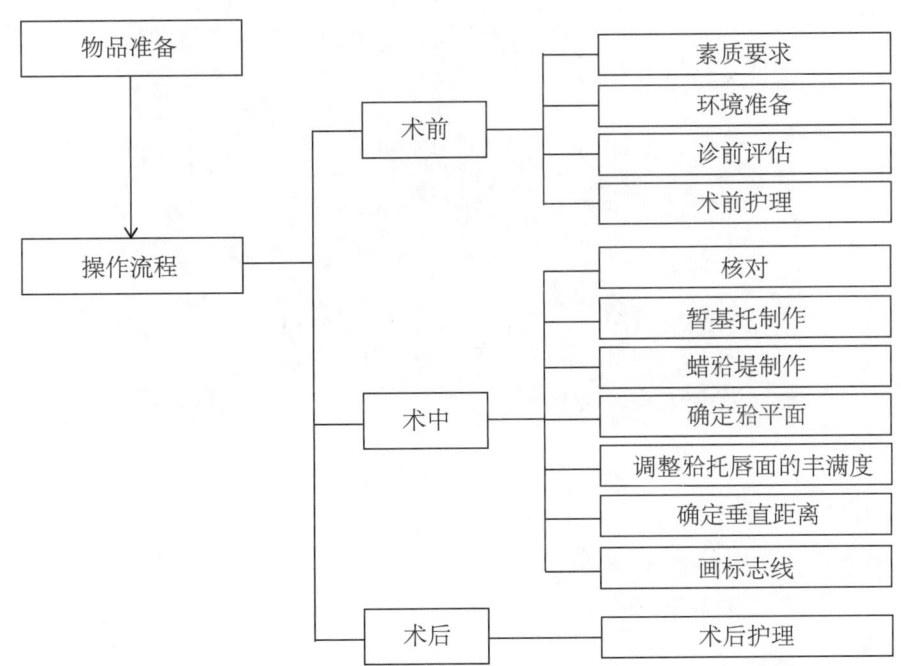

3. 全口义齿修复义齿戴入的四手护理配合技术

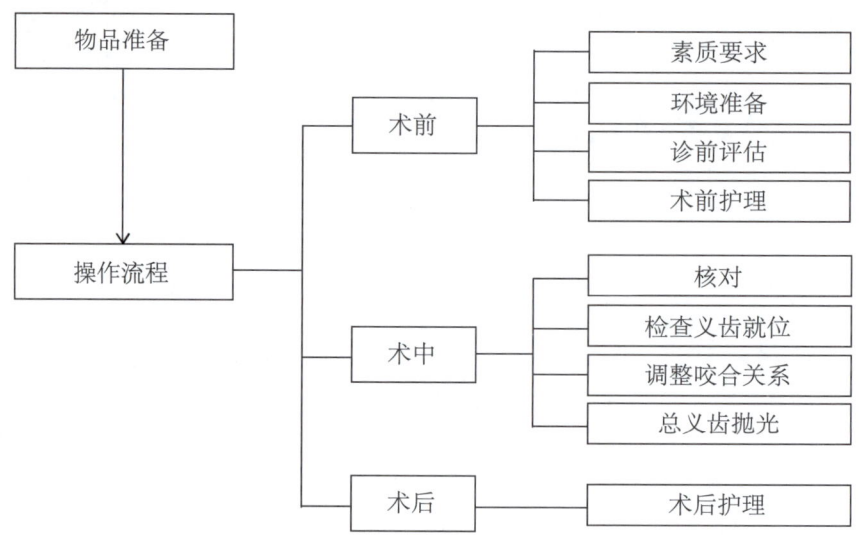

（二）分步流程

1. 全口义齿修复制取印模的四手护理配合技术

📐 物品准备（图 20-1，20-2）

印模膏、印模膏水浴盆、70~80℃热水、上下颌成品无牙颌托盘、印模膏修整刀、调拌刀、调拌碗、量水杯及清水、藻酸盐印模材料、量粉勺、蜡片、酒精灯、分离剂、光固化树脂基托材料、蜡勺、蜡刀、光固化灯箱。

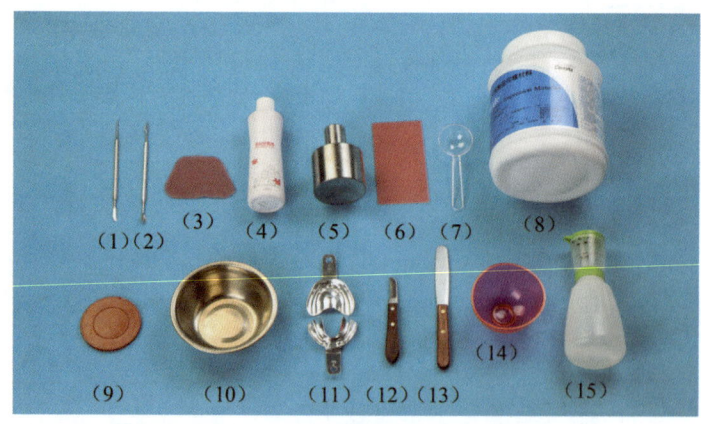

图 20-1 全口义齿修复制取印模物品准备

（1）蜡刀；（2）蜡勺；（3）光固化树脂基托材料；（4）分离剂；（5）酒精灯；（6）蜡片；（7）量粉勺；（8）藻酸盐印模材料；（9）印模膏；（10）印模膏水浴盆；（11）上下颌成品无牙颌托盘；（12）印模膏修整刀；（13）调拌刀；（14）调拌碗；（15）量水杯

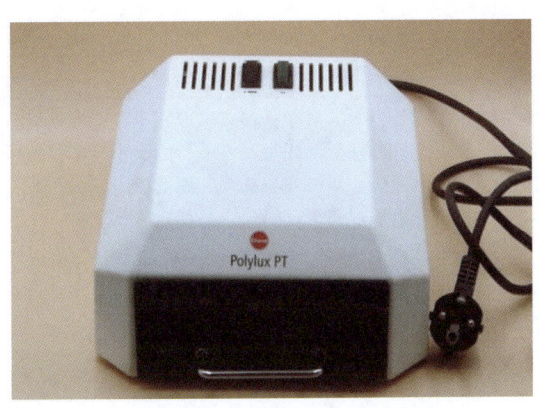

图 20-2 光固化灯箱

操作流程

术前（表 20-1）

表 20-1 全口义齿修复制取印模的四手护理配合技术（术前）

操作步骤	操作要点
1. 素质要求	掌握全口义齿修复制取印模的四手护理配合技术及医院感染的控制方法等
2. 环境准备	保持环境的整洁、明亮、舒适、安全；确保口腔综合治疗台功能正常
3. 诊前评估	（1）核实身份信息。至少核对患者的姓名、性别、年龄三项 （2）一般情况。了解口腔卫生情况、既往史、过敏史、近期饮食情况等 （3）口腔局部症状。检查口腔黏膜有无溃疡、红肿等；嘴角有无皲裂 （4）心理状况。了解患者的心理状态、情绪反应、就诊目的、美观要求及社会支持情况等 （5）知识了解。对本次治疗程序、后续治疗等知识的认知情况
4. 术前护理	（1）个人防护。护士按照七步洗手法洗手，然后戴口罩，操作前戴手套 （2）患者准备。系胸巾、放口杯、嘱漱口；调节椅位及光源，保持术野清晰，方便治疗；为患者口角涂抹凡士林，避免张口时间过长造成口角损伤 （3）心理护理。向患者讲明治疗步骤及如何配合，消除患者对治疗的恐惧心理 （4）安装三用枪头及吸唾管

术中（表 20-2）

表 20-2 全口义齿修复制取印模的四手护理配合技术（术中）

操作步骤	用物准备	医师操作要点	护士操作要点	医护患沟通要点
1. 核对				治疗前医护患再次核对本次治疗程序

续表

操作步骤	用物准备	医师操作要点	护士操作要点	医护患沟通要点
2. 试托盘	上下颌成品无牙颌托盘	将托盘置于患者的口中，检查托盘是否合适。托盘与牙弓内外侧应有3~4mm间隙，以容纳印模材料，其翼缘应距黏膜皱襞约2mm，不妨碍唇、颊和舌的活动。上颌托盘的远中边缘应盖过上颌结节和颤动线。下颌托盘的后缘应盖过磨牙后垫区	选取托盘：应根据患者牙弓的大小、形状及牙槽嵴的高度选择合适的托盘 传递托盘：以方便医师抓握为原则将托盘传递给医师	调节椅位前应告知患者，防止椅位突然变化引起患者不适
3. 制取上下颌初印模	印模膏、印模膏水浴盆、消毒纱布；70~80℃热水	将盛有印模膏的托盘置于患者的口中，待印模膏凝固后从患者口内取出，初印模制取完毕（图20-3）	将印模膏放置在印模膏水浴盆中，70~80℃热水水浴2~3分钟，待印模膏软化。根据牙弓的大小取适量软化的印模膏。制取上颌初印模时，将材料塑形成圆团状放置在托盘上。制取下颌初印模时，将材料塑形成条状放置在托盘上。用手指轻压印模膏，使印模膏表面形成牙槽嵴形状的凹形。用手背轻触印模膏，确定其温度不会对患者造成伤害。将盛有印模膏的托盘传递给医师	告知患者印模有一定的温度，如有不适请举左手示意
4. 修整初印模	印模膏修整刀	将红膏的组织面均匀刮除1~2mm（图20-4）	将初印模在流动水下冲净并用三用枪吹干传递给医师，再将印模膏修整刀传递给医师	
5. 制取上下颌藻酸盐印模	藻酸盐印模材料、调拌碗、调拌刀、量水杯、清水、量粉勺	将盛有藻酸盐印模材料的印模膏托盘放入患者的口内就位，待印模完全硬固后取出	调拌藻酸盐印模材料，水粉比例为2:1，调拌好的印模材料应表面光滑、细腻。将调好的藻酸盐印模材料均匀加于红膏组织面（图20-5）及边缘。将托盘传递给医师，指导患者呼吸，协助医师取出完整印模	制取印模前告知患者取印模的操作过程及可能出现的不适，指导患者鼻吸气、口呼气、头微低，以减轻不适症状

续表

操作步骤	用物准备	医师操作要点	护士操作要点	医护患沟通要点
6. 模型灌注			将印模置于流动水下冲洗、消毒后，立即灌注石膏模型	
7. 制作个别托盘（图20-6）	分离剂、常用蜡、酒精灯、蜡刀、蜡勺、光固化树脂基托材料、光固化灯箱	在模型上用铅笔画出个别托盘的范围	将一次性治疗巾铺在操作台上，将修整好的石膏模型放在治疗巾上	
		适当地用红蜡充填模型倒凹	点燃酒精灯，为医师准备好蜡片、蜡刀及蜡勺	
		将预成光固化树脂基托材料按压在模型上，用蜡刀去除多余材料	蘸取适量分离剂涂抹在模型表面。将预成光固化树脂基托材料传递给医师	
		将个别托盘置于口内，检查并调整边缘	将整塑好的个别托盘与模型一起放入光固化灯箱内照射，即可硬固将个别托盘传递给医师	
8. 制取终印模	藻酸盐印模材料、调拌碗、调拌刀、量水杯、清水、量粉勺	制取总义齿终印模	以同样的方法调拌藻酸盐印模材料，放置于个别托盘内，协助医师制取上下颌终印模	指导患者鼻吸气、口呼气、头微低，以减轻不适症状
			印模取出后，调整灯光使之照射在印模上，医师对照口内检查印模是否完整、清晰（图20-7）	

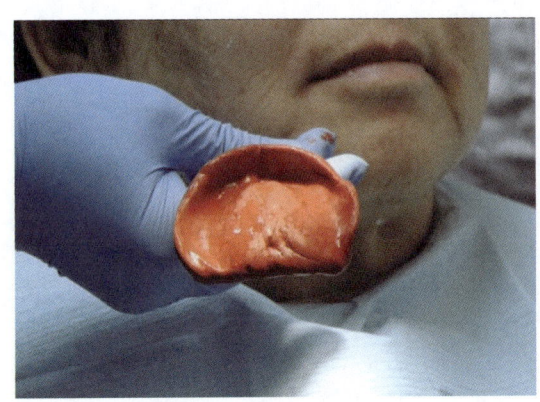

图20-3　制取初印模

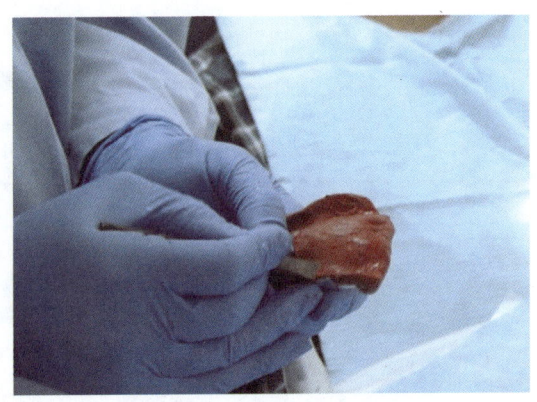

图20-4　修整印模膏初印模

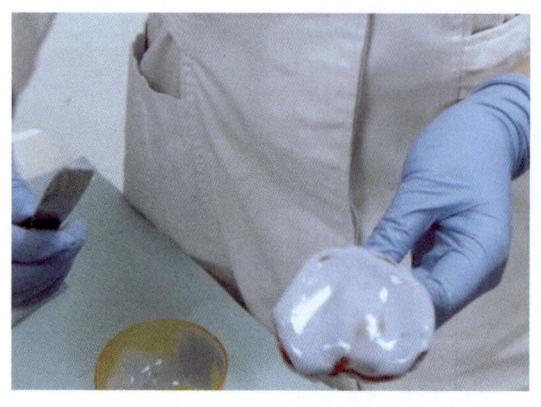

图 20-5 将藻酸盐印模材料置于红膏组织面

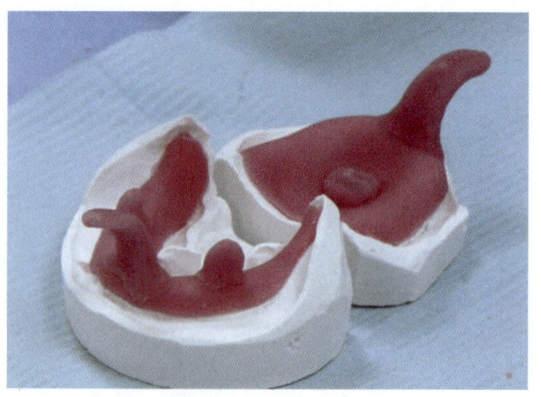

图 20-6 制作个别托盘

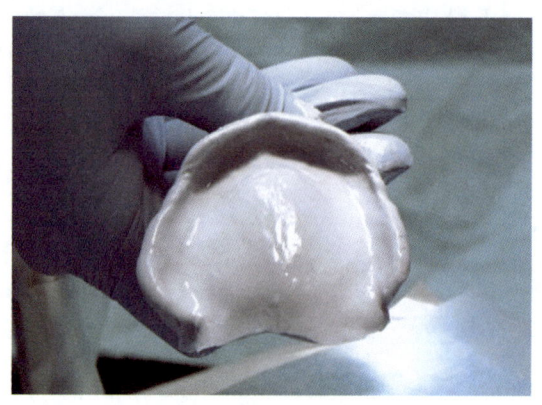

图 20-7 总义齿终印模

术后（表 20-3）

表 20-3 全口义齿修复制取印模的四手护理配合技术（术后）

操作步骤	操作要点
术后护理	（1）患者护理。复位口腔综合治疗台，根据治疗情况嘱患者漱口，协助患者清洁面部，撤去胸巾，清洁痰盂 （2）在印模标记好患者的姓名，送模型室灌注 （3）整理用物。撤去水杯、三用枪头，收回治疗盘及器械，按照医疗垃圾分拣流程处理所有用物 （4）对口腔综合治疗台进行清洁消毒。遵循从洁到污的原则 （5）护士洗手、摘口罩

2. 全口义齿修复颌位关系确定的四手护理配合技术

物品准备（图 20-8）

光固化树脂基托材料、蜡刀、蜡勺、低速直手机、钨钢车针、蜡片、酒精灯、烫蜡板、𬌗平面板、垂直距离测量尺、光固化灯箱。

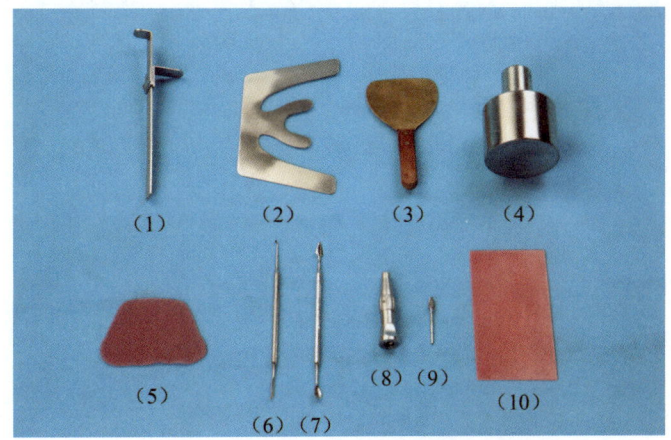

图 20-8 全口义齿修复颌位关系确定物品准备

(1) 垂直距离测量尺；(2) 𬌗平面板；(3) 烫蜡板；(4) 酒精灯；
(5) 光固化树脂基托材料；(6) 蜡刀；(7) 蜡勺；(8) 低速直手机；(9) 钨钢车针；(10) 蜡片

操作流程

术前

术前护理配合技术参见全口义齿修复制取印模。

术中（表 20-4）

表 20-4 全口义齿修复颌位关系确定的四手护理配合技术（术中）

操作步骤	用物准备	医师操作要点	护士操作要点	医护患沟通要点
1. 核对				治疗前医护患再次核对本次治疗程序
2. 暂基托制作（图20-9）	分离剂、蜡片、蜡刀、蜡勺、光固化树脂基托材料、光固化灯箱	在模型上用铅笔画出暂基托的范围 适当地用红蜡填模型倒凹 将预成光固化树脂基托材料按压在模型上，用蜡刀去除多余材料，并在上下颌牙槽嵴顶处推一层倒刺，以便蜡𬌗堤固位	将一次性治疗巾铺在操作台上，将修整好的石膏模型放在治疗巾上 点燃酒精灯，为医师准备好蜡片、蜡刀及蜡勺 蘸取适量分离剂，涂抹在模型表面。将预成光固化树脂基托材料传递给医师 将暂基托与模型一起放入光固化灯箱内照射，即可硬固	

续表

操作步骤	用物准备	医师操作要点	护士操作要点	医护患沟通要点
		调改暂基托边缘	调改暂基托边缘时，安装低速直手机及钨钢车针，并传递给医师。医师调磨时，用强力吸引器及时吸除树脂粉尘	
3. 蜡𬌗堤制作（图20-10）	酒精灯、蜡刀、蜡勺、蜡片、烫蜡板	在酒精灯上将蜡片烤软卷成条状，弯成与颌弓形态一致的弓形，压在暂基托上牙槽嵴的位置，形成蜡𬌗堤。蜡刀在酒精灯上加热后将蜡𬌗堤与暂基托黏固，并切除蜡𬌗堤远中过长的部分	点燃酒精灯，为医师准备好蜡片、蜡刀及蜡勺	
4. 确定𬌗平面	𬌗平面板	将𬌗平面板置于上颌蜡𬌗堤𬌗平面上，确定𬌗平面前部距上唇下缘1~2mm，并与瞳孔连线平行，𬌗平面后部与鼻翼耳屏线平行（图20-11，20-12）	调整好椅位，使患者的瞳孔连线与地面平行。将上𬌗托传递给医师，协助医师将其戴入患者口内。传递𬌗平面板给医师	调节椅位前应告知患者，防止椅位突然变化引起患者不适
5. 调整𬌗托唇面的丰满度	镜子	确定义齿修复后面部的丰满度	将镜子递给患者，嘱患者放松，并与其家属参与丰满度的确定，检查左右是否对称，找到满意的丰满度	
6. 确定垂直距离	垂直距离测量尺	用垂直距离测量尺测量出患者息止颌位时的垂直距离	调整椅位，升起治疗椅靠背，使患者上身坐直，保持头颈直立，目光平视。协助医师用笔在患者鼻底和颏底处皮肤表面各做一个标记点。将上下𬌗托传递给医师，协助医师将其戴入患者口内。传递垂直距离测量尺，嘱患者放松，协助医师确定咬合垂直距离（图20-13）	嘱患者放松，上下唇轻轻闭合，不要用力咬合
7. 画标志线	酒精灯、蜡刀	在蜡𬌗堤上标出中线、口角线、唇高线、唇低线等位置（图20-14）	点燃酒精灯，准备好蜡刀	

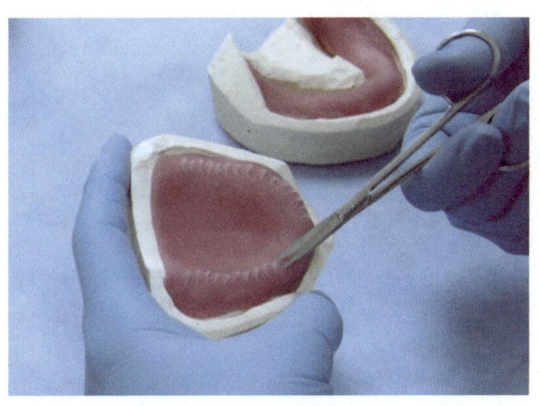

图 20-9　暂基托制作

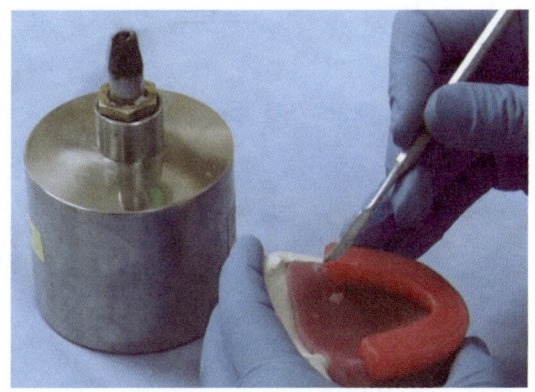

图 20-10　蜡𬭁堤制作

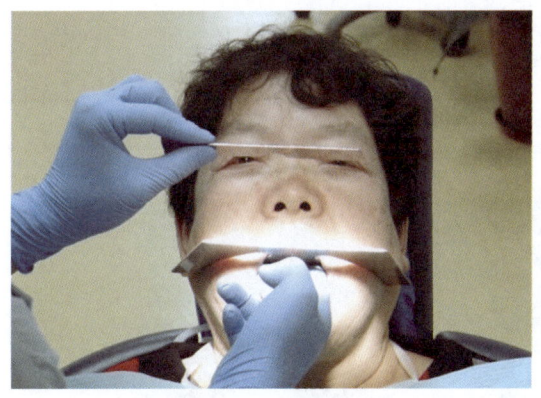

图 20-11　𬭁平面与瞳孔连线平行

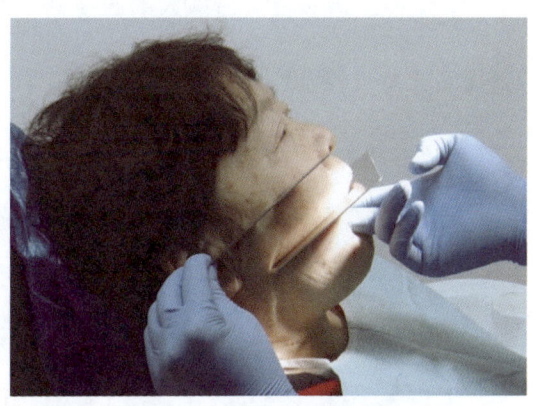

图 20-12　𬭁平面后部与鼻翼耳屏线平行

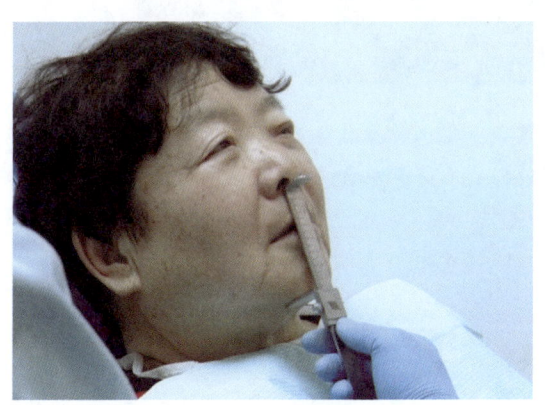

图 20-13　确定垂直距离

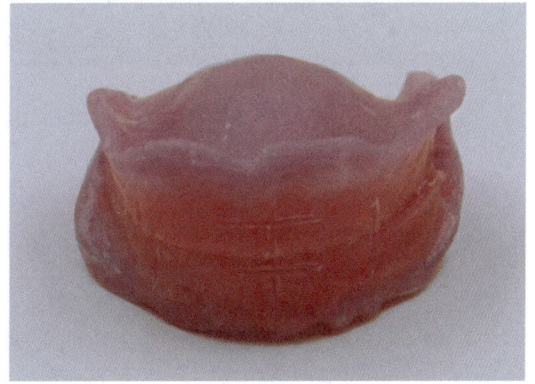

图 20-14　标出标志线

术后(表20-5)

表20-5 全口义齿修复颌位关系确定的四手护理配合技术(术后)

操作步骤	操作要点
术后护理	(1) 患者护理。复位口腔综合治疗台,根据治疗情况嘱患者漱口,协助清洁面部,撤去胸巾,清洁痰盂 (2) 整理用物。撤去水杯和三用枪头及低速手机,收回治疗盘及器械,按照医疗垃圾分拣流程处理所有用物 (3) 对口腔综合治疗台进行清洁消毒。遵循从洁到污的原则 (4) 护士洗手、摘口罩 (5) 护士将设计单、模型及𬌗托转送技工室,预约下次就诊时间

3. 全口义齿修复义齿戴入的四手护理配合技术

物品准备(图20-15)

低速直手机、钨钢车针、压力指示剂、咬合纸、抛光轮、抛光机。

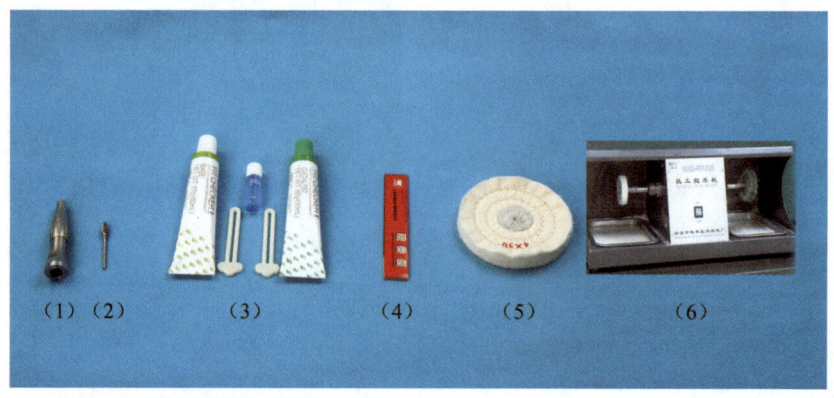

图20-15 全口义齿修复义齿戴入物品准备
(1) 低速直手机;(2) 钨钢车针;(3) 压力指示剂;(4) 咬合纸;(5) 抛光轮;(6) 抛光机

操作流程

术前

术前护理配合技术参见全口义齿修复制取印模。

术中（表20-6）

表20-6　全口义齿修复义齿戴入的四手护理配合技术（术中）

操作步骤	用物准备	医师操作要点	护士操作要点	医护患沟通要点
1. 核对				核对患者义齿的姓名、性别、年龄、医师姓名及修复体的设计，并用75%乙醇棉球消毒总义齿
2. 检查义齿就位	低速直手机、钨钢车针、压力指示剂	将全口义齿戴入患者口内，检查义齿就位情况、颌位关系，适当地进行调改		需要调改义齿边缘时，安装低速直手机及钨钢车针，传递给医师。在医师检查义齿组织面时，传递压力指示剂。医师调磨时，用强力吸引器及时吸除树脂粉尘。调磨结束后用75%乙醇棉球擦拭多余的压力指示剂
3. 调整咬合关系	低速直手机、钨钢车针、咬合纸	使用咬合纸检查咬合关系并进行义齿修整	用镊子夹住咬合纸并传递给医师，低速直手机安装合适的车针后传递给医师。在医师调改时，用强力吸引器及时吸除树脂粉尘	
4. 总义齿抛光	抛光机、抛光轮	患者试戴满意后，进行总义齿的抛光、打磨	将抛光轮安装在抛光机上。待医师抛光结束，将义齿消毒后交给患者，并协助医师教会患者如何戴入	教会患者将义齿轻轻旋转式戴入口内，对患者进行相关健康指导

术后（表20-7）

表20-7　全口义齿修复义齿戴入的四手护理配合技术（术后）

操作步骤	操作要点
术后护理	（1）患者护理。复位口腔综合治疗台，根据治疗情况嘱患者漱口，协助患者清洁面部，撤去胸巾，清洁痰盂 （2）整理用物。撤去水杯、三用枪头和低速手机，收回治疗盘及器械，按照医疗垃圾分拣流程处理所有用物 （3）对口腔综合治疗台进行清洁消毒。遵循从洁到污的原则 （4）护士洗手、摘口罩

三、临床护理要点

1. 患者安全　全口义齿修复的患者多为老年患者，在患者上下治疗椅位时护士应注意搀扶，防止患者被治疗椅的管线绊倒。

2. 制取印模

（1）制取印模前告知患者操作过程及可能出现的不适，指导患者鼻吸气、口呼气、头微低，以减轻不适症状。

（2）制取上颌印模时，应将椅位调整至患者的上颌与医师肘部相平或者稍高，张口时上颌牙弓的𬌗平面与地平面平行；制取下颌印模时，应将椅位调整至患者的下颌与医师的上臂中部大致相平，张口时下颌牙弓的𬌗平面与地平面平行。

（3）调拌藻酸盐印模材料时，要严格按照要求的水分比例及调拌时间，调拌好的材料表面光滑，量适中。

3. 确定颌位关系　嘱患者放松，并教会其正确的咬合方式。

4. 义齿的戴入

（1）医师调改义齿时，护士及时用强力吸引器吸除树脂粉尘。

（2）护士教会患者将义齿轻轻旋转式戴入口内，避免义齿戴入时基托擦伤黏膜组织，不要用舌头用力舔义齿。

四、健康教育

1. 治疗前的健康教育

（1）根据治疗计划向患者介绍本次治疗的步骤和配合方法。

（2）指导患者在治疗过程中不要用口呼吸，避免误咽误吸。

（3）提醒患者治疗中如有不适要举左手示意，以免乱动导致误伤软组织。

2. 治疗中的健康教育　告知患者取印模的操作过程及可能出现的不适，指导患者鼻吸气、口呼气、头微低，以减轻不适症状。

3. 治疗后的健康教育

（1）告诉患者摘戴义齿的正确方法。

（2）初戴义齿后有压痛、黏膜溃疡、咬腮、咀嚼不便或卡环过松、吃饭易掉等不适时，应及时复诊。如不适症状使患者难以忍受，嘱患者可暂时停戴义齿，但在复诊前数小时戴上义齿，并吃少许食物，以便找出疼痛原因。

（3）初戴义齿后常有异物感、恶心、发音不清、唾液多、义齿摘戴不便等现象，需逐步适应。初戴义齿进食时应先从普通软食开始，逐步过渡到较硬的食物。

（4）进食后必须用牙刷、牙膏将义齿清洗干净，漱口后将义齿戴入口内，如条件不允许，也必须将食物残渣清洗干净，以保持义齿和口腔清洁卫生。

（5）嘱患者睡前将义齿摘下，用牙刷、牙膏将义齿清洗干净后浸泡在冷水中。如水碱较大，可将水烧开后放凉，再将义齿浸泡在其中，不能浸泡于沸水或酒精中。

链 接

初戴全口义齿或戴用一段时间的患者，可能出现以下问题：①疼痛；②固位不良；③恶心；④咬唇、颊和舌；⑤咀嚼功能差；⑥发音问题；⑦心理因素造成的影响。部分患者由于初戴义齿可能不适应，坚持戴用数日后可缓解。除初戴不适应以外，出现其他问题或症状要及时复诊、定期检查。

思考题

1. 全口义齿修复术后应告知患者的内容不包括（　　）

    A. 正确的摘戴义齿方法

    B. 初戴义齿后常有异物感、发音不清等现象，需逐步适应

    C. 初戴义齿进食时应先从普通软食开始，逐步过渡到较硬的食物

    D. 进食后必须用牙刷、牙膏将义齿清洗干净，漱口后再将义齿戴入口内

    E. 为了更快地适应义齿，患者睡觉时也要将义齿戴入

正确答案：E

答案解析：嘱患者睡前将义齿摘下，用牙刷、牙膏将义齿清洗干净后浸泡在冷水中。

2. 患者，女性，70岁，全口牙缺失，最后一次拔牙已3个月。口腔检查：牙槽嵴较丰满，无骨刺、骨突。经济条件一般，患者应选择哪种修复体（　　）

    A. 可摘局部义齿　　　　　B. 贴面

    C. 桩核冠　　　　　　　　D. 全口义齿

    E. 嵌体

正确答案：D

答案解析：全口义齿修复是对无牙颌患者的常规修复治疗方法，是采用人工材料替代缺失的上颌或下颌完整牙列及相关组织的可摘义齿修复体，又称为总义齿。

实训二十一

种植义齿修复的护理配合技术

牙种植体植入术的六手护理配合技术

◆ 病例导入

患者，女性，36岁，左下后牙缺失5个月余，因影响咀嚼功能且不愿损伤邻牙，故要求种植修复。患者既往体健，无家族史、过敏史，否认高血压、糖尿病。口腔检查：36牙缺失，口腔卫生良好，无牙龈炎，上下颌间隙适中，上下颌弓对应关系基本正常，颞颌关节无弹响，开口度3指。锥体束CT显示36牙骨高度14mm、宽度8mm，骨密度正常。诊断为"36牙缺失"。主治医师选择种植义齿修复，择期行"牙种植体植入术"。作为护理人员，如何进行有效的六手护理配合？

◆ 知识要点

一、种植义齿修复的操作步骤

牙种植体植入→种植牙牙龈成形→固定种植义齿制取印模→固定种植义齿戴入。因种植牙牙龈成形术在临床操作中与牙种植体植入术的护理配合要点基本相同，故本实训不再赘述。

二、牙种植体植入术的基本原则

1. 外科无菌原则 预防植入后的种植体发生感染。

2. 防止副损伤原则 防止损伤鼻腔、上颌窦、颏孔、下牙槽神经管等组织结构。

3. 微创原则

（1）种植工具盒中钻针应根据其厂家要求的转速进行调节。

（2）术中用低温盐水及时进行降温，避免骨热损伤。

（3）根据厂家推荐，在使用一定次数后及时更换钻针，保持钻针锋利。

（4）严格遵循微创原则，将手术创伤降到最低。

4. 初期稳定性原则 种植体的初期稳定性是获得良好骨结合的基础，是种植成功的重要因素。

三、牙种植体植入术的基本步骤

消毒、铺巾→穿无菌手术衣、戴无菌手套→铺无菌台、清点器械、连接仪器设备

→局部麻醉→切口、翻瓣→种植窝制备→牙种植体植入→缝合创口。

◆ 操作技术

一、学习要点

牙种植体植入术护理配合技术的要点，包括：①环境要求、物品准备、护士素质要求；②正确连接仪器设备并调节好参数，铺无菌台时将器械按使用顺序摆放；③术中全程保持术野清晰；④种植窝制备时快速、准确、稳妥地传递钻针，并保持冷却水的足量和通畅；⑤种植体植入时避免污染。

二、操作规程

（一）简易流程

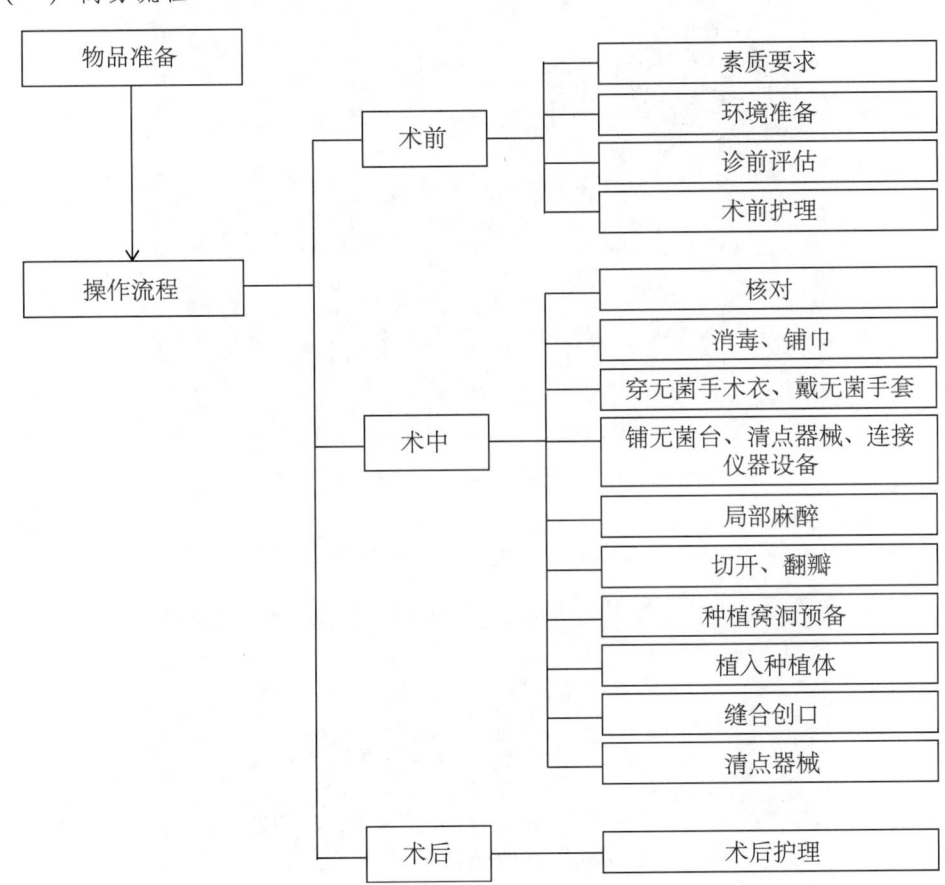

（二）分步流程

物品准备（图21-1，21-2）

◆ 常规物品准备。无菌敷料包（手术衣、治疗巾、洞巾、机套）、无菌器械包（巾钳、金属吸唾管、注射器、拉钩、刀柄刀片、牙龈剥离器、骨膜剥离器、剔挖器、牙周探针、蚊氏钳、组织镊、持针器、剪刀、药杯、治疗碗等）、麻醉药、针头、麻醉导管、推麻仪、金属口镜、无菌刀片、缝针缝线、无菌手术衣、无菌手套、吸引器、吸引器连接管、4℃生理盐水、牙龈冲洗器、口腔防护镜卵圆钳、纱布、弯盘、皮肤消毒剂、黏膜消毒剂。

◆ 专用物品准备。种植体、种植机、种植手机、种植工具盒（定位钻、先锋钻、扩孔钻、颈部成型钻、攻丝钻、测量杆、携带器、螺丝刀、扭矩扳手、卡尺、棘轮扳手、覆盖螺丝等）。

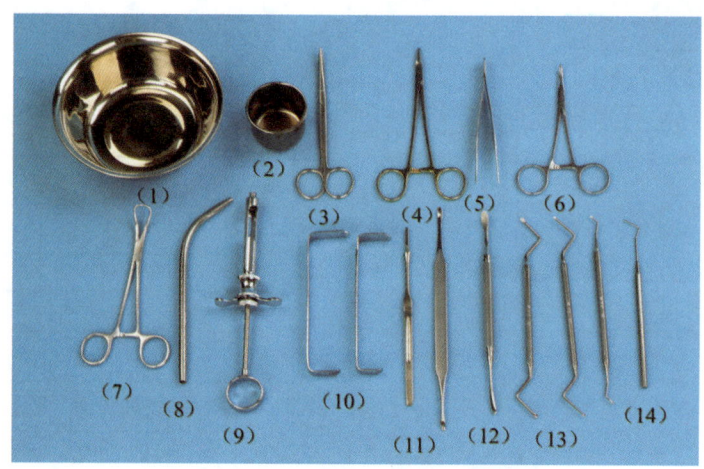

图21-1　牙种植体植入术常规物品准备

(1) 治疗碗；(2) 药杯；(3) 剪刀；(4) 持针器；(5) 组织镊；(6) 蚊氏钳；(7) 巾钳；(8) 金属吸唾管；(9) 注射器；(10) 拉钩；(11) 刀柄；(12) 骨膜剥离器；(13) 剔挖器；(14) 牙周探针

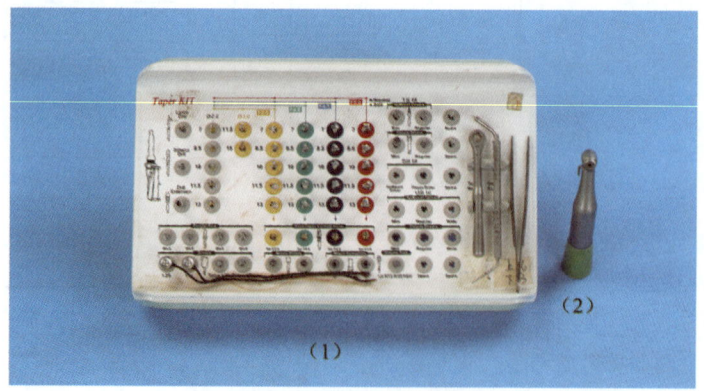

图21-2　牙种植体植入术专用物品准备

(1) 工具盒；(2) 种植手机

操作流程

术前（表21-1）

表21-1　牙种植体植入术的六手护理配合技术（术前）

操作步骤	操作要点
1. 素质要求	掌握牙种植体植入术的护理配合技术及感染控制方法等
2. 环境准备	保持环境的整洁、明亮、舒适、安全；术前对空气进行紫外线照射消毒1小时；确认口腔综合治疗台及种植机功能正常
3. 诊前评估	（1）核实身份信息。至少核对患者的姓名、性别、年龄三项 （2）核实牙位信息。根据病历、锥体束CT及患者主诉核对牙位、数量及顺序 （3）一般情况。了解口腔卫生情况、全身情况、既往史、过敏史、用药史、家族史等，女性避开月经期及妊娠期 （4）口腔局部症状。检查口腔黏膜有无溃疡、红肿等；嘴角有无皲裂 （5）心理状况。了解患者心理状态、情绪反应、就诊目的、美观要求及社会支持情况等 （6）知识了解。了解患者对本次治疗程序、后续治疗等知识的认知情况
4. 术前护理	（1）个人防护。护士均按照七步洗手法洗手，然后戴口罩，器械护士打开无菌台后，严格按照外科洗手法及外科手消毒方法进行外科洗手及外科手消毒，操作前戴口腔防护镜 （2）患者准备。系胸巾、放口杯，嘱患者含漱漱口液30秒，反复3次；调节椅位，以医师方便操作、患者感觉舒适为原则；调节光源，保持术野清晰 （3）心理护理。向患者讲明治疗步骤及如何配合，消除患者对治疗的恐惧心理

术中（表21-2）

表21-2　牙种植体植入术的六手护理配合技术（术中）

操作步骤	用物准备	医师操作要点	护士操作要点	医护患沟通要点
1. 核对				治疗前医护患再次核对牙位，确定本次治疗程序
2. 消毒、铺巾	卵圆钳、纱布、药杯、弯盘、皮肤消毒剂、黏膜消毒剂、洞巾、治疗巾		遵循无菌原则，巡回护士先后将黏膜消毒剂及皮肤消毒剂分别倒入药杯内，并进行术区消毒；消毒后铺巾并暴露患者口腔和周围的部分皮肤；巡回护士协助器械护士铺好洞巾及治疗巾	告知患者黏膜消毒时采用鼻呼吸；颌面部消毒时闭眼，采用口呼吸，以减轻消毒液的刺激；铺洞巾前安抚患者
3. 穿无菌手术衣、戴无菌手套	无菌手术衣、无菌手套	严格按照无菌操作原则，穿无菌手术衣、戴无菌手套	巡回护士遵循无菌操作原则，协助器械护士及医师穿好手术衣，并准备好无菌手套	

续表

操作步骤	用物准备	医师操作要点	护士操作要点	医护患沟通要点
4. 铺无菌台、清点器械、连接仪器设备	吸引器、治疗巾、吸引器连接管、金属吸唾管、种植机、种植手机、机套、4℃生理盐水、牙龈冲洗器、无菌器械包、种植工具盒		器械护士铺两个无菌台，将常规手术器械与种植工具盒分开放置；并将器械按照使用顺序进行整理、摆放；器械护士与巡回护士协作，清点器械及敷料，连接吸引器、种植手机及冷却水，巡回护士调节好种植机的工作参数，同时关注患者病情变化	可通过播放轻音乐、聊天的方式减轻患者的焦虑
5. 局部麻醉	麻醉药、麻醉导管、针头、推麻仪、金属口镜	采用局部浸润的麻醉方式进行术区麻醉	巡回护士协助器械护士连接推麻仪及麻醉药，器械护士协助医师牵拉口角，进行局部麻醉	充分沟通，安抚患者，同时注意观察其病情变化
6. 切开、翻瓣	刀柄、刀片、牙龈剥离器、骨膜剥离器、各型号剔挖器	在牙槽嵴顶或偏离牙槽嵴顶腭侧做水平切口，全层切开黏骨膜，翻开黏骨膜瓣，暴露手术区及颊舌侧骨缘，搔刮修整骨面	器械护士协助医师牵拉口角，充分暴露手术野并吸唾以保持术野清晰，借助弯盘传递锐器，避免针刺伤	器械护士安抚患者，观察患者病情变化
7. 种植窝洞预备	种植体、种植机、种植手机、4℃生理盐水、相应型号钻针	用相匹配的系列钻针逐级制备种植窝	器械护士技术前设计，准备尺寸适宜的种植体数枚；器械护士按顺序传递相配套的系列钻针和工具，在制备窝洞过程中协助医师及时吸去患者口内的血液、唾液及冷却水，保持术野清晰（图21-3）；巡回护士根据每根钻针的转速要求及时调节种植机的工作参数，同时全程关注冷却水，保持冷却水足量、通畅（图21-4）	告知患者在窝洞制备的过程中采用鼻呼吸，避免发生呛咳，护士会用吸引器及时吸走口内残留的水，不可试图坐起

续表

操作步骤	用物准备	医师操作要点	护士操作要点	医护患沟通要点
8. 植入种植体	相应型号的种植体、携带器、扳手、螺丝刀、覆盖螺丝	将相应直径种植体缓缓植入已制备好的种植窝内，旋入覆盖螺丝	巡回护士、器械护士及医师共同核对种植体型号后巡回护士将其打开，并遵医嘱调节种植机参数；器械护士稳妥传递种植体，避免污染，协助医师充分暴露手术术野，吸除术野血液及冷却水，并协助医师将种植体植入（图21-5），在此过程中避免种植体被污染；稳妥传递螺丝刀（图21-6）及与植体相匹配的覆盖螺丝，并牵拉口角，协助医师旋入	提示患者尽量张大口，不能晃动头部，以避免污染种植体，进而影响骨愈合
9. 缝合创口	持针器、缝针缝线、镊子、剪刀、生理盐水	冲洗并严密缝合创口	冲洗时器械护士及时进行吸唾，防止患者呛咳；并协助医师充分牵拉口角，严密缝合创口	以温和的语言与患者交流，以缓解患者的恐惧
10. 清点器械			器械护士与巡回护士共同清点手术台上所用到的器械及敷料，以确保患者口内无遗留	嘱患者闭口休息

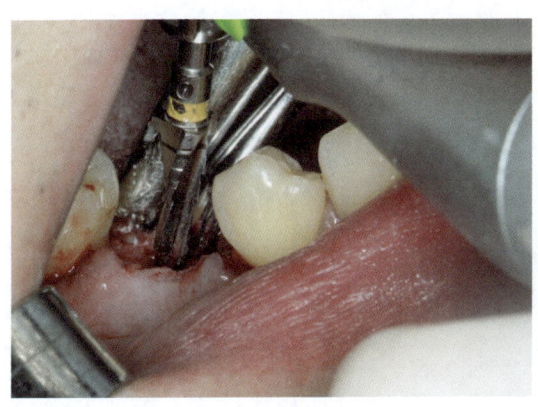

图 21-3 术中保持术野清晰

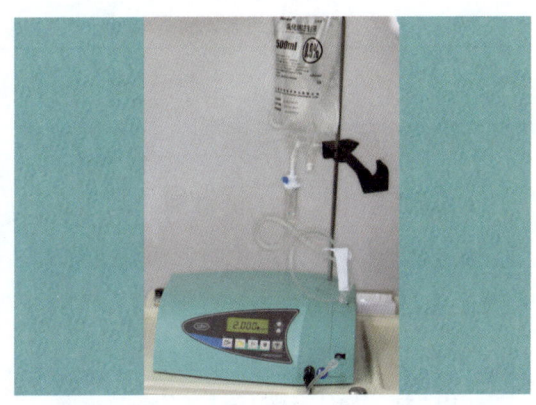

图 21-4 术中保持冷却水足量、蠕动泵正常

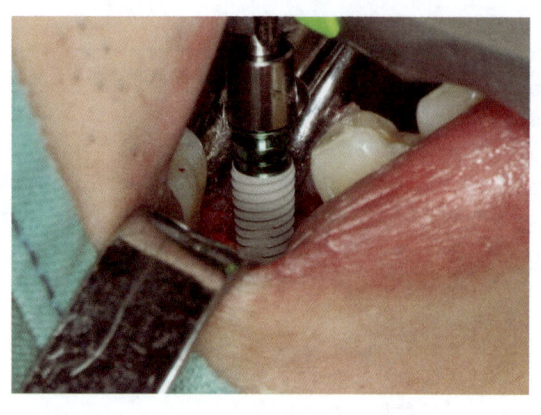 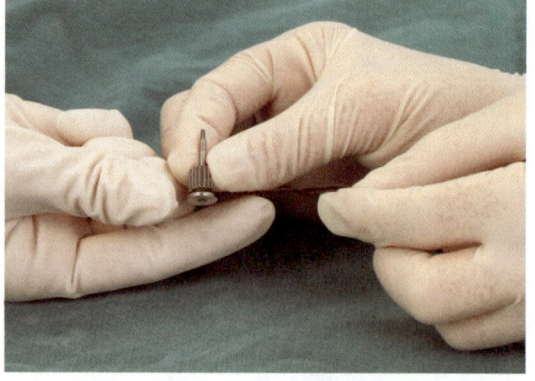

图 21-5　协助医师植入种植体　　　　　图 21-6　术中传递螺丝刀

术后（表 21-3）

表 21-3　牙种植体植入术的六手护理配合技术（术后）

操作步骤	操作要点
术后护理	（1）患者护理。撤去巾钳、金属吸唾管、吸引器、洞巾，口腔综合治疗台缓慢复位，协助患者清洁面部，撤去胸巾、清洁痰盂 （2）整理用物。撤去水杯、种植手机、冷却水及麻醉导管，按照医疗垃圾分拣原则处理用物；将清点好的可回收器械用治疗巾包裹后交消毒中心，按照可回收器械消毒灭菌标准流程进行处理 （3）对口腔综合治疗台进行清洁消毒。遵循从洁到污的原则 （4）护士洗手、摘口罩 （5）手术室进行紫外线消毒 30 分钟

三、临床护理要点

1. 消毒铺巾　由于消毒剂的刺激会引起患者剧烈的呛咳，所以在消毒前要告知患者正确的配合方法，避免呛咳破坏无菌区。通常在消毒口内黏膜时请患者采用鼻呼吸，消毒颌面部皮肤时则请患者采用口呼吸。

2. 种植窝制备

（1）窝洞预备过程中，需要器械护士及时、准确、稳妥地传递钻针，因此器械护士要熟悉工具盒中钻针的摆放位置、使用顺序及其功能。巡回护士要熟悉每根钻针的转速，每次更换钻针后要及时调节种植机转速，每次调节转速需与医师进行口头核对，以确保术中安全。

（2）种植窝在制备过程中会产热。有研究显示，温度达到 47℃ 持续 1 分钟，骨组织即可发生坏死，因此在种植窝制备时，需要利用 4℃ 生理盐水大量冲洗、及时降温，以保护骨组织。巡回护士要在窝洞预备过程中确保冷却水足量、通畅；同时器械护士要及时吸引患者口中的冷却水及血液,以防止患者呛咳,保证术野清晰。

3. 种植体植入　种植体在植入制备好的窝洞之前要避免被血液、唾液污染,所以在传递种植体时须使种植体与携带器连接紧密,避免滑落;同时嘱患者尽量张口,头勿动,以保证种植体顺利植入。

四、健康教育

1. 治疗前的健康教育

(1) 根据治疗计划向患者介绍本次治疗的步骤和配合方法。

(2) 指导患者在治疗过程中用鼻呼吸,避免呛咳及误咽误吸。

(3) 提醒患者治疗中如有不适可以用左手肘部轻触器械护士,以免误伤软组织。

2. 治疗中的健康教育

(1) 告知患者黏膜消毒时采用鼻呼吸,颌面部消毒时闭眼,采用口呼吸,以减轻消毒液的刺激。

(2) 嘱患者手术中口腔内如有水护士会及时用吸引器吸出,勿坐起。

(3) 嘱患者治疗中不得用手触摸颈部及以上位置。

(4) 嘱患者手术中不要紧张,护士会提示患者如何配合医师。

3. 治疗后的健康教育

(1) 治疗后不适的处理。向患者说明治疗结束后如有疼痛可遵医嘱服用止痛药,水肿会在72小时后逐渐缓解。如有明显出血和严重肿胀情况,应及时复诊。

(2) 饮食指导。术后2小时即可进食,24小时内进食温凉饮食,1周内进食半流质或软食,应避免患侧咀嚼食物,避免过烫、过硬、辛辣刺激食物,禁烟酒。

(3) 口腔卫生。嘱患者注意保持口腔卫生,24小时内禁止刷牙,防止伤及牙龈,致使创口出血。24小时后正常刷牙漱口。指导患者每次进食后清水漱口,再用漱口液含漱30秒,以防止创口感染。

(4) 复诊指导。一般术后7~10日即可拆线,拆线要及时,以预防局部出现感染,同时也要检查创口的愈合情况。

◆ 链　接

---**种植方式分类与选择**---

2008年第四届国际口腔种植学会共识研讨会提出,基于种植体植入时拔牙窝愈合过程中的临床状态而分为4型:Ⅰ型种植(即刻种植)是指在拔牙后即刻植

入种植体；Ⅱ型种植（软组织愈合的早期种植）是指在软组织愈合之后、牙槽窝内具有临床意义的骨充填之前植入种植体，通常为拔牙后4～8周；Ⅲ型种植（部分骨愈合的早期种植）是指在牙槽窝内具有临床意义和（或）X线片上的骨充填后植入种植体，通常为拔牙后12～16周；Ⅳ型种植（延期种植）是指在牙槽窝完全骨愈合后植入种植体，通常为拔牙后6个月或更长时间后。

思考题

1. 患者，女性，48岁，左下6牙缺失5个月余，要求种植义齿修复。手术时，在种植窝制备过程中，护士协助医师保持术野清晰并用（　　），以防产热导致不可逆的骨损伤

    A. 少量蒸馏水冲洗　　　　　　　B. 少量生理盐水冲洗
    C. 抗生素水局部冲洗　　　　　　D. 大量生理盐水冲洗降温
    E. 大量生理盐水静脉输入

正确答案：D

答案解析：在制备种植窝洞过程中会产热，有研究显示，47℃时骨组织可在1分钟内坏死，因此，在制备种植窝洞时，需要利用大量4℃生理盐水冲洗、降温。

2. 在种植体植入术后告知患者：一般（　　）即可拆线

    A. 2～3日　　　B. 3～5日　　　C. 5～7日　　　D. 7～10日
    E. 10～14日

正确答案：D

答案解析：此题为牙种植体植入术后健康教育的内容。术后一般7～10日即可拆线，拆线要及时，以预防出现局部感染，同时也要检查创口的愈合情况。

固定种植义齿制取印模的四手护理配合技术

◆ **病例导入**

患者，女性，36岁，3个月前于本院种植科行36牙种植体植入术，3周前行36牙牙龈成形术，现来我科要求冠修复。检查：36牙可见愈合基台，周围牙龈无红肿，颌间距离及近远中距离适中，扭力实验正常。现主治医师选择"固定种植义齿制取印模治疗"。作为护理人员，如何进行有效的四手护理配合？

◆ **知识要点**

一、种植义齿的相关定义

（1）种植义齿是在牙种植体支持、固位基础上完成的一类缺牙修复体，它主要由种植体、基台和上部结构3个部分组成。

（2）基台是种植体穿过黏膜暴露在口腔的部分，它连接了上部结构与种植体，为上部结构提供固位和支持。

二、固定种植义齿制取印模的步骤

检查骨结合→旋下愈合基台→旋入转移杆→制取印模→旋下转移杆→制作颌位记录→愈合基台复位→修复体比色→印模处置。以下以 Nobel-replace 为例介绍粘接固位种植体支持单冠的制取印模的护理配合技术。

◆ **操作技术**

一、学习要点

固定种植义齿制取印模的四手护理配合技术的护理要点，包括：①此项操作的所有物品准备；②仔细核对患者病历并选择相匹配的螺丝刀、转移体和替代体；③制取印模时严格按照材料的要求进行调拌并协助医师取出完整印模；④制作颌位记录时协助吸唾以保持术区干燥；⑤愈合基台复位时协助医师将愈合基台消毒后复位；⑥修复体比色时协助提供充足的自然光。

二、操作规程

（一）简易流程

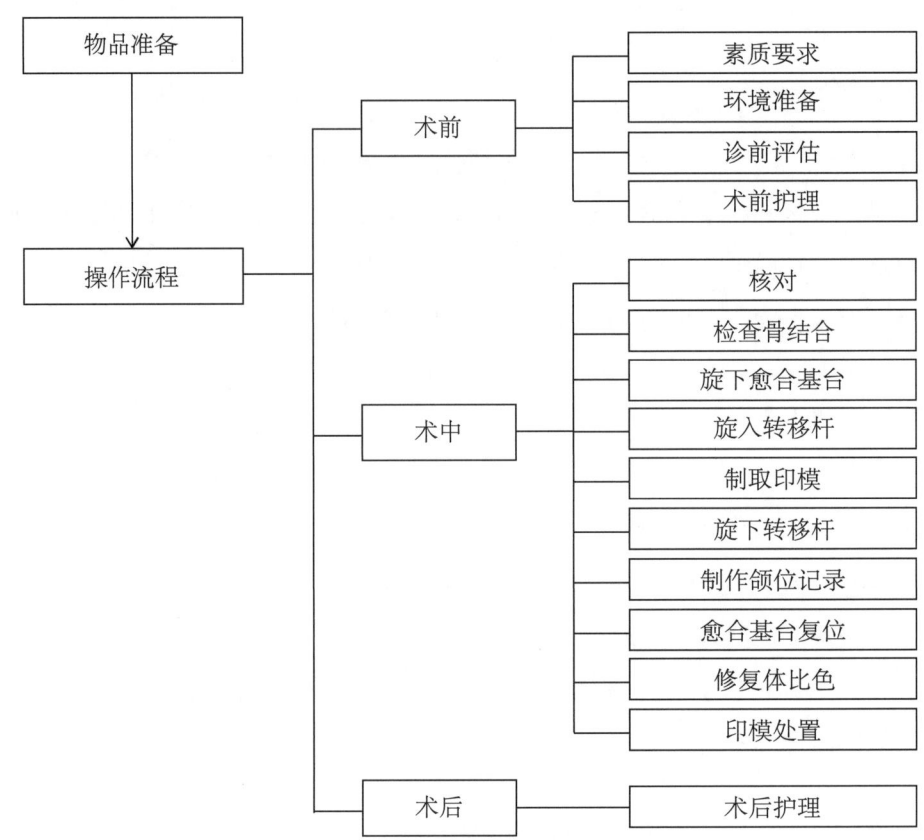

（二）分步流程

物品准备

◆ 常规物品准备。口腔检查器械（镊子、口镜、探针）、三用枪头、吸唾管、口杯、刀片、无菌棉球、75%乙醇棉球、口腔防护镜、凡士林、棉签、面镜、托盘、拉钩、照相机。

◆ 专用物品准备（图21-7）。螺丝刀、转移杆、替代体、漱口液、冲洗针、注射枪、混合头、水门汀充填器、根尖片、蜡片、硅橡胶套装、咬合记录硅橡胶、藻酸盐印模材料、量粉勺、量水杯、调拌刀、调拌碗、比色板、反光板。

实训二十一　种植义齿修复的护理配合技术

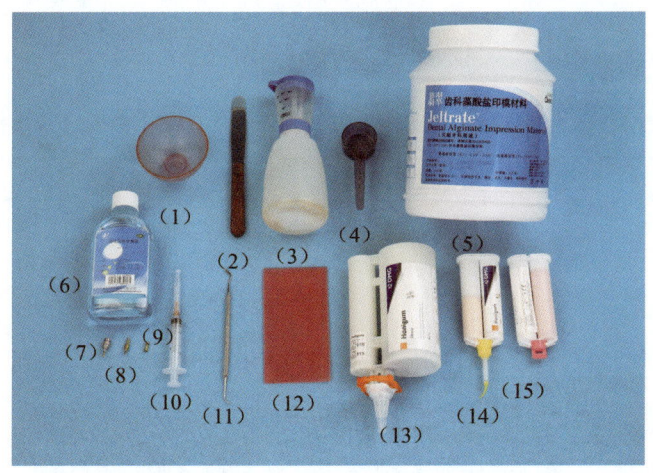

图 21-7　固定种植义齿制取印模专用物品准备

（1）调拌碗；（2）调拌刀；（3）量水杯；（4）量粉勺；（5）藻酸盐印模材料；（6）漱口液；（7）螺丝刀；（8）转移杆；（9）替代体；（10）冲洗针；（11）水门汀充填器；（12）蜡片；（13）机混硅橡胶重体；（14）硅橡胶轻体；（15）咬合记录硅橡胶

操作流程

术前（表 21-4）

表 21-4　固定种植义齿制取印模的四手护理配合技术（术前）

操作步骤	操作要点
1. 素质要求	掌握固定种植义齿制取印模技术的四手护理配合技术及医院感染的控制方法等
2. 环境准备	保持环境的整洁、明亮、舒适、安全；确认口腔综合治疗台功能正常
3. 诊前评估	（1）核实身份信息。至少核对患者的姓名、性别、年龄三项 （2）核实牙位信息。根据病历及患者主诉核对牙位、数量、种植体种类、型号等 （3）一般情况。了解口腔卫生情况、既往史、过敏史、近期饮食情况等 （4）口腔局部症状。检查口腔黏膜有无溃疡、红肿；植体骨结合是否良好；嘴角有无皲裂 （5）心理状况。了解患者心理状态、情绪反应、就诊目的、美观要求及社会支持情况等 （6）知识了解。了解患者对本次治疗程序、后续治疗等知识的认知情况
4. 术前护理	（1）个人防护。护士按照七步洗手法洗手，然后戴口罩，操作前戴口腔防护镜及手套 （2）患者准备。系胸巾、放口杯、嘱漱口；为患者佩戴口腔防护镜，调节椅位及光源，保持术野清晰，方便治疗；为患者口角涂抹凡士林，避免张口时间过长造成口角损伤 （3）心理护理。向患者讲明治疗步骤及如何配合，消除患者对治疗的恐惧心理 （4）安装三用枪头及吸唾管

术中（表21-5）

表21-5 固定种植义齿制取印模的四手护理配合技术（术中）

操作步骤	用物准备	医师操作要点	护士操作要点	医护患沟通要点
1. 核对				治疗前医护患再次核对牙位，确定本次治疗程序
2. 检查骨结合	口镜、根尖片	叩诊愈合基台，实音则证明骨结合良好	传递口镜	告知患者操作过程中如有不适，请举左手示意
3. 旋下愈合基台	与种植体系统匹配的螺丝刀，漱口液，冲洗针	用配套螺丝刀卸下愈合基台，冲洗牙龈袖口及植体顶端，并吹干	传递与种植体相匹配的螺丝刀，为防止器械掉落口内导致误吞误咽，可将螺丝刀拴线；协助医师卸下愈合基台，传递漱口液冲洗种植体顶端，及时吸唾以保持术野清晰（图21-8），协助彻底清洁并吹干种植体内部	告知患者因种植器械很精密，一旦落入患者口内，切勿吞咽，需配合医护人员立即坐起后将其吐出或咳出
4. 旋入转移杆	螺丝刀、转移杆、蜡片、水门汀充填器	将转移杆复位到种植体顶端，并用螺丝刀将其旋紧；用蜡片将螺丝孔封闭	护理人员传递与种植体匹配的螺丝刀及转移杆（图21-9），协助医师将其就位；用水门汀充填器取适量蜡片并传递给医师，协助医师将转移杆上的螺丝孔封闭	告知患者可能会出现牙龈的轻微胀痛，不要紧张；并嘱患者在操作时张口配合，勿突然闭口咬合，以免造成创伤
5. 制取印模	合适型号的托盘、硅橡胶套装、注射枪、混合头、藻酸盐印模材料、量粉勺、量水杯、调拌碗、调拌刀	托盘试戴合适后吹干口腔内种植区及邻牙颌面，注射精细硅橡胶，将盛有硅橡胶重体的托盘在口腔内就位，4~5分钟后将托盘取出，检查印模是否完整，确认转移体无移位。用藻酸盐印模材料制取非工作颌印模	制取印模前，在患者的口周涂抹凡士林并做好解释和安抚工作。协助医师选择合适的印模托盘，试戴合适后，待医师注射精细硅橡胶的同时，护士将硅橡胶重体置于托盘中，传递给医师。4~5分钟后硅橡胶凝固，协助医师将托盘从患者口内取出，协助患者漱口；之后调拌藻酸盐印模材料，协助医师制取非工作颌印模	充分沟通，告知患者在制取印模时可能有不适感甚至恶心，可以用鼻深呼吸、头稍前倾的方法缓解
6. 旋下转移杆	螺丝刀	用螺丝刀将转移杆取下	传递螺丝刀，协助医师转移杆取下	

续表

操作步骤	用物准备	医师操作要点	护士操作要点	医护患沟通要点
7. 制作颌位记录	咬合记录硅橡胶、注射枪、混合头	吹干种植区及邻牙，注射咬合记录硅橡胶，制取颌位记录	安装注射头后传递咬合记录硅橡胶给医师，协助吸唾，保持术区干燥	在医师注射咬合记录硅橡胶后，嘱患者正中咬合
8. 愈合基台复位	漱口液、冲洗针、匹配的螺丝刀、愈合基台	将种植体颈部冲洗吹干，并将愈合基台复位于种植体肩台上，以维持种植体周围软组织形态	传递漱口液冲洗针，协助医师将种植体颈部冲洗并吹干，将愈合基台消毒处理后和拴线螺丝刀一起传递给医师，并协助医师将其复位于种植体肩台上	操作过程中嘱患者勿动，一旦有器械掉入口腔内，不要做吞咽动作，操作结束嘱患者漱口
9. 修复体比色	面镜、比色板、拉钩、反光板、照相机	选择自然光下为患者进行比色	将比色板及面镜传递给医师，提供采光环境，协助比色、拍照、登记	与患者充分沟通，尊重患者知情同意的权利，并与医师再次确认修复体颜色
10. 印模处置	转移杆、替代体、螺丝刀、人工牙龈套装、调拌刀、调拌板、刀片		印模制取后均要进行消毒处理；藻酸盐印模制取后立即灌注石膏模型；硅橡胶印模制取后放置至少30分钟，将转移杆与替代体用螺丝刀旋紧（图21-10），复位于硅橡胶印模内（图21-11）；制取人工牙龈；30分钟后灌注石膏模型	

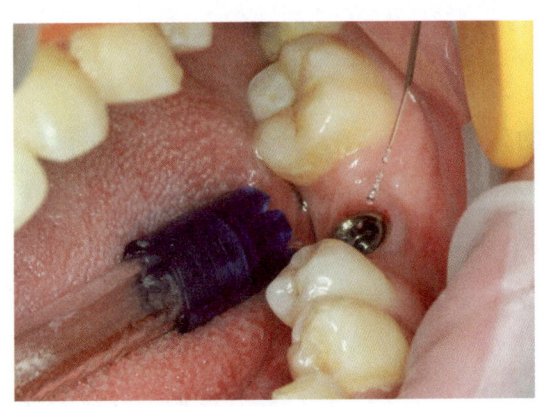

图 21-8 协助医师冲洗牙龈袖口并及时吸唾

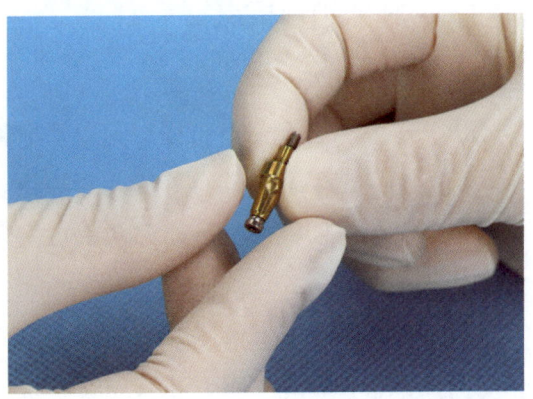

图 21-9 根据种植体型号传递相应的转移杆

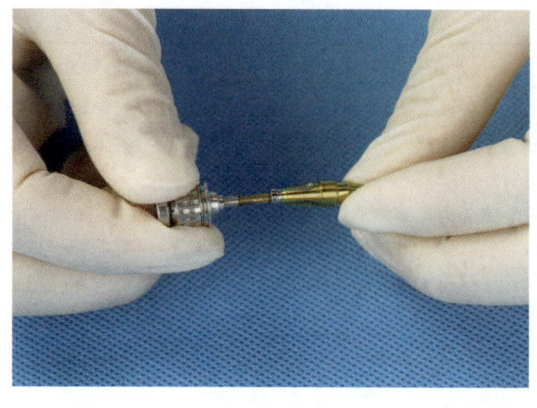
图21-10 将转移杆和替代体用螺丝刀旋紧

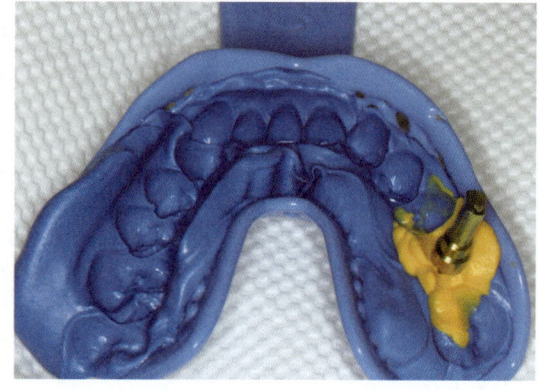
图21-11 将转移杆复位至硅橡胶印模内

术后（表21-6）

表21-6 固定种植义齿制取印模的四手护理配合技术（术后）

操作步骤	操作要点
术后护理	（1）患者护理。复位口腔综合治疗台，根据治疗情况嘱患者漱口，协助清洁患者面部，撤去胸巾，清洁痰盂 （2）整理用物。撤去水杯和三用枪头及高、低速手机，收回治疗盘及器械，按照医疗垃圾分拣流程处理所有用物 （3）对口腔综合治疗台进行清洁消毒。遵循从洁到污的原则 （4）护士洗手、摘口罩 （5）与医师核对拟选用修复体的颜色并记录。硅橡胶等物品应室温避光保存

三、临床护理要点

1. 旋入转移杆

（1）选择合适型号。根据患者病历记载的种植体型号选择与之相匹配的转移杆。

（2）旋入转移杆。转移杆旋入后需用螺丝刀旋紧，并用蜡片将螺丝孔封闭，以免在转移杆复位至印模内时不能完全就位。嘱患者勿突然闭口，以免因转移杆过长而造成创伤。

2. 制取印模 应严格按照材料说明书使用，在规定时间内完成材料调拌，调拌后的材料性状符合诊疗要求，并按照材料说明书规定的温度、湿度保存。制取硅橡胶印模的过程中嘱患者勿动，以免造成印模变形。硅橡胶凝固时间较长（一般4分钟左右），护士应持吸唾器及时吸净口内唾液，以免患者吞咽或者引起恶心，导致印模形变。

四、健康教育

1. 治疗前的健康教育

（1）根据治疗计划向患者介绍本次治疗的步骤和配合方法。

（2）指导患者在治疗过程中用鼻呼吸，避免呛咳及误咽误吸。

（3）提醒患者在治疗过程中如有小器械误入口内，勿做吞咽动作，应配合医护人员立即坐起后将异物吐出或咳出。

（4）提醒患者治疗中如有不适请举左手示意，以免乱动导致误伤软组织。

2. 治疗中的健康教育

（1）与患者充分沟通，告知患者在制取印模时可能会有不适感甚至恶心，可以用鼻深呼吸、头稍前倾的方法来缓解。

（2）提醒患者在安装印模帽的过程中牙龈可能会有轻微胀痛，不要紧张；并且不能突然闭口，以免因转移杆过长导致创伤。

（3）嘱患者在医师注射咬合记录硅橡胶后正中咬合。

3. 治疗后的健康教育

（1）治疗后不适的处理。向患者说明治疗结束后可能会有牙龈的轻微胀痛，可自行缓解，如疼痛剧烈，应及时复诊。愈合基台有可能会出现松动、脱落现象，一旦发生需尽快复诊。

（2）饮食指导。治疗后即可进食，但应避免患侧咀嚼过硬、过黏的食物。

（3）口腔保健指导。嘱患者保持良好的口腔卫生，保持愈合基台的清洁。

（4）不良习惯。向患者讲解吸烟、酗酒对种植体的影响，鼓励患者戒烟戒酒。

（5）复诊指导。告知患者按时就诊的重要性，提示患者遵医嘱复诊。

◆ 链 接

> 固定种植义齿的定义及修复方式的分类：固定种植义齿是指上部结构与基台之间采用粘接剂粘固或者通过固位螺钉连接固位的修复方式，患者不可自行取戴，外形极其近似天然牙，固位及支持力强，舒适度佳，咀嚼功能恢复好。固定种植义齿可分为单冠、联冠和固定桥三种修复方式。

思考题

1. 制取印模的过程中应选择与种植体型号匹配的螺丝刀和（　　），并协助医师将其旋入患者口腔内

   A. 愈合基台　　B. 覆盖螺丝　　C. 转移杆　　D. 替代体

   E. 加力杆

   正确答案：C

   答案解析：制取印模过程中应选择与种植体型号匹配的螺丝刀和转移杆，并协助医师将其旋入患者口腔内。

2. 患者，男性，38岁，4个月前行35牙种植体植入术，现X线片显示骨结合良好，口腔内检查牙龈袖口愈合良好，叩诊实音，行35种植牙制取印模技术。对此患者治疗的护理配合不正确的是（　　）

   A. 护士持吸唾器及时吸净冲洗液

   B. 为使模型更准确，应在硅橡胶印模制取后立即灌注

   C. 印模材料调拌时，应严格按照材料说明书的粉液比例进行调拌，并在规定时间内完成

   D. 制取印模后需教会患者维护口腔卫生的正确方法

   E. 使用后的印模材料应室温密闭保存

   正确答案：B

   答案解析：硅橡胶印模应在制取印模至少30分钟后灌注，以免产生气泡，影响模型的准确性。

固定种植义齿修复体戴入的四手护理配合技术

◆ **病例导入**

患者，女性，36岁，10天前于本院行36牙种植义齿上部结构修复。检查：36牙愈合基台稳定，周围牙龈无红肿。现主治医师选择固定种植义齿修复体戴入治疗。作为护理人员，应如何进行有效的四手护理配合？

◆ **知识要点**

一、种植修复的固位方式与选择

种植修复固位方式选择的基本原则：能够获得良好而持久的固位力，义齿的咀嚼功能好、美观效果佳、不影响发音。

目前固定种植义齿的固位方式有两种。①粘接固位：修复体与基台之间采用粘接剂固位。适用于高度大于或等于4mm的基台，或因开口度小，不便于实施螺钉固位的患者。②螺钉固位：修复体与基台之间采用螺钉固位。临床牙冠偏短，失牙区对颌牙伸长或牙龈厚度过厚，或者颌间间隙小，基台高度小于4mm时，可选择螺钉固位修复。

二、固定种植义齿修复体戴入的操作步骤

卸下愈合基台→安装永久基台→试戴修复体→色度及形态确认→种植体与永久基台加力、密封→基台及修复体消毒→修复体粘固→去除残余粘接剂。

◆ **操作技术**

一、学习要点

固定种植义齿修复体戴入护理配合技术的护理要点，包括：①此项操作的所有物品准备；②安装永久基台前彻底消毒基台并吹干；③试戴修复体时协助医师及时有效地吸唾；④基台加力、密封时协助医师隔湿并准确传递物品，同时安抚患者；⑤义齿粘固时严格按照材料说明书的粉液比例调拌粘接材料；⑥粘接时均匀涂抹少量粘接剂于修复体组织面，使用种植专用刮治器去除多余粘接剂。

二、操作规程

（一）简易流程

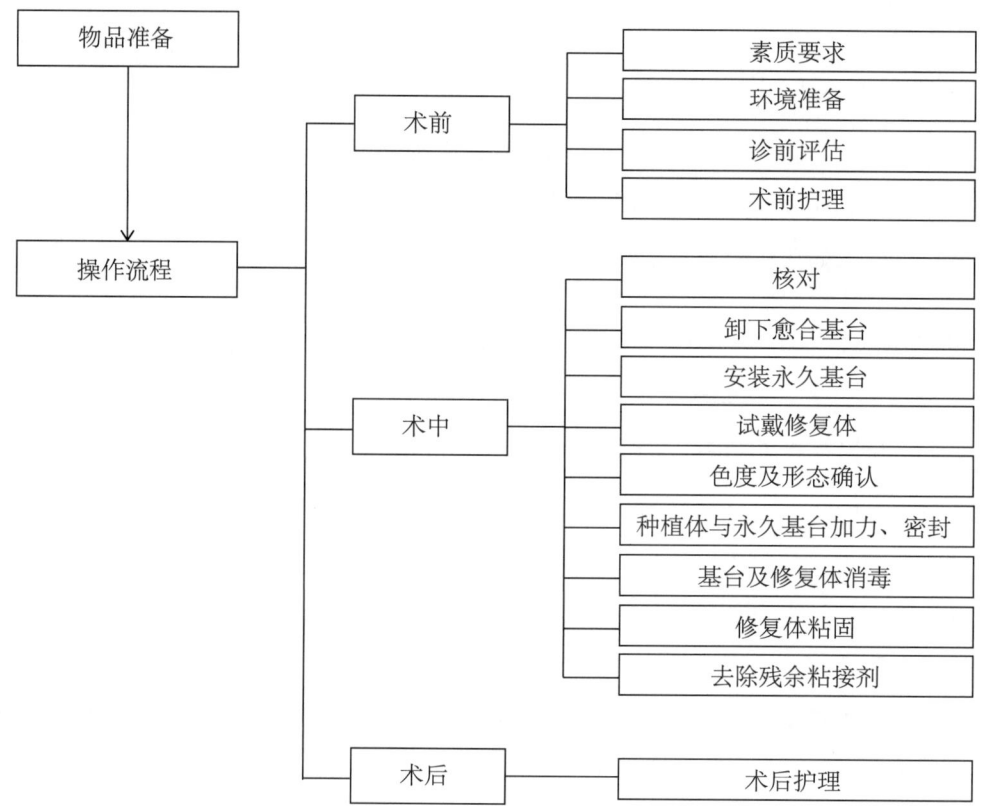

（二）分步流程

物品准备

◆ 常规物品准备。口腔检查器械（镊子、口镜、探针）、三用枪头、吸唾管、口杯、无菌棉球、口腔防护镜、凡士林、75%乙醇、棉签、棉捻、面镜、水门汀充填器。

◆ 专用物品准备（图21-12）。漱口液、冲洗针、螺丝刀、扭矩扳手、调𬌗车针、高速手机、抛光磨头、低速手机、齿科咬合纸、牙线、弹性树脂、避光盒、一次性防护膜、光固化灯、种植专用刮治器、充填器、调拌刀、调拌板、量粉勺、粘接材料。

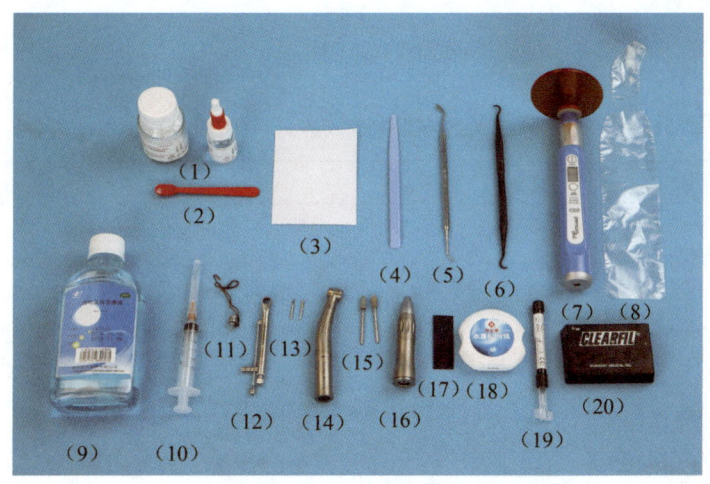

图 21-12 固定种植义齿修复体戴入专用物品准备

（1）粘接材料；（2）量粉勺；（3）调拌板；（4）调拌刀；（5）充填器；（6）种植专用刮治器；（7）光固化灯；（8）一次性防护膜；（9）漱口液；（10）冲洗针；（11）螺丝刀；（12）扭矩扳手；（13）调𬌗车针；（14）高速手机；（15）抛光磨头；（16）低速手机；（17）齿科咬合纸；（18）牙线；（19）弹性树脂；（20）避光盒

操作流程

术前（表 21-7）

表 21-7 固定种植义齿修复体戴入的四手护理配合技术（术前）

操作步骤	操作要点
1. 素质要求	掌握固定种植义齿修复体戴入的四手护理配合技术及医院感染的控制方法等
2. 环境准备	保持环境整洁、明亮、舒适、安全；确认口腔综合治疗台功能正常
3. 诊前评估	（1）核实身份信息。至少核对患者的姓名、性别、年龄三项 （2）核实牙位信息。根据病历及患者主诉核对牙位、数量及顺序 （3）一般情况。了解口腔卫生情况、既往史、过敏史、近期饮食情况等 （4）口腔局部症状。检查口腔黏膜有无溃疡、红肿等；植体骨结合是否良好；嘴角有无皲裂 （5）心理状况。了解患者心理状态、情绪反应、就诊目的、美观要求及社会支持情况等 （6）知识了解。了解患者对本次治疗程序、后续治疗等知识的认知情况
4. 术前护理	（1）个人防护。护士按照七步洗手法洗手，然后戴口罩，操作前戴口腔防护镜及手套 （2）患者准备。系胸巾、放口杯，指导患者漱口；为患者佩戴口腔防护镜，调节椅位及光源，保持术野清晰，方便治疗；在患者口角涂抹凡士林，避免患者张口时间过长造成口角损伤 （3）心理护理。向患者讲明治疗步骤及如何配合，消除患者对治疗的恐惧心理；提示患者治疗过程中如遇小器械滑落至口腔内，不要做吞咽动作，需要配合医护人员立即坐起后将异物吐出或咳出 （4）安装三用枪头及吸唾管

术中（表21-8）

表21-8 固定种植义齿修复体戴入的四手护理配合技术（术中）

操作步骤	用物准备	医师操作要点	护士操作要点	医护患沟通要点
1. 核对				治疗前医护患再次核对牙位，确定本次治疗程序
2. 卸下愈合基台	与愈合基台匹配的螺丝刀、漱口液、冲洗针、三用枪	用配套螺丝刀卸下愈合基台，冲洗牙龈袖口及种植体顶端，并吹干	传递与种植体相匹配的螺丝刀，协助医师卸下愈合基台；传递冲洗液，协助医师冲洗牙龈袖口及种植体顶端，及时吸唾以保持术野清晰；传递三用枪，协助医师吹干术区；为防止器械掉落口内引起误吞误咽，可将螺丝刀拴线，或者在口咽部用咽腔纱布遮挡	告知患者种植器械很小，一旦落入口内，不要做吞咽动作，应配合医护人员立即坐起后将其吐出或咳出
3. 安装永久基台	螺丝刀、永久基台	用螺丝刀将永久基台与种植体旋紧	将永久基台消毒（图21-13）、吹干，传递给医师，协助医师将其与种植体旋紧	
4. 试戴修复体	高速手机、低速手机、调殆车针、抛光磨头、牙线、各种型号咬合纸	调整接触点使修复体就位，与邻牙形成点接触。检查咬合接触关系，紧咬合时均匀接触，非正中殆时去除早接触点及殆干扰，利用天然牙保护种植体，防止种植体过载	传递修复体并协助医师为患者进行试戴；传递牙线，协助医师调整接触点使修复体就位，与邻牙形成点接触；及时传递不同型号咬合纸，协助医师调整咬合关系，去除早接触点及殆干扰	告知患者牙龈可能会有轻微胀痛，无须紧张；操作过程中如有不适请及时举左手示意
5. 色度及形态确认	面镜	自然光观察修复体是否与患者天然牙协调	关灯，传递面镜给患者，协助医师、患者确认修复体是否与患者天然牙协调	充分沟通，尊重患者知情同意的权利，并在患者满意后进行下一步治疗
6. 种植体与永久基台加力、密封	螺丝刀、扭矩扳手、弹性树脂、充填器、避光盒、光固化灯、一次性防护膜	将永久基台加力至该种植系统要求的扭矩，消毒永久基台内部，彻底吹干后，将弹性树脂充填至基台内部	协助医师隔湿术区，传递螺丝刀、扭矩扳手，协助医师将永久基台加力至该种植系统要求的扭矩（图21-14）；传递75%乙醇棉捻，协助消毒永久基台内部并彻底吹干后，在避光盒内切割弹性树脂，并分次刮取适量树脂材料传递给医师（图21-15），待充填成形后，将光固化灯套上一次性防护膜，传递给医师进行光固化照射，如此重复至将基台内部充填结束	告知患者光固化时，因灯光刺激眼睛，需闭双眼配合

续表

操作步骤	用物准备	医师操作要点	护士操作要点	医护患沟通要点
7. 基台及修复体消毒	75%乙醇无菌棉球、棉签	隔湿后用75%乙醇棉球消毒基台,吹干	协助医师进行隔湿,传递75%乙醇棉球消毒基台,协助吹干;用75%乙醇棉捻消毒修复体粘接面,吹干后备用	
8. 修复体粘固	修复体、调拌刀、调拌板、粘接材料	在修复体粘接面均匀涂布粘接剂,之后将修复体加压就位	遵医嘱选用粘固材料并正确调拌,将调拌好的粘固材料少量均匀涂布于修复体粘接面;将修复体传递给医师并协助将修复体就位	修复体就位后嘱患者紧咬合
9. 去除残余粘接剂	种植专用刮治器、三用枪牙线	粘接剂凝固后,清除修复体周围残余粘接剂(图21-16),并冲洗修复体	传递种植专用刮治器及牙线,协助医师清除修复体周围残余粘接剂;传递三用枪,医师冲洗时及时吸唾	告知患者牙龈可能会不适,不要紧张

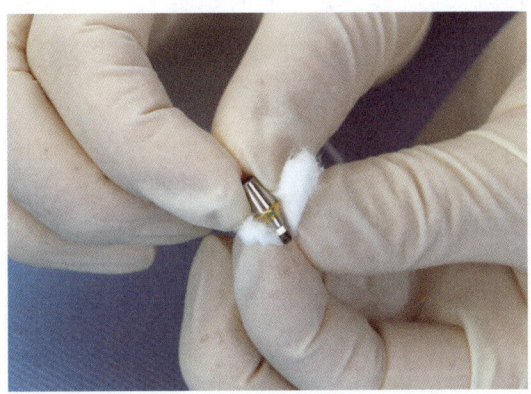

图21-13 用75%乙醇棉捻消毒基台

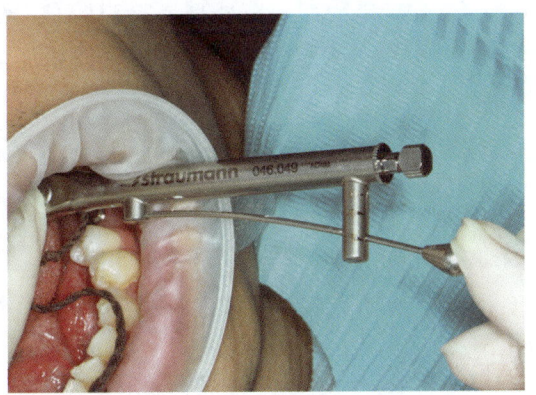

图21-14 协助医师加力至系统要求的扭矩

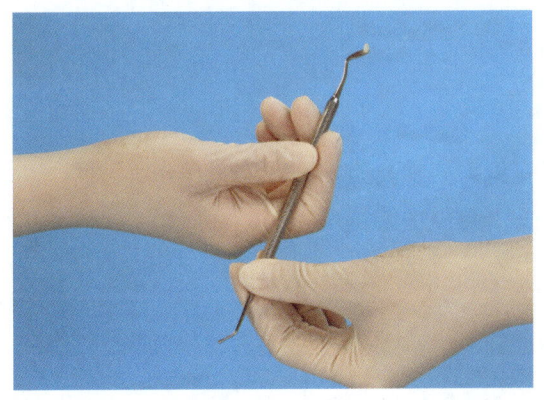

图21-15 水门汀充填器传递弹性树脂

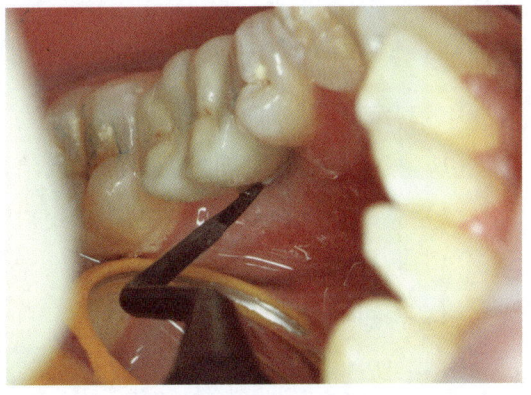

图21-16 用种植专用刮治器清除龈下粘接剂

术后(表21-9)

表21-9 固定种植义齿修复体戴入的四手护理配合技术(术后)

操作步骤	操作要点
术后护理	(1) 患者护理。复位口腔综合治疗台,根据治疗情况嘱患者漱口,协助清洁患者面部,撤去胸巾,清洁痰盂 (2) 整理用物。撤去水杯和三用枪头及高、低速手机,收回治疗盘及器械,按照医疗垃圾分拣流程处理所有用物 (3) 对口腔综合治疗台进行清洁消毒。遵循从洁到污的原则 (4) 护士洗手、摘口罩 (5) 粘接材料等物品应室温避光保存

三、临床护理要点

1. 修复体粘固　调拌粘接材料时,应严格按照材料说明书的粉液比例,并在规定时间内完成,调拌后的材料性状符合诊疗要求,并按照材料说明书规定的温度、湿度保存材料。

2. 种植体与基台加力　不同的种植系统对加力扭矩的要求不同,需要根据该种植系统的要求进行加力,同时避免反复加力,以免引起螺纹的损伤。

3. 去除残余粘接剂

(1) 有研究显示,残余粘接剂是导致种植体周围黏膜炎及种植体周围炎的重要发病因素。

(2) 选用种植专用刮治器。普通金属刮治器会损伤种植体表层,致使牙菌斑更容易附着,导致种植体周围黏膜炎及种植体周围炎的发病风险升高。

四、健康教育

1. 治疗前的健康教育

(1) 根据治疗计划向患者介绍本次治疗的步骤和配合方法。

(2) 指导患者在治疗过程中不要用口呼吸,避免误咽误吸。

(3) 提醒患者治疗中如有不适要举左手示意,以免误伤软组织。

(4) 告知患者种植器械比较小,一旦落入口内不要做吞咽动作,需要配合医护人员立即坐起后将其吐出或咳出。

2. 治疗中的健康教育

(1) 嘱患者如有不适请举左手示意。

(2) 嘱患者基台加力过程中如有明显疼痛,请及时举左手告知医护人员。

(3) 嘱患者在修复体粘接就位后用力咬合。

3. 治疗后的健康教育

(1) 治疗后不适的处理。向患者说明治疗结束后如有牙齿轻度不适,牙龈轻度胀痛,可能与牙龈袖口过深有关,1~2 日即可缓解。

(2) 饮食指导。修复体戴入 24 小时后可以正常饮食,种植区域应遵循渐进负重的原则,从软食逐渐过渡到正常饮食,避免咀嚼过硬的食物。改变偏侧咀嚼等不良饮食习惯。如种植义齿为前牙,应尽量避免用其啃咬食物。

(3) 定期复诊,应在修复后 1 个月、3 个月、半年和 1 年时复诊,之后每年复查一次,进行专业维护,不适随诊。糖尿病患者需关注血糖变化。

(4) 口腔保健指导。嘱患者保持良好的口腔卫生习惯,控制牙菌斑聚集。选择合适的口腔清洁用品(牙刷、牙缝刷、牙线、冲牙器等)并正确使用。

(5) 保持良好的生活习惯。建议患者戒烟——吸烟是种植义齿失败的最常见原因之一。

◆ **链 接**

> 种植修复义齿戴入后的专业维护指导。① 咬合关系的调整:定期复查、消除𬌗干扰。② 定期洁治:洁治不仅可以清除种植体表面牙菌斑、牙石,还可以使种植体表面重新获得骨结合机会。目前种植体表面脱污的方法有:超声波洁治、手工洁治器(碳纤维头洁治器、钛洁治器或塑料洁治器)洁治、激光处理、喷砂及氯己定冲洗等。③ 治疗牙周病:现有研究表明,在牙周病患者口腔中,牙周致病菌可以从天然牙转移至种植体,因此患者要持之以恒地维护。④ 控制糖尿病:糖尿病会影响种植体周围骨的修复与重建。患者需定期复查、保持良好的生活习惯,同时医师应为患者提供正确的口腔卫生指导。

◆ **思 考 题**

1. 患者,女性,50 岁,医师将修复体试戴、调整、上釉完成后,在修复体粘固前护士需协助医师将永久基台( )

   A. 加力至 20N　　　　　　　　B. 加力至 25N

   C. 加力至 30N　　　　　　　　D. 加力至 40N

   E. 加力至系统要求的扭矩

正确答案：E

答案解析：不同的种植系统所要求加力的扭矩不同，要根据种植系统的要求进行加力。

2. 患者，男性，36岁，完成种植固定义齿修复体戴入治疗后，护士对患者的健康教育内容中，以下不正确的是(　　)

    A. 食物要由软食逐渐过渡至正常饮食，避免过硬的食物

    B. 强调按时复诊的重要性

    C. 做好日常口腔卫生可以不进行专业维护

    D. 教会患者正确的刷牙方式及使用牙线和间隙牙刷

    E. 保持良好的生活方式，避免吸烟、饮酒

正确答案：C

答案解析：种植义齿的患者应每年进行复诊并接受种植义齿专业维护。

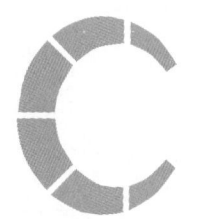

实训二十二

正畸固定矫治器带环粘接的四手护理配合技术

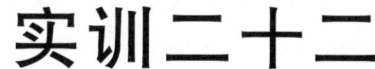

◆ 病例导入

患儿,男性,14岁。主诉上下牙列不齐,要求矫治。检查:颌面部对称,口内检查无龋坏,上下颌第一恒磨牙咬合时为中性关系,上下牙列拥挤度分别是8mm和6mm。投影测量结果为上下颌骨位置无异常。根据患者的主观症状、临床检查,结合影像学检查,诊断为"中度牙列拥挤"。主治医师选择外科拔除14、24、34、44牙后,固定矫治器矫治,首先需进行带环的粘接。作为护理人员,应如何进行有效的四手护理配合?

◆ 知识要点

一、正畸固定矫治器的定义

正畸固定矫治器的结构详见实训二十三的相关内容。带环是粘在磨牙上的金属套环,常用的是颊面管带环,其颊面焊有颊面管,弓丝从中穿过,起到固定弓丝末端的作用,同时使矫治力量传递到磨牙上,控制磨牙的移动。主要应用于第一、二恒磨牙的固定矫治。现多将颊面管直接粘接在磨牙上用于固定矫治,可以代替带环,起到相同的作用。下面以使用玻璃离子水门汀粘接剂粘接金属带环为例进行介绍。

二、正畸固定矫治器带环粘接的操作步骤

分牙→试戴→核对→牙体预备→调拌、涂抹粘接剂→带环粘接。

◆ 操作技术

一、学习要点

正畸固定矫治器带环粘接四手护理配合技术的要点,包括:①此项操作的所有物品准备;②不同牙位带环的辨识;③粘接时按照医嘱顺序调拌粘接剂并传递带环;④粘接剂的量及涂抹方法,带环的握持及传递方向;⑤带环粘接后的健康教育。

二、操作规程

（一）简易流程

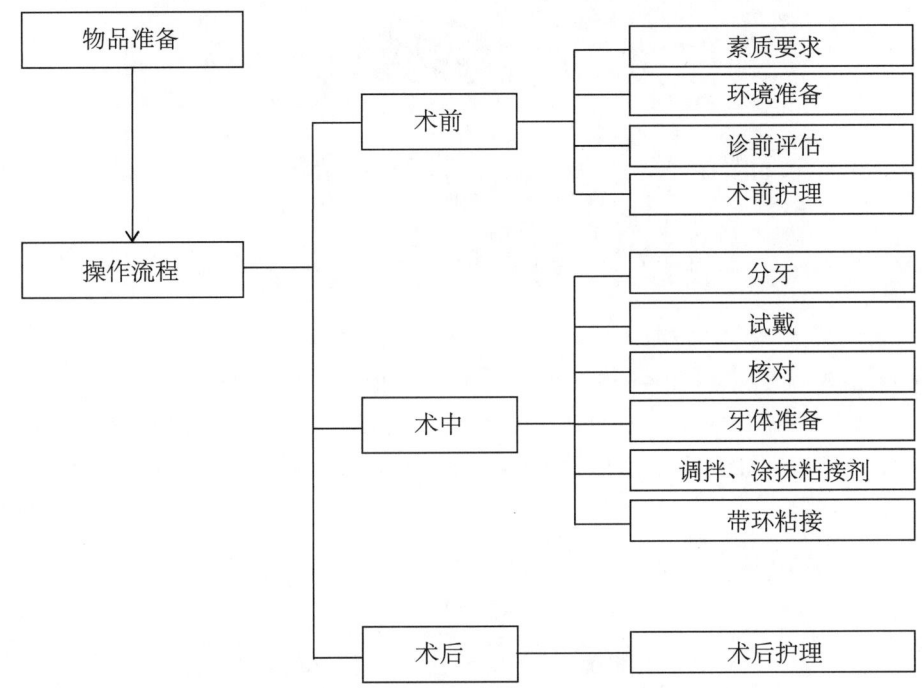

（二）分步流程

物品准备（图 22-1）

◆ 常规物品准备。口腔检查器械（镊子、口镜、探针）、三用枪头、吸唾管、口杯、无菌棉球、75%乙醇棉球、小药杯、无菌纱布、口腔防护镜、凡士林、棉签、冠剪。

◆ 专用物品准备。石膏模型、带环（图 22-2）、带环粘接剂、调拌板、调拌刀、带环压迫器、带环去除钳、分牙橡皮圈、分牙橡皮圈钳。

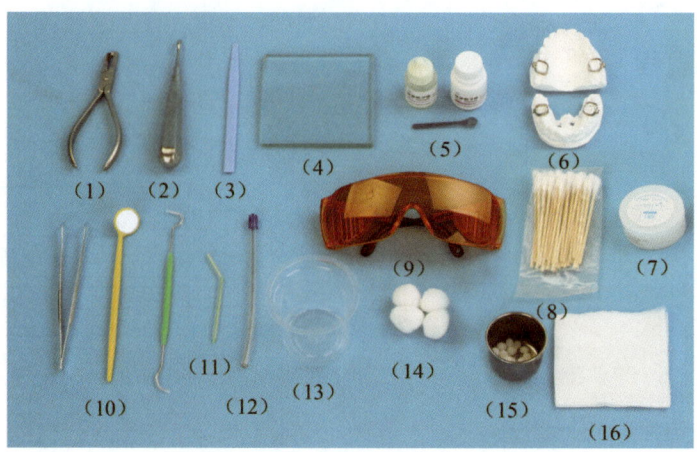

图 22-1　正畸固定矫治器带环粘接物品准备

（1）带环去除钳；（2）带环压迫器；（3）调拌刀；（4）调拌板；（5）带环粘接剂；（6）石膏模型、带环；（7）凡士林；（8）棉签；（9）口腔防护镜；（10）口腔检查器械（镊子、口镜、探针）；（11）三用枪头；（12）吸唾管；（13）口杯；（14）无菌棉球；（15）75%乙醇棉球、小药杯；（16）无菌纱布

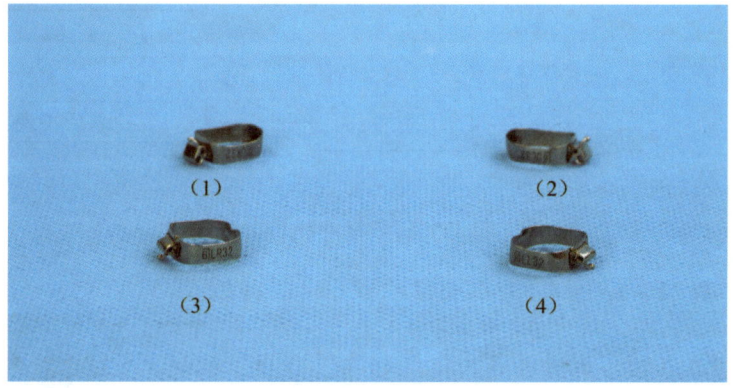

图 22-2　带环

（1）右上带环（UR）；（2）左上带环（UL）；（3）右下带环（LR）；（4）左下带环（LL）

操作流程

术前（表 22-1）

表 22-1　正畸固定矫治器带环粘接的四手护理配合技术（术前）

操作步骤	操作要点
1. 素质要求	掌握正畸固定矫治器带环粘接的四手护理配合技术及医院感染的控制方法等
2. 环境准备	保持环境的整洁、明亮、舒适、安全；确保口腔综合治疗台功能正常

续表

操作步骤	操作要点
3. 诊前评估	（1）核实身份信息。至少核对患者的姓名、性别、年龄三项 （2）核实带环信息。根据病历及医嘱核对粘接所用带环型号，必要时多备几个型号供医师试戴选择 （3）一般情况。了解口腔卫生情况、既往史、过敏史、近期饮食情况等 （4）口腔局部症状。检查口腔黏膜有无溃疡、红肿；嘴角有无皲裂；减数拔牙患者需确认患者拔牙创愈合是否良好 （5）心理状况。了解患者心理状态、情绪反应、就诊目的、美观要求及社会支持情况等 （6）知识了解。了解患者对本次治疗程序、后续治疗等知识的认知情况
4. 术前护理	（1）患者准备。系胸巾、放口杯，指导患者漱口；调节椅位，将椅位调整到靠背与地面平行或成15°；为患者佩戴口腔防护镜，保护患者眼睛；调节光源，保持术野清晰，方便治疗；在患者口角涂抹凡士林，避免患者张口时间过长造成口角损伤 （2）个人防护。护士按照七步洗手法洗手，然后戴口罩，佩戴口腔防护镜及手套 （3）物品准备。备好患者的石膏模型，方便医师参考。洗手后备齐操作用物；安装三用枪头及吸唾管 （4）心理护理。向患者讲明治疗步骤及如何配合，消除患者对治疗的恐惧心理

术中（表22-2）

表22-2 正畸固定矫治器带环粘接的四手护理配合技术（术中）

操作步骤	用物准备	医师操作要点	护士操作要点	医护患沟通要点
1. 分牙	分牙橡皮圈、分牙皮圈钳	将专用分牙橡皮圈用分皮圈钳撑开，将一侧皮圈压入邻接点以下，然后放松，使橡皮圈位于邻间隙，利用其弹力进行分牙	依次传递分牙皮圈钳及分牙橡皮圈	告知患者橡皮圈放入后牙齿会有轻度不适，如分牙圈自行脱落，说明已获得分牙的间隙
2. 试戴	石膏模型、带环	根据患者牙齿大小选择合适型号的带环，提前在牙模型上试戴	将选好的带环消毒备用	
3. 核对	镊子、带环、带环压迫器、带环去除钳、75%乙醇棉球、三用枪、冠剪（必要时）	取出分牙装置，将选好的带环放入预定的牙位，检查型号尺寸是否合适，必要时修整调磨带环的外形，使之与牙体紧密贴合，以增加固位，防止食物残渣滞留或损伤牙龈组织	按顺序传递带环。试戴后，用75%乙醇棉球去除带环表面的油脂，吹干，备用	粘接前医护人员再次核对粘接牙位及顺序、粘接剂种类、带环型号
4. 牙体预备	镊子、无菌棉球、75%乙醇棉球、三用枪	彻底去除牙面附着的菌斑、软垢。彻底隔湿，用75%乙醇棉球擦拭牙齿表面，吹干以便粘接	及时吸唾，协助医师吹干牙面，向医师传递棉卷，以隔绝唾液	嘱患者在粘接过程中不能闭口，如有不适及时举左手示意

续表

操作步骤	用物准备	医师操作要点	护士操作要点	医护患沟通要点
5. 调拌、涂抹粘接剂	粘接剂、调拌板、调拌刀、带环		根据要求选择粘接剂并正确调拌，详见实训六的相关内容 将调拌好的水门汀沿带环龈向均匀涂抹一周，粘接剂的量至涂满带环的1/2即可，厚度约1mm（图22-3，22-4）	
6. 带环粘接	带环压迫器、探针、无菌棉球	接过带环，将带环推入粘接牙位。用带环压迫器推带环就位于牙齿上。待粘接材料干固后去除多余溢出的水门汀	示指、拇指持带环的近中和远中壁，迅速递与医师，传递时要注意带环的方向（图22-5）。传递带环压迫器。传递探针，并准备棉球，及时擦拭探针	按照医师的粘接顺序传递带环，传递前与医师进行核对，确保粘接牙位准确

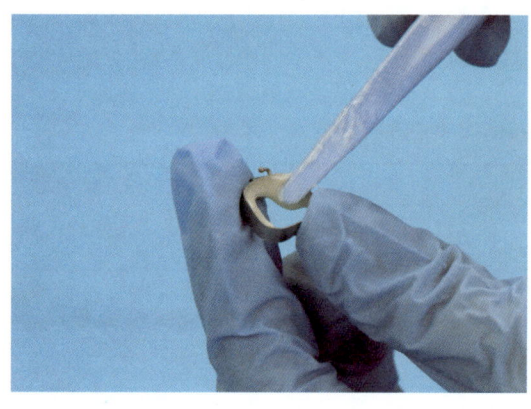

图22-3 护士在带环上涂抹粘接剂

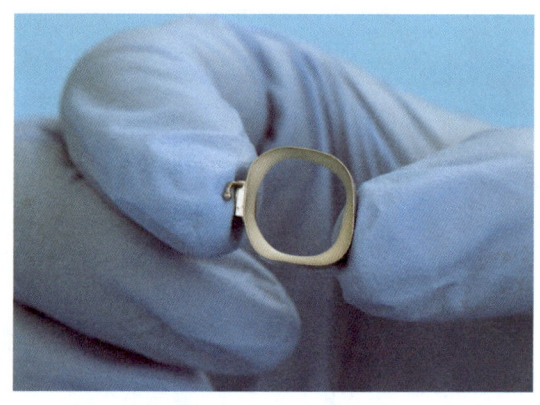

图22-4 涂抹好粘接剂的带环

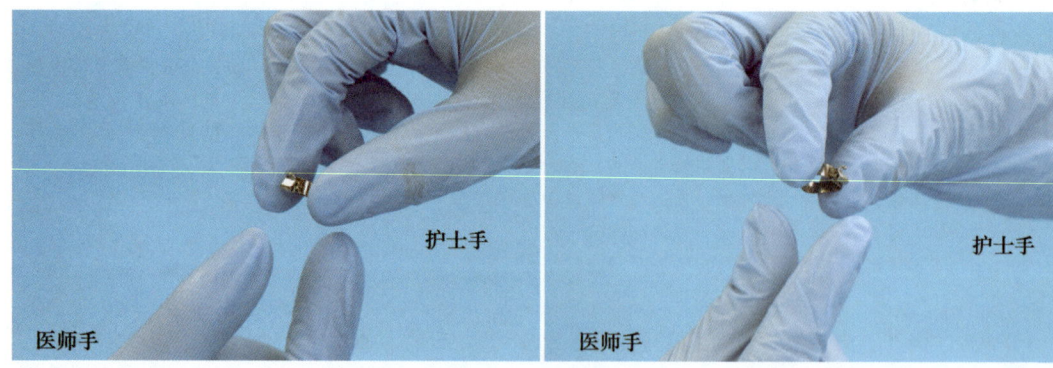

图22-5 传递带环

A. 传递右上带环；B. 传递左上带环

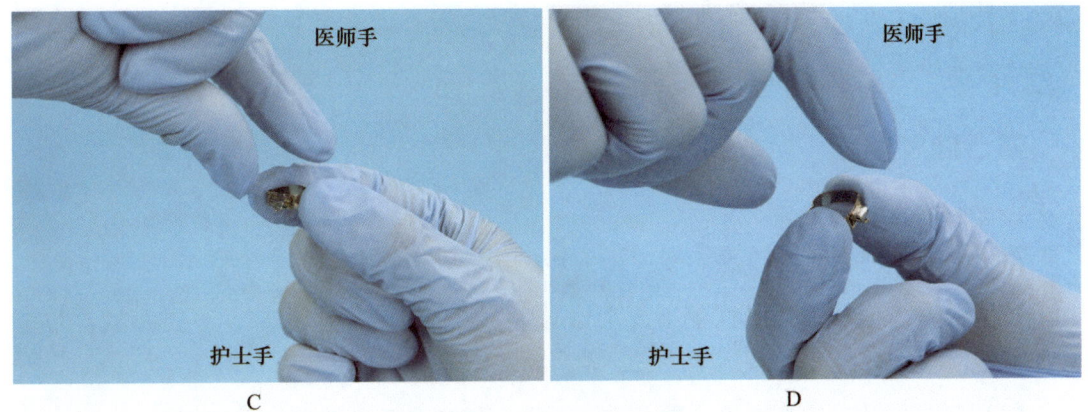

图 22-5（续）

C. 传递右下带环；D. 传递左下带环

术后（表 22-3）

表 22-3 正畸固定矫治器带环粘接的四手护理配合技术（术后）

操作步骤	操作要点
术后护理	（1）患者护理。复位口腔综合治疗台，摘掉患者口腔防护镜，协助患者清洁面部，撤去胸巾，清洁痰盂 （2）整理用物。撤去水杯、三用枪头，收回治疗盘及器械，按照医疗垃圾分拣流程处理所有用物 （3）对口腔综合治疗台进行清洁消毒。遵循从洁到污的原则 （4）分类放置材料，用消毒纸巾擦拭外包装后归位放置 （5）护士摘手套、洗手、摘口腔防护镜、摘口罩

三、临床护理要点

1. 分牙 牙列拥挤的患者，由于准备放置带环的牙齿与邻牙接触紧密，无法直接放置带环。因此，在粘接带环前，应进行分牙（一般需 3~5 日），以获得戴入带环所需的间隙。需要拔牙的患者应在拔牙后恢复 1 周，再进行分牙。

2. 核对 带环的粘接应逐一进行，以保证粘接质量。要分清带环的牙位：UR 为右上，UL 为左上，LR 为右下，LL 为左下。传递和粘接时注意与医师核对，确保粘接牙位准确。

3. 涂抹粘接剂 从带环的龈端放入粘接剂，用调拌刀尖沿带环龈向均匀涂抹一周。粘接剂的量以涂满带环的 1/2 为准，厚度约 1mm。注意涂抹时用手指保护颊管部位，避免粘接剂堵塞颊管。

4. 带环粘接 传递带环时，用示指、拇指持带环的近中和远中壁。传递上颌带环时，手持带环上方；传递下颌带环时，手持带环下方。注意颊管邻侧牵引钩开口方向应面向患者的颊侧远中龈向。

四、健康教育

1. 治疗前的健康教育

（1）根据治疗计划向患者介绍本次治疗的步骤和配合方法。

（2）指导患者在治疗过程中不要用口呼吸，不能随意转动头部，不要吞咽，防止液体误吸或带环滑脱而误吞。

（3）嘱患者治疗中如有不适要举左手示意，以免乱动导致误伤软组织。

2. 治疗中的健康教育

（1）嘱患者如有不适要举左手示意。

（2）嘱患者冲洗时不要用口呼吸，不要吞咽，防止发生呛咳或误吸。

3. 治疗后的健康教育

（1）治疗后不适的处理。向患者说明治疗结束后如有牙齿轻度不适，可能与粘接带环后不适应有关，2～3日即可缓解。若治疗后发生严重的不适、疼痛等情况，应随时复诊。

（2）饮食指导。不能吃过黏、过硬的食物，如有带环脱落及其他特殊情况，及时与医师取得联系，寻求处理。

（3）复诊指导。协助患者预约复诊时间，解释按时复诊的必要性和重要性。

（4）口腔保健指导。嘱患者保持良好的口腔卫生。

> **链 接**
>
> 影响带环粘接效果的因素如下。
>
> （1）未获得足够的牙间隙。
>
> （2）选择的带环型号不合适，过小无法顺利带入，过大粘接剂不能完全填满带环与牙齿空隙。
>
> （3）牙齿粘接面处理不当，如干燥不彻底，或粘接过程中唾液使牙面再污染等。
>
> （4）粘接剂涂布不均匀或太厚；粘接剂沿带环冠向涂抹。
>
> （5）带环握持及传递方法错误，造成粘接时医师反复调整握持带环的位置，延误粘接时间。

◆ 思考题

1. 护士在配合正畸固定矫治器带环粘接时需要做好带环的准备与核对，以下带环的名称与位置对应正确的是( )

    A. UR—右上带环，UL—左下带环
    B. UR—右上带环，UL—左上带环
    C. LR—右上带环，LL—左上带环
    D. LR—右上带环，LL—左下带环
    E. LR—右下带环，LL—左上带环

正确答案：B

答案解析：UR 为右上，UL 为左上，LR 为右下，LL 为左下。

2. 以下关于正畸固定矫治器带环粘接的护理配合，叙述不正确的一项是( )

    A. 粘接剂应从带环的冠端放入
    B. 粘接剂的量以涂满带环的 1/2 为准
    C. 用示指、拇指持带环的近中、远中壁
    D. 传递上颌带环时，手持带环上方
    E. 颊管邻侧牵引钩开口方向为远中龈向

正确答案：A

答案解析：粘接剂应从带环的龈端放入，量以涂满带环的 1/2 为准。注意避开颊管部位，避免粘接剂堵塞颊管。用示指、拇指持带环近中、远中壁。传递上颌带环时，手持带环上方；传递下颌带环时，手持带环下方。注意颊管邻侧牵引钩开口方向应面向患者的颊侧远中龈向。

实训二十三

正畸固定矫治器托槽粘接的四手护理配合技术

◆ 病例导入

患者，女性，25岁，主诉牙齿排列不齐，要求矫治。检查：颌面部对称，口内检查无龋坏、牙龈肿胀、发红，上下颌第一恒磨牙咬合时为中性关系，牙弓拥挤量为7mm。根据患者主观症状、临床检查，结合影像学检查，诊断为"中度牙列拥挤"。主治医师选择牙周治疗，以及外科拔除14、24、34、44牙后，固定矫治器矫治。作为护理人员，应如何进行托槽粘接的四手护理配合？

◆ 知识要点

一、正畸固定矫治器的定义

正畸固定矫治器由托槽、颊面管或带环、弓丝、结扎丝或结扎橡皮圈、其他矫治附件构成，通过粘接剂将矫治附件固定在牙齿上，通过弓丝与牙齿上的矫治附件来矫治牙齿。正畸固定矫治器具有固位良好、矫治功能较完善、体积小、佩戴舒适、不影响发音、矫治力作用持续稳定等优点。

托槽是正畸固定矫治器最重要的组成部分，一般直接用粘接剂粘接在牙面上，弓丝通过托槽对牙施以各种类型的矫治力，以达到矫治目的。本实训内容以使用京津釉质粘接剂粘接3M金属直丝托槽为例进行介绍。

二、正畸固定矫治器托槽粘接的操作步骤

托槽定位→核对→牙面清洁→牙面酸蚀→托槽粘接→弓丝结扎。

◆ 操作技术

一、学习要点

正畸固定矫治器托槽粘接的四手护理配合技术要点，包括：①此项操作的所有物品准备；②清洁及酸蚀牙面时协助及时有效地吸唾，酸蚀及粘接前协助医师进行隔湿；③准确夹取并传递托槽；④严格按照说明书并根据粘接托槽的牙位控制好粘接剂的量和比例；⑤调拌后向托槽上盛放粘接剂的技巧；⑥预弯结扎丝的方法及预防扎伤患者口腔黏膜的护理细节；⑦熟悉托槽粘接后的健康教育。

二、操作规程

（一）简易流程

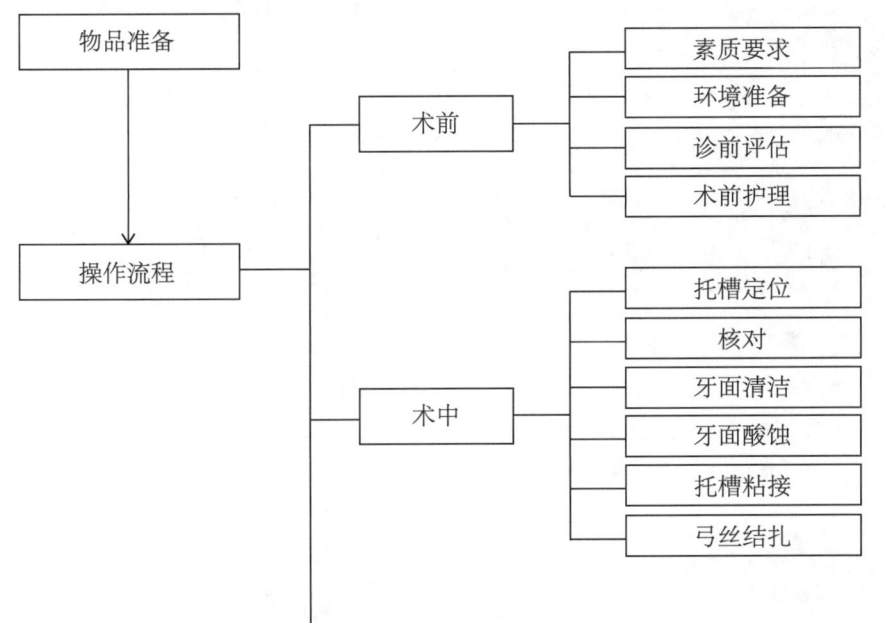

正畸固定矫治器托槽粘接的四手护理配合技术

（二）分步流程

物品准备

◆ 常规物品准备（图 23-1）。口腔检查器械（镊子、口镜、探针）、三用枪头、吸唾管、强力吸唾管、口杯、无菌棉球、无菌纱布、75% 乙醇棉球、小药杯、口腔防护镜、凡士林、棉签。

◆ 专用物品准备（图 23-2，23-3）。石膏模型、铅笔、曲面断层片、低速手机、橡皮杯、无氟抛光膏、药碟、塑料开口器、酸蚀剂、一次性注射头、托槽粘接剂、涂药棒、调拌板、调拌刀、托槽夹持镊、托槽、弓丝、粗丝切断钳、打火机、持针器、结扎丝、细丝切断钳、末端切断钳、回弯钳、结扎丝末端处理器。

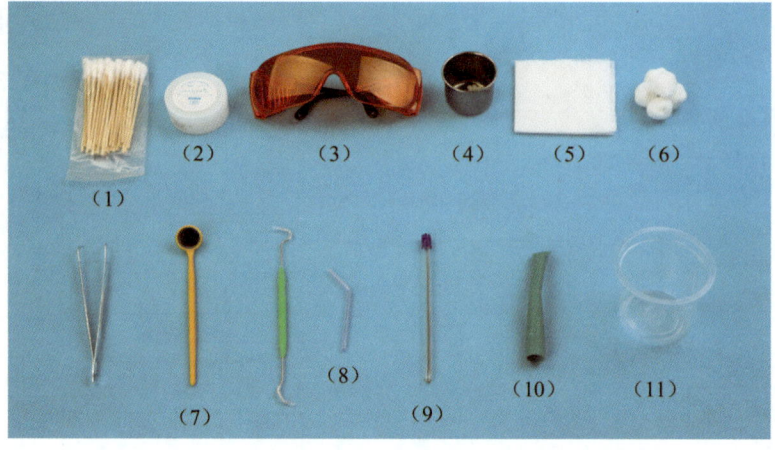

图 23-1　正畸固定矫治器托槽粘接常规物品准备

（1）棉签；（2）凡士林；（3）口腔防护镜；（4）75% 乙醇棉球、小药杯；
（5）无菌纱布；（6）无菌棉球；（7）口腔检查器械（镊子、口镜、探针）；
（8）三用枪头；（9）吸唾管；（10）强力吸唾管；（11）口杯

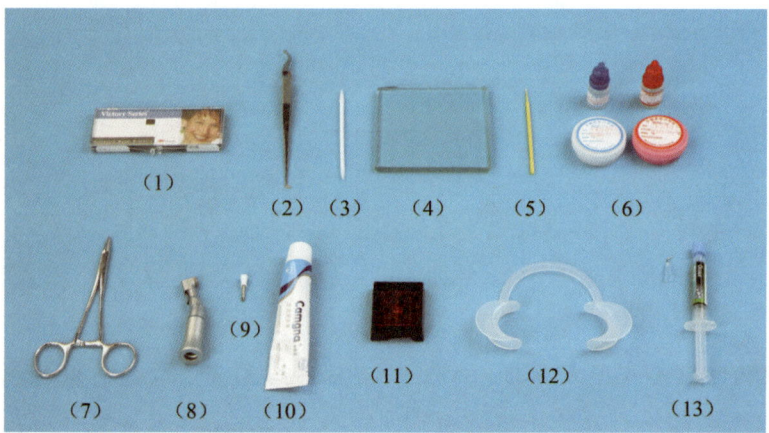

图 23-2　正畸固定矫治器托槽粘接专用物品准备

（1）托槽；（2）托槽夹持镊；（3）调拌刀；（4）调拌板；（5）涂药棒；（6）托槽粘接剂；
（7）持针器；（8）低速手机；（9）橡皮杯；（10）无氟抛光膏；（11）药碟；
（12）塑料开口器；（13）酸蚀剂，一次性注射头

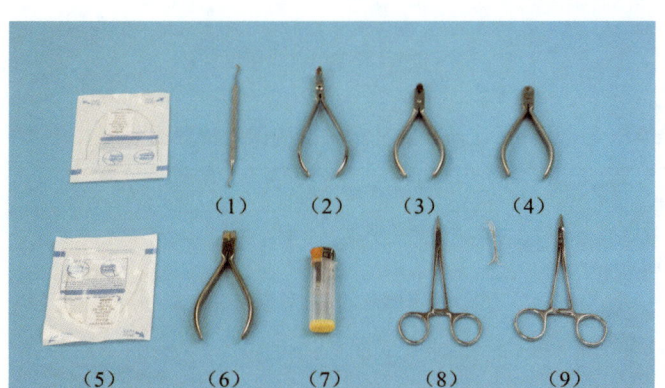

图 23-3　正畸固定矫治器托槽粘接专用物品准备

(1) 结扎丝末端处理器；(2) 回弯钳；(3) 末端切断钳；(4) 细丝切断钳；
(5) 弓丝；(6) 粗丝切断钳；(7) 打火机；(8) 持针器；(9) 结扎丝

操作流程

术前（表 23-1）

表 23-1　正畸固定矫治器托槽粘接的四手护理配合技术（术前）

操作步骤	操作要点
1. 素质要求	掌握正畸固定矫治器托槽粘接的四手护理配合技术及医院感染的控制方法等
2. 环境准备	保持环境的整洁、明亮、舒适、安全；确保口腔综合治疗台功能正常
3. 诊前评估	(1) 核实身份信息。至少核对患者的姓名、性别、年龄三项 (2) 核实托槽信息。根据病历及医嘱核对粘接所用托槽种类 (3) 一般情况。了解患者的口腔卫生情况、既往史、过敏史、近期饮食情况等 (4) 口腔局部症状。检查口腔黏膜有无溃疡、红肿等；嘴角有无皲裂；减数拔牙患者需确认患者拔牙创是否愈合良好 (5) 心理状况。了解患者心理状态、情绪反应、就诊目的、美观要求及社会支持情况等 (6) 知识了解。了解患者对本次治疗程序、后续治疗等知识的认知情况
4. 术前护理	(1) 患者准备。系胸巾、放口杯，指导患者漱口；调节椅位，将椅位调整到靠背与地面平行或成15°；为患者佩戴口腔防护镜，保护患者的眼睛；调节光源，保持术野清晰，方便治疗；在患者口角涂抹凡士林，避免张口时间过长造成口角损伤 (2) 个人防护。护士按照七步洗手法洗手，然后戴口罩，佩戴口腔防护镜及手套 (3) 物品准备。准备好患者的石膏模型及曲面断层片，方便医师参考。洗手后备齐操作用物；安装三用枪头及吸唾管 (4) 心理护理。向患者讲明治疗步骤及如何配合，消除患者对治疗的恐惧心理

术中（表 23-2）

表 23-2　正畸固定矫治器托槽粘接的四手护理配合技术（术中）

操作步骤	用物准备	医师操作要点	护士操作要点	医护患沟通要点
1. 托槽定位	石膏模型、铅笔、曲面断层片	根据矫治要求，对照石膏模型及曲面断层片定位托槽粘接的位置		
2. 核对				治疗前医护患再次核对托槽种类、粘接牙位及顺序、粘接剂种类
3. 牙面清洁				
（1）抛光牙面	低速手机、橡皮杯、无氟抛光膏、药碟、口镜	用橡皮杯蘸取抛光膏彻底清洁准备粘接托槽的牙面，去除软垢	将橡皮杯安装于低速手机上并传递给医师。传递口镜。将抛光膏挤在药碟中，并置于传递区	告知患者牙面清洁的用途，并告知患者清洁过程中会产生少量泡沫，勿吞咽
（2）冲洗	三用枪、吸唾管	用清水冲洗牙面	传递三用枪。医师冲洗时进行及时、有效地吸唾	告知患者不要用口呼吸，不要吞咽，防止发生呛咳或误吸
（3）暴露牙列，干燥、隔湿	塑料开口器、镊子、75% 乙醇棉球、三用枪、无菌棉球	安放塑料开口器，暴露患者牙列。用 75% 乙醇棉球擦拭需粘接托槽的牙面，吹干牙面后用棉卷进行隔湿	传递并协助医师安放塑料开口器。传递镊子及装有 75% 乙醇棉球的小药杯。传递三用枪，协助干燥牙面。传递镊子及无菌棉卷，协助医师进行隔湿	告知患者开口器的用途，粘接过程中不能闭口，如有不适及时举左手示意
4. 牙面酸蚀				
（1）涂酸蚀剂	酸蚀剂、一次性注射头、镊子	将酸蚀剂直接涂敷在牙面上，范围略大于托槽背板面积，涂敷 30 秒左右	安装新的注射头后传递酸蚀剂给医师。酸蚀完成后传递镊子，协助医师取出棉卷	
（2）冲洗	三用枪、强力吸唾管	用高压喷水冲洗 15~20 秒	传递三用枪，医师冲洗时持强力吸唾管将酸性冲洗液及时吸净（图 23-4），避免损伤患者黏膜	告知患者不要用口呼吸，不要吞咽，防止发生呛咳或误吸
（3）干燥、隔湿	镊子、无菌棉球、三用枪	隔湿后，吹干牙面，此时牙面酸蚀部分失去光泽呈白垩色。粘接过程中保持酸蚀后牙面的清洁干燥，保证牙面不被污染	再次传递棉卷，协助医师进行隔湿。传递三用枪，协助医师吹干牙面	酸蚀后及整个粘接过程中随时与医师沟通，做好隔湿

续表

操作步骤	用物准备	医师操作要点	护士操作要点	医护患沟通要点
5. 托槽粘接				
（1）准备粘接用物	粘接剂、调拌板、调拌刀、无菌棉球	根据需要粘接前，在牙面定位托槽粘接的位置	根据粘接托槽的数量，将A、B膏体按1:1的比例整齐并排、分开放置在调拌板上。等比例取A、B粘接液各2滴	
（2）涂粘接液	涂药棒、三用枪	用涂药棒将粘接液涂布于牙面。用三用枪将粘接液吹成一薄层，固化时间15秒	均匀混合A、B液，用涂药棒蘸取粘接液递给医师。待医师涂抹后传递三用枪	
（3）调拌粘接剂	颊面管、颊面管夹持镊、调拌板、调拌刀		用颊面管夹持镊夹取颊面管，防止掉落。将A、B膏体均匀混合，在20秒内完成。将材料收拢后涂抹于颊面管底板。粘接剂的量应以颊面管就位后边缘有少量粘接剂挤出为宜	
（4）颊面管粘接	无菌棉球、无菌纱布、探针	将颊面管置于牙面上，调整、固定	迅速将颊面管夹持镊传递给医师。在医师粘接颊面管时及时用棉球擦净玻璃板及调拌刀两端	传递前与医师进行核对，确保粘接牙位准确
		用探针去除多余粘接剂，等待粘接剂固化	传递探针，协助医师去除多余粘接剂。用纱布及时擦拭探针	
（5）托槽粘接	托槽、托槽夹持镊	将托槽置于牙面上，调整、固定	用托槽夹持镊夹取托槽（图23-5），防止托槽掉落。调拌粘接剂后收拢涂抹于托槽底板并传递给医师（图23-6）	传递前与医师进行核对，确保粘接牙位准确
		用探针去除多余粘接剂，等待粘接剂固化	传递探针，协助医师去除多余粘接剂。用纱布及时擦拭探针	
		按照先下后上、先后后前的原则依次粘接全口托槽，取下开口器	按照医师粘接顺序依次调拌、传递并粘接托槽，直到全部托槽粘接完毕	

续表

操作步骤	用物准备	医师操作要点	护士操作要点	医护患沟通要点
6. 弓丝结扎				
（1）选择并处理弓丝	石膏模型、弓丝、粗丝切断钳、打火机、持针器	对照石膏模型将弓丝剪取成合适的长度。将弓丝末端进行热处理。将弓丝插入颊面管并嵌入托槽槽沟	协助选择并传递合适弓丝，传递粗丝切断钳。传递打火机、持针器	
（2）弓丝结扎	结扎丝、持针器、细丝切断钳、结扎丝末端处理器、无菌纱布	用结扎丝分别对每个托槽进行结扎，依次切断结扎丝末端，并将其弯向弓丝内侧，防止扎伤患者口腔黏膜	提前将结扎丝剪成5cm左右。预弯结扎丝，对折并用持针器夹住结扎丝的中下段，夹闭尾端后（图23-7）传递给医师。传递细丝切断钳、结扎丝末端处理器。医师剪结扎丝时用无菌纱布接过剪断的结扎丝	询问患者感受，确保所有结扎丝尾端均处理妥当
（3）弓丝末端处理	末端切断钳、回弯钳	将弓丝末端多余部分剪断，或将弓丝末端进行回弯，防止扎伤患者口腔黏膜	根据需要传递末端切断钳，或传递回弯钳	询问患者感受，与医师及时沟通需要传递的器械

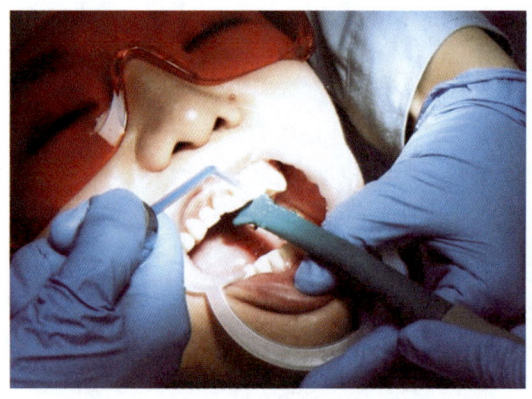

图23-4 酸蚀后冲洗，护士及时吸唾

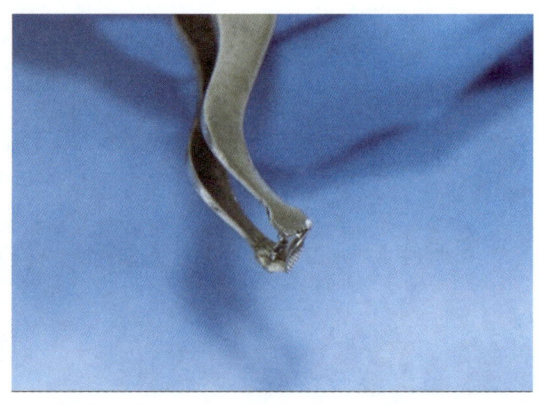

图23-5 护士用托槽夹持镊夹取托槽

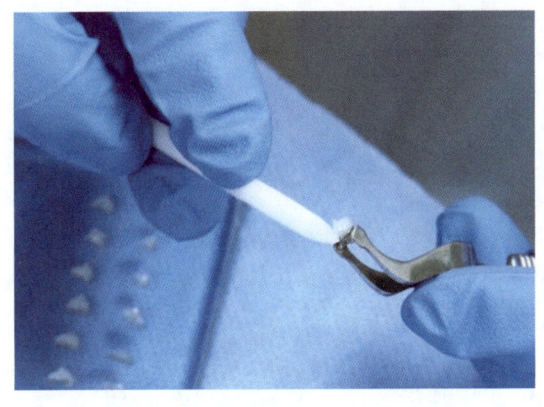

图23-6 护士调拌粘接剂后收拢涂抹于托槽底板

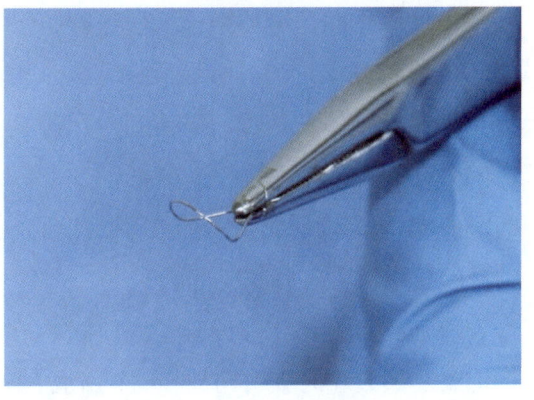

图23-7 护士预弯结扎丝

术后（表23-3）

表23-3 正畸固定矫治器托槽粘接的四手护理配合技术（术后）

操作步骤	操作要点
术后护理	（1）患者护理。复位口腔综合治疗台，摘掉患者口腔防护镜，协助患者清洁面部，撤去胸巾，清洁痰盂 （2）整理用物。撤去水杯、三用枪头和低速手机，收回治疗盘及器械，按照医疗垃圾分拣流程处理所有用物 （3）对口腔综合治疗台进行清洁消毒。遵循从洁到污的原则 （4）分类放置材料，用消毒纸巾擦拭外包装后归位放置。粘接剂需23℃以下避光保存 （5）护士摘手套、洗手、摘口腔防护镜、摘口罩

三、临床护理要点

1. 牙面清洁

（1）牙面的清洁是粘接质量的有效保障，在粘接托槽前，应彻底清除牙面的牙垢和油脂，若条件允许，最好在矫治器粘接前做一次牙周洁治。

（2）粘接过程中应保持牙面干燥，使用塑料开口器协助暴露牙列。注意开口器的传递方向，手柄朝向患者的下颌，以免粘接时压迫患者鼻部，造成损伤。

（3）协助医师使用棉卷隔湿，粘接过程中随时更换棉卷，避免唾液污染处理好的牙面。

2. 牙面酸蚀

（1）酸蚀剂具有强烈的腐蚀性，医师在用高压喷水冲洗时，护士应持强力吸唾器及时吸净酸性冲洗液，以免损伤患者的黏膜。

（2）应按照厂家的操作说明进行操作，注意不同品牌酸蚀剂的操作时间不同。

3. 托槽粘接

（1）托槽体积较小，需使用专用的夹持镊夹取，其两颗叶交叉，静止状态下可以产生恒定的支持力，且有卡槽可以作为固定，夹持托槽时更加稳固，方便粘接过程中的医护传递，防止传递过程中托槽掉落。医师粘接托槽时，护士可以提前准备下一步粘接的托槽，节省操作时间。

（2）夹取托槽或颊面管前，应提前确定牙位，按照正确的夹取方向，一般托槽的标记点及颊面管的牵引钩都朝向该牙位的远中方向和龈向。

（3）夹取托槽时，应保证托槽夹持镊的颗叶斜面与托槽平行，镊柄向患者的下颌方向倾斜。夹取颊面管时，应使颗叶尖端的开口方向与牵引钩的朝向保持一致。

（4）传递托槽夹持镊时，护士应手持器械的非工作端，方向与医师托槽粘接的方向保持一致。传递颊面管夹持镊时，颗叶尖端始终朝向牙位远中方向。

（5）按照先下后上、先后再前的原则及医师粘接顺序依次调拌、传递并粘接托槽，传递托槽前及时与医师核对牙位。

（6）掌握粘接剂的量，以托槽就位后边缘有少量粘接剂挤出为宜，粘接剂应充分碾压、混匀。颊面管粘接剂的量约为托槽粘接剂的2倍。

4. 弓丝结扎　使用结扎丝结扎后，传递末端处理器，将其弯向弓丝内侧。弓丝末端多余部分应用末端切断钳剪断或进行回弯处理，避免扎伤患者的口腔黏膜。

四、健康教育

1. 治疗前的健康教育

（1）根据治疗计划向患者介绍粘接矫治器的基本过程和配合方法。

（2）指导患者在治疗过程中不要用口呼吸，不能随意转动头部，不要吞咽，防止液体误吸或托槽滑脱而误吞。

（3）嘱患者治疗中如有不适要举左手示意，以免乱动导致误伤软组织。

2. 治疗中的健康教育

（1）嘱患者如有不适要举左手示意。

（2）嘱患者冲洗时不要用口呼吸，不要吞咽，防止发生呛咳或误吸。

3. 治疗后的健康教育

（1）适应矫治器。

1）牙齿疼痛。初次粘上矫治器及每次复诊3~4小时后，牙齿常会感觉酸胀或疼痛，有时在咀嚼时会加剧，建议进食温凉软食，通常3~5日可自行缓解，一般不需要服用镇痛药。若疼痛非常剧烈或持续时间较长，需及时联系医师。

2）黏膜损伤。最初佩戴固定矫治器后，可能因不适应而出现局部口腔黏膜磨破或溃疡，一般可逐渐自行适应。若溃疡严重、频繁，可选用正畸黏膜保护蜡覆盖于矫治器突出部位以保护黏膜，也可将棉球置于托槽与口唇黏膜之间以减少摩擦，一般 7~10 日可自愈。有时矫治器部件损坏、移位可能会刺伤口腔黏膜，需及时联系医师。

3）牙齿松动。整个正畸治疗过程就是牙齿移动的过程，而牙齿一定程度的松动是牙齿移动过程中的正常表现，最终移动到治疗预期的位置后，将会重新建立良好、稳固的咬合关系。

(2) 饮食指导。托槽粘接在牙面上，较大的咀嚼力会使其脱落或损坏，而矫治器频繁脱落或损坏将大大延长正畸治疗的疗程，因此进食时应格外注意。

1）避免进食大块的食物（如排骨、鸡腿等）、较硬的食物（如坚果、冰棍等）、带硬壳的食物（如螃蟹等）、较韧的食物（如牛肉干等）。

2）禁止用前牙啃咬食物，如面食类应掰成小块、水果类应去核后切成薄片，用后牙咀嚼。

3）避免进食黏性食物（如糖类等），其易使矫治器部件移位，且容易黏附在托槽上不易清洁。

(3) 口腔卫生的维护与保持。良好的口腔卫生是正畸效果的保证。口腔卫生差会使牙龈红肿，严重时可导致牙龈炎、牙周炎等疾患。应保持良好的口腔卫生习惯。

1）刷牙时间。每天三餐之后、每次进食后和睡前都应刷牙，每日至少 5 次，每次时间不少于 3 分钟。

2）牙刷的选择。选择刷头稍小、中等硬度毛刷或正畸专用牙刷。托槽会快速磨损消耗刷毛，应勤换牙刷，发现牙刷出现磨耗时应及时更换。

3）刷牙方法。采用改良 BASS 刷牙法，彻底清洁牙齿各面和托槽的各个部分，特别注意清洁牙颈部、牙齿舌侧、托槽周围等。刷牙后对镜自检是否清洁干净。

(4) 运动防护。原则上戴矫治器后可以和平常一样进行各种体育运动和户外活动，但某些运动项目可能会因戴正畸矫治器而受限，或增加矫治器损坏或口腔损伤的风险，所以建议尽量避免进行剧烈的、对抗性太强的竞技运动，以免矫治器划伤口腔软组织。若运动中出现外伤等意外，应及时检查口腔、牙齿及矫治器，发现异常立即与医师联系。

(5) 矫治器的维护。向患者说明，不能随意自行扳动或调整矫治器及附件。矫治器一旦出现损坏等问题会影响正畸过程的顺利进行，因此应随时检查矫治器有无损坏、变形、移位等。遇到托槽、带环或其他附件脱落，应及时联系医师，以便第一时间采取相应处理,保证疗程顺利。

(6) 复诊指导。按医嘱定期复查,每间隔 4~8 周复诊一次。如有生病、考试、外出等特殊情况,应提前联系医师,改约复诊时间。

链 接

托槽的种类繁杂,临床上主要根据医师从专业角度的建议加上患者的主观治疗要求和客观经济条件来选择。

(1) 金属托槽以其优良的机械性能(如较高硬度、较低的丝槽摩擦阻力),成为目前正畸临床使用最广泛的托槽。

(2) 陶瓷托槽、水晶托槽的颜色与牙齿更为接近,外观相较金属托槽更令人满意。陶瓷托槽还具有良好的生物相容性,其抗张强度及与牙釉质的粘接强度等机械性能,也明显优于金属托槽。

(3) 自锁托槽可以将弓丝直接锁闭在托槽槽沟内,免除结扎丝或橡皮圈对弓丝的捆绑,缩短了临床治疗的时间,提高了患者的舒适度。

(4) 舌侧托槽将托槽粘接于牙齿舌面,克服了唇侧托槽暴露于外的缺点,隐形而不影响美观,但其增加了医师的操作难度,延长了椅旁操作时间,且舒适度不及唇侧矫治器,也在一定程度上影响了咀嚼发音等。

(5) 近年来出现的新型正畸矫治技术——隐形矫治,利用塑胶压膜成型固位并施力于牙齿,不用粘接托槽,不影响唇面美观,得到了患者的喜爱,但只适合部分患者,且治疗费用较高。

将托槽依次粘接在牙面的矫治技术称为直接粘接法。目前还发展出间接粘接技术,即将托槽及其附件粘接在工作模型,通过转移装置,再粘接到牙面。间接粘接技术可以提高工作效率,操作过程中患者感觉也更加舒适。

思 考 题

1. 以下关于正畸固定矫治器托槽粘接原则的叙述,错误的是(　　)
  A. 先上牙后下牙　　　　　　　B. 先后牙再前牙
  C. 减少患者头部转动　　　　　D. 方便医师操作
  E. 预防唾液污染
正确答案:A

答案解析：托槽粘接应先下牙后上牙，先粘接更容易被唾液污染的牙位。

2. 患者，男性，18岁，上前牙与下前牙咬合不上，经诊断后采用正畸固定矫治，对该患者的健康教育，下述不正确的是(　　)

   A. 避免食用黏的、硬的、带核的食物

   B. 不要啃食苹果、排骨之类的食物

   C. 选择头大、硬毛牙刷刷牙

   D. 每次餐后及复诊前要刷牙

   E. 按期复诊

正确答案：C

答案解析：正畸固定矫治器托槽粘接的健康教育记忆题。托槽粘接后应选择刷头稍小、中等硬度毛刷，刷牙时注意清洁矫治器与牙齿之间的缝隙。

实训二十四

牙齿拔除术的四手护理配合技术

病例导入

患者，女性，56岁，牙周炎6年余，经多次牙周治疗仍有1颗牙齿自觉严重松动，有伸长感，咬合不适，要求拔牙。根据患者主诉症状、临床检查，结合影像学检查，诊断为"右下颌第一磨牙慢性根尖周炎，Ⅲ度松动，无保留价值"。主治医师选择进行右下颌第一磨牙拔除。作为护理人员，应如何进行有效的四手护理配合？

知识要点

一、牙齿拔除术的定义

牙齿拔除术是运用全身或局部麻醉，通过手术的方法，将不能再行使口腔功能的牙拔除的技术。它是口腔颌面外科最基本、应用最广泛的手术，是治疗某些牙科疾病的最终手段。

二、牙齿拔除术的适应证

牙齿拔除术的适应证是相对的，随着医疗水平的不断提高及设备仪器的不断完善，许多过去认为应当拔除的患牙现在已经可以通过治疗和修复的手段保留下来了，所以，口腔治疗的责任首先是保存天然牙，最大限度地保持其功能和美观。决定是否拔除牙齿时要慎重，牙齿拔除术的适应证包括：无法治疗或修复的严重牙体组织龋坏（一些牙隐裂经一定治疗后可以考虑保留）、无法治愈的严重根尖周病（根尖周病的恢复需要一定的时间，应慎重判断）、晚期牙周病、错位牙、额外牙、埋伏牙、阻生牙、滞留乳牙、融合牙、双生牙、病灶牙、骨折创伤累及的不可治疗的牙齿或根中1/3折断的牙齿（根据牙齿本身情况尽量保留）、配合治疗需要拔除的牙齿等。

三、牙齿拔除术的禁忌证

牙齿拔除术的禁忌证包括：严重的心脏病，如6个月内有心肌梗死病史、心绞痛频繁发作病史、心功能三级或四级、二度或三度Ⅱ型房室传导阻滞病史、双束支传导阻滞病史、阿斯综合征病史的患者；血压高于180/110mmHg的严重高血压；严重的造血系统疾病，如血红蛋白低于80g/L且血细胞比容在30%以下的贫血患者、血红蛋白在100g/L以下的老年或动脉粥样硬化患者、急性白血病患者、血小板少于50×10^9/L的原发性血小板减少性紫癜患者、血友病患者；空腹血糖高于8.88mmol/L的糖尿病；严重的肝、肾疾病；未得到控制的甲状腺功能亢进；急性炎症期；妊娠前3个月、6个月以后及月经期的女性患者；长期使用抗凝药物治疗的患者；受恶性肿瘤累及的牙或短期内做过放射治疗的患者；过度疲劳、饥饿、精神恐惧的患者等。

四、牙齿拔除术的操作步骤

核对→安装麻醉药物→消毒两次→麻醉注射→分离牙龈→挺松患牙→安放拔牙钳→拔除患牙→增隙、去骨或劈开→拔牙创处理→缝合→压迫止血。

◆ **操作技术**

一、学习要点

牙齿拔除术的四手护理配合技术要点，包括：①此项操作的所有物品准备；②器械的传递顺序及方法；③需要增隙、去骨或劈开时的护理配合方法；④牙齿拔除时协助牵拉口角和进行及时、有效的吸唾；⑤需要缝合时协助医师牵拉口角、剪断缝线。

二、操作规程

（一）简易流程

牙齿拔除术的
四手护理配合技术

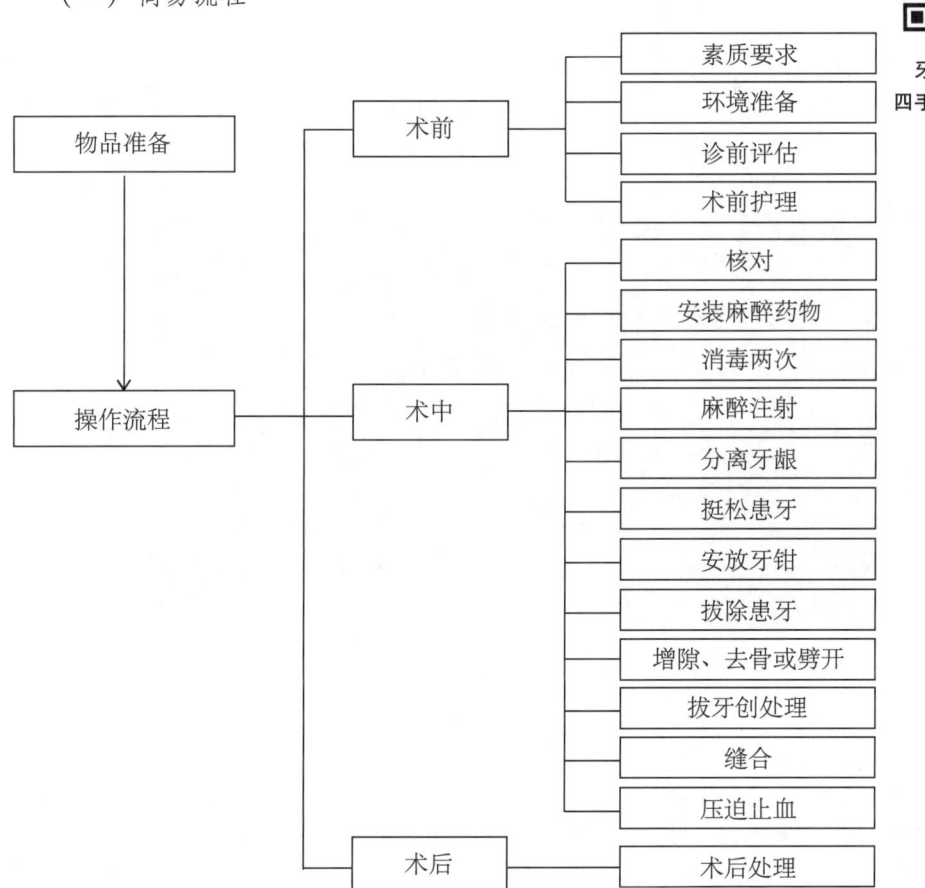

（二）分步流程

📋 **物品准备**

◆ 常规物品准备（图24-1）。口腔检查器械（镊子、口镜、探针）、三用枪头、口杯、口腔防护镜、凡士林、棉签。

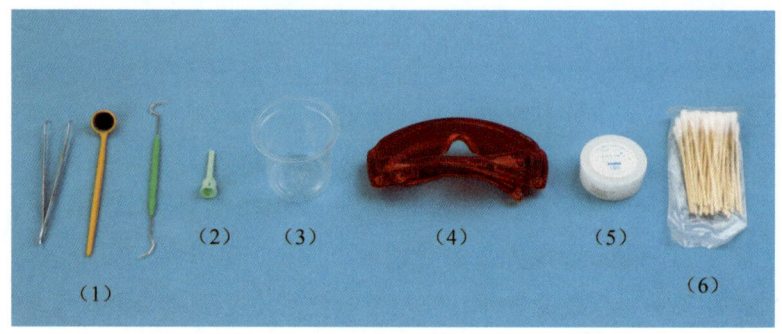

图24-1　牙齿拔除术常规物品准备

(1) 口腔检查器械（镊子，口镜，探针）；(2) 三用枪头；

(3) 口杯；(4) 口腔防护镜；(5) 凡士林；(6) 棉签

◆ 专用物品准备（图24-2）。消毒剂、棉签、无菌纱布、无菌手套、麻醉注射器、专用注射针头、麻醉药物、持针器、无菌金属吸唾管、牙龈分离器、牙挺、拔牙钳、刮匙。

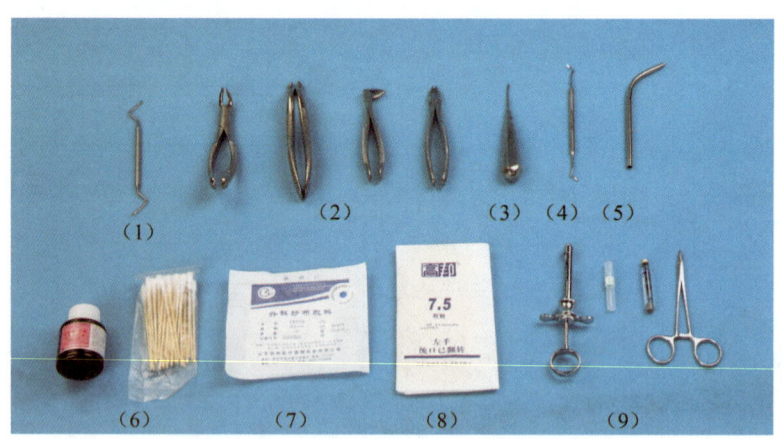

图24-2　牙齿拔除术专用物品准备

(1) 刮匙；(2) 拔牙钳；(3) 牙挺；(4) 牙龈分离器；(5) 无菌金属吸唾管；(6) 消毒剂、棉签；

(7) 无菌纱布；(8) 无菌手套；(9) 麻醉注射器、专用注射针头、麻醉药物、持针器

◆ 其他专用物品准备（必要时，图24-3）。骨锤、骨凿、三角挺、根尖挺、手术剪、持针器、缝合针、缝合线。

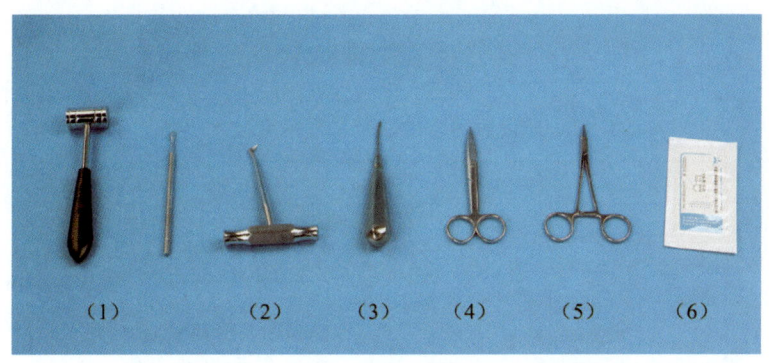

图 24-3　牙齿拔除术其他专用物品准备

（1）骨锤、骨凿；（2）三角挺；（3）根尖挺；（4）手术剪；（5）持针器；（6）缝合针、缝合线

操作流程

术前（表 24-1）

表 24-1　牙齿拔除术的四手护理配合技术（术前）

操作步骤	操作要点
1. 素质要求	掌握牙齿拔除术的四手护理配合技术及医院感染的控制方法等
2. 环境准备	保持环境的整洁、明亮、舒适、安全；确保口腔综合治疗台功能正常
3. 诊前评估	（1）核实身份信息。至少核对患者的姓名、性别、年龄三项 （2）核实牙位信息。根据病历及患者主诉核对牙位、数量及顺序 （3）一般情况。了解患者的口腔卫生情况、既往史、过敏史、近期饮食情况，女性患者是否在月经期或孕期，老年患者测量生命体征等。完善各项检查（血常规、X 线或 CT 等） （4）口腔局部症状。检查口腔黏膜有无溃疡、红肿等；嘴角有无皲裂 （5）心理状况。了解患者心理状态、情绪反应、就诊目的、美观要求及社会支持情况等 （6）知识了解。了解患者对本次治疗程序、后续治疗等知识的认知情况
4. 术前护理	（1）个人防护。护士按照七步洗手法洗手，然后戴口罩，操作前戴口腔防护镜及无菌手套 （2）患者准备。系胸巾、放口杯，指导患者漱口；为患者佩戴口腔防护镜；为患者口角涂抹凡士林；调节椅位及光源（拔除上颌牙齿，使患者张口时上颌殆平面与地平面成 45°；拔除下颌牙齿，使患者张口时下颌殆平面与地面平行），保持术野清晰，方便治疗 （3）心理护理。向患者讲明治疗步骤及如何配合，消除患者对治疗的恐惧心理 （4）安装三用枪头及无菌金属吸唾管

术中（表24-2）

表24-2 牙齿拔除术的四手护理配合技术（术中）

操作步骤	用物准备	医师操作要点	护士操作要点	医护患沟通要点
1. 核对			遵医嘱选择麻醉药物并核对药物名称、浓度、剂量、有效期及性质	治疗前医护患再次核对牙位，确定本次治疗程序
2. 安装麻醉药物			安装麻醉药物及专用注射针头，如使用计算机控制（推麻仪）进行局部麻醉，需将一次性麻醉导管连接到推麻仪上，并安装专用一次性无菌注射针	
3. 消毒两次	消毒剂、棉签	依次完成两次注射部位的黏膜消毒	依次传递蘸有黏膜消毒剂的棉签给医师，协助医师完成注射部位黏膜的两次消毒	告知患者消毒的目的，并告知患者消毒过程中及消毒后暂时不能闭口，如有不适及时举左手示意
4. 麻醉注射	麻醉注射器；专用注射针头；若使用计算机控制（推麻仪）进行局部麻醉，需准备推麻仪、一次性麻醉导管、一次性专用无菌注射针；麻醉药物	完成局部麻醉注射	将准备好的麻醉注射器传递给医师	告知患者放松，不必紧张，注射时不要随意移动头部及舌体，不要闭口，如有不适及时举左手示意
5. 分离牙龈	牙龈分离器	分离患牙牙龈	将牙龈分离器传递给医师	
6. 挺松患牙	牙挺（必要时准备三角挺或根尖挺）	挺松患牙	将牙挺传递给医师	
7. 安放拔牙钳	拔牙钳	将拔牙钳安放在患牙合适的位置上，避免损伤周围牙龈组织及邻牙	将适宜的拔牙钳传递给医师，拔除上颌牙时钳喙向上传递给医师，拔除下颌牙时，钳喙向下传递给医师，方便医师握持，且不用更改操作方向，提高工作效率	
8. 拔除患牙	拔牙钳、无菌金属吸唾管	拔除患牙	及时吸净患者口内的唾液及血液，保持术野清晰，必要时协助医师牵拉口角	告知患者牙齿拔除的过程会有牵拉感，不必紧张，尽量放松，配合医师拔牙，如有疼痛或不适及时举左手示意

续表

操作步骤	用物准备	医师操作要点	护士操作要点	医护患沟通要点
9. 增隙、去骨或劈开	骨锤、骨凿	需要增隙、去骨或劈开时,医师合理安放骨凿	将骨凿传递给医师,根据手术需要采用增隙法、闪击法或冲击法击锤,协助医师进行增隙、去骨或劈开。若为下颌牙齿,应用左手托住患者下颌角(图24-4),以保护颞下颌关节	需提前告知患者使用骨凿、骨锤的目的、方法及配合方法,使其做好心理准备,告知患者在击锤的过程中会有震感,护士会帮助其做好保护,不必紧张,如有不适及时举左手示意
10. 拔牙创处理	刮匙	刮除拔牙窝内残留的肉芽组织,进行创面处理	将刮匙传递给医师	
11. 缝合	持针器、手术剪、缝合针、缝合线	创面较大时,医师需缝合伤口	将夹有缝合针线的持针器传递给医师,缝合后协助医师剪线(图24-5)	告知患者5~7日拆线
12. 压迫止血	无菌纱布	对伤口进行压迫止血	将无菌纱布传递给医师	告知患者纱布需咬30分钟

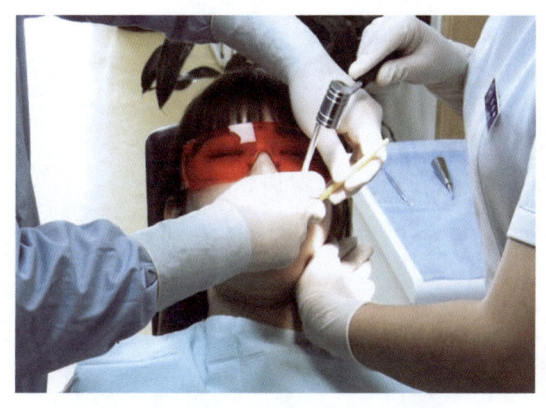

图24-4 左手托住患者下颌角

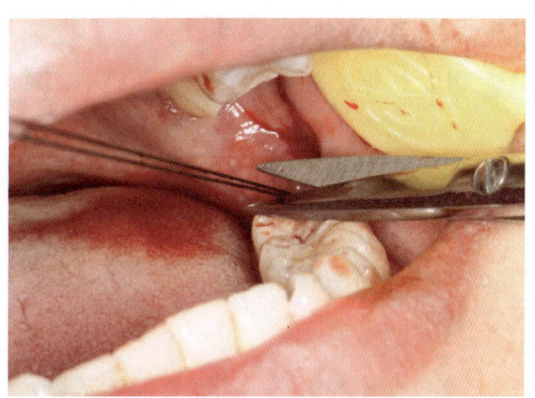

图24-5 协助医师剪线

术后(表24-3)

表24-3 牙齿拔除术的四手护理配合技术(术后)

操作步骤	操作要点
术后护理	(1) 患者护理。口腔综合治疗台复位,根据治疗情况嘱患者漱口,协助患者清洁面部,撤去胸巾,清洁痰盂 (2) 整理用物。撤去水杯、三用枪头,收回治疗盘及器械,按照医疗垃圾分拣流程处理所有用物 (3) 对口腔综合治疗台进行清洁消毒。遵循从洁到污的原则 (4) 护士洗手、摘口罩

三、临床护理要点

1. 观察 拔牙过程中认真观察患者的病情变化，如意识、面色、呼吸，以及有无抽搐等，应特别重视患者的主诉，如头疼、头晕、胸闷、恶心等，发现异常及时报告医师，配合处理。

2. 遵循无菌原则 治疗过程中严格遵守无菌操作原则，一次性用品要保证一人一用一更换，重复使用的器械按照规范进行消毒灭菌，灭菌合格后方可使用，且保证一人一用一灭菌。

3. 击锤 增隙或去骨需要击锤时，击锤力度要适中，腕部用力，有弹性、有节奏地连续敲击；劈牙使用闪击法时，看清骨凿摆放的位置，用力快而重，争取一次击锤劈开。进行下颌牙齿拔除时，应用左手向上托护下颌体部，以保护颞下颌关节。若掏取上颌前磨牙牙根需要击锤时，要轻击，以防牙根进入上颌窦。

4. 职业防护 操作过程中要做好医师、护士的职业防护。

四、健康教育

1. 治疗前的健康教育

（1）根据治疗计划向患者介绍本次治疗的步骤和配合方法。

（2）指导患者在治疗过程中不要用口呼吸，避免误咽误吸。

（3）嘱患者治疗中如有不适要举左手示意，以免乱动导致误伤软组织。

（4）必要时协助患者填写治疗同意书。

2. 治疗中的健康教育

（1）嘱患者在治疗过程中不要随意移动头部及舌体，不要随意闭口。

（2）嘱患者如有不适要举左手示意。

3. 治疗后的健康教育

（1）拔牙结束时嘱患者咬紧无菌纱布卷压迫止血30分钟，有出血倾向者，应观察30分钟，检查无活动性出血后方可离院。

（2）嘱患者拔牙后24小时内不能刷牙漱口，以免破坏拔牙窝内血凝块，影响伤口愈合。

（3）嘱患者拔牙后不要用舌舔伤口或反复吐唾液、吸吮拔牙窝，以免增加口腔负压，破坏血凝块而引起出血。

（4）嘱患者拔牙后2小时可进食温、凉、软的食物或流质饮食，不宜吃太热、太硬或刺激性食物，以免造成出血，避免术侧咀嚼。

（5）若术后有明显的大出血、疼痛、肿胀、发热、开口困难等症状，应及时复诊。

（6）伤口有缝线的患者，嘱术后5～7日拆线。

（7）告知患者拔牙术后2～3日唾液中可有少量血性液体，为正常现象，若唾液中含大量血凝块或鲜红血液，应及时复诊。

◆ 链　接

---

1. 牙齿拔除术后并发症　①牙及牙根折断；②拔牙后出血；③拔牙后感染；④干槽症。

2. 造成拔牙后出血的原因　①牙槽窝内残留炎性肉芽组织；②牙龈及骨膜撕裂未缝合或缝合不当；③急性炎症期拔牙；④手术创伤大，牙槽骨折裂没有复位，牙槽内小血管破裂；⑤伤口护理不当；⑥局部麻醉药物中肾上腺素作用消失后导致拔牙创出血；⑦全身因素所致的拔牙后出血（如高血压、血液疾病、肝脏疾病等），应以预防为主。

◆ 思 考 题

1. 拔牙过程中用不到的器械有（　　）

    A. 拔牙钳　　　　　　　　B. 牙挺

    C. 牙龈分离器　　　　　　D. 垂直加压器

    E. 锤子

正确答案：D

答案解析：拔牙过程中可能用到的器械有牙龈分离器、牙挺、拔牙钳、刮匙、骨锤、骨凿、持针器、手术剪。垂直加压器是牙体牙髓治疗时可能用到的器械。

2. 患有造血系统疾病的患者拔牙时，下列描述错误的是（　　）

    A. 贫血患者，只要血红蛋白维持在80g/L以上，血细胞比容在30%以上，一般可以拔牙

    B. 慢性贫血患者，因已具有良好的适应性和代偿功能，即使血红蛋白较低，一般也能耐受拔牙手术

    C. 老年患者和动脉粥样硬化患者，伴有贫血症状，血红蛋白在80g/L以上，可以拔牙

    D. 再生障碍性贫血患者，经治疗缓解，血红蛋白在80g/L以上，可以拔牙

E. 急性白血病患者一般不宜拔牙，慢性白血病患者需要拔牙时，也必须由专科医师配合

正确答案：C

答案解析：老年患者或动脉粥样硬化患者，血红蛋白一般应先保持在 100g/L，才可以拔牙，否则容易出现术中出血。

实训二十五

下颌阻生牙拔除术的四手护理配合技术

◆ **病例导入**

患者，女性，26岁，右下后牙近中颊向阻生，因智齿冠周炎反复肿胀2年余，半个月前右侧面部肿胀，张口受限，诊断为"智齿冠周炎伴咬肌间隙感染"。医师给予全身抗炎治疗，建议择期行48阻生牙拔除术。作为护理人员，应如何进行有效的四手护理配合？

◆ **知识要点**

一、阻生牙的定义

阻生牙是指由于邻牙、骨或软组织的影响造成牙萌出受阻，只能部分萌出或完全不能萌出，且以后也不能萌出的牙齿。常见的阻生牙为下颌第三磨牙、上颌第三磨牙、上颌尖牙等。下颌第三磨牙阻生的主要原因是：随着人类的进化，颌骨的退化与牙量的退化不一致，颌骨受到的生理刺激减少，发育不足，缺乏足够的空间容纳全部恒牙。本实训以下颌阻生牙拔除术为例。

二、下颌阻生牙拔除术的操作步骤

消毒→麻醉→切开→翻瓣去骨→分牙→增隙→拔出阻生牙→拔牙创处理→缝合→压迫止血。

◆ **操作技术**

一、学习要点

下颌阻生牙拔除术四手护理配合技术要点，包括：①此项操作的物品准备；②医师拔牙过程中的护理配合操作要点，如操作开始前的器械牙位信息的核对、麻醉用品的传递、术野的维护、无菌器械的交换；③术中患者情绪的安抚；④去骨过程中的敲击方法与注意事项；⑤拔牙创处理时的配合；⑥术后对患者的健康教育等内容。

二、操作规程

（一）简易流程

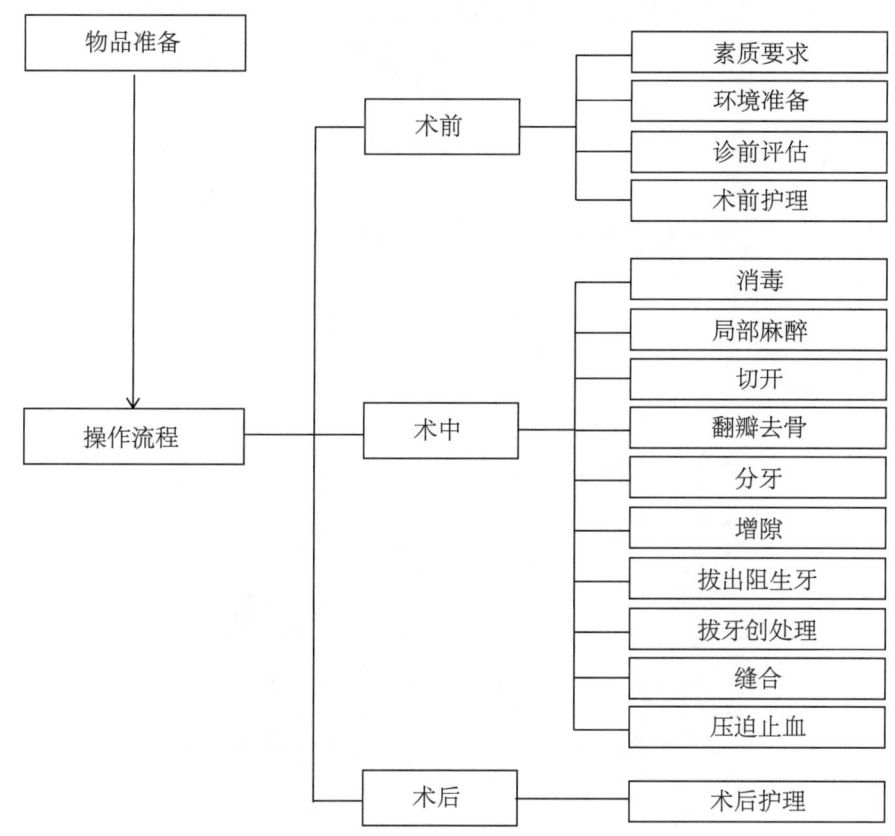

（二）分步流程

> **物品准备**

◆ 常规物品准备（图25-1）。口腔检查器械（镊子、口镜、探针）、外科手套、三用枪头、口杯、碘伏、吸引器管、无菌纱布、无菌棉签、无菌棉卷、无菌棉球、手术铺巾。

◆ 局部麻醉专用物品准备（图25-2）。麻醉注射器、麻醉药物、一次性消毒棉签、碘伏。

◆ 切开缝合专用物品准备（图25-3）。手术剪、手术刀片、手术刀柄、缝合针线、持针器、止血钳。

◆ 牙拔除术专用物品准备（图25-4）。仰角手机、加长裂钻、牙龈分离器、骨膜分离器（直、弯）、牙挺、根尖挺、拔牙钳、骨凿、骨锤、刮匙、金属吸引器、咬合垫、高速手机、高速涡轮机。

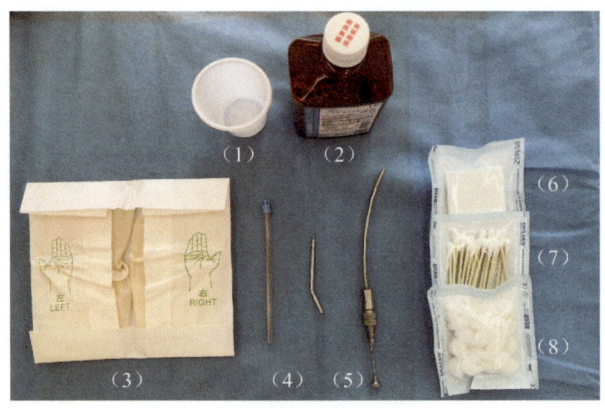

图 25-1 下颌阻生牙拔除术常规物品

（1）口杯；（2）碘伏；（3）外科手套；（4）吸引器管（金属、塑料）；
（5）三用枪头；（6）无菌纱布；（7）无菌棉签；（8）无菌棉球

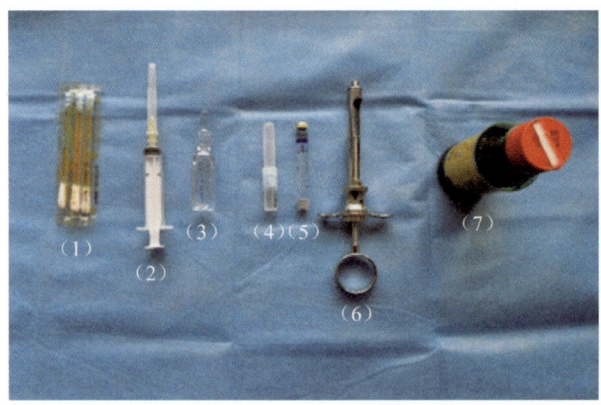

图 25-2 局部麻醉专用物品准备

（1）一次性消毒棉签；（2）5ml 注射器；（3）2% 利多卡因注射液；
（4）一次性针头；（5）4% 阿替卡因注射液；（6）卡局式注射器；（7）碘伏

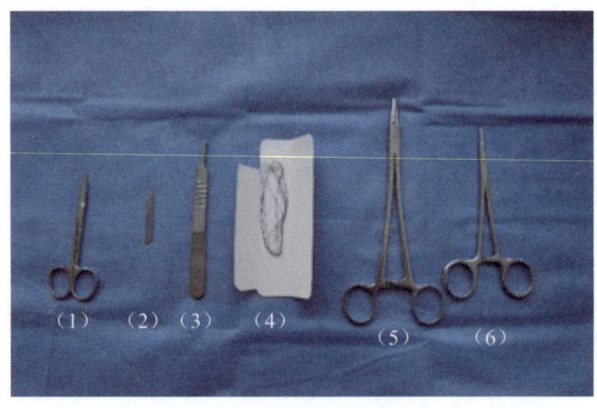

图 25-3 切开缝合专用物品准备

（1）手术剪；（2）手术刀片；（3）手术刀柄；（4）缝合针线；（5）持针器；（6）止血钳

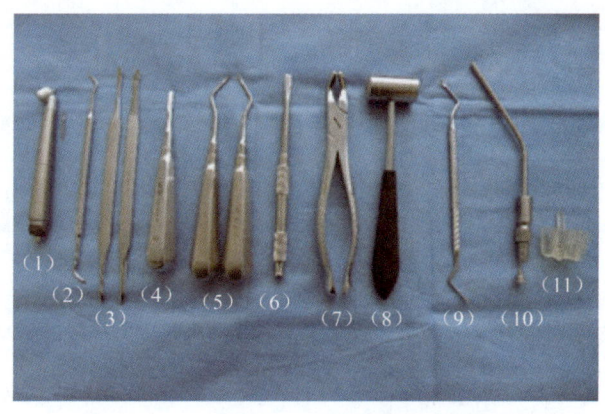

图 25-4 下颌阻生牙拔除术专用物品

(1) 仰角手机及加长裂钻；(2) 牙龈分离器；(3) 骨膜分离器；(4) 牙挺；(5) 根尖挺；(6) 骨凿；(7) 下颌第三磨牙拔牙钳；(8) 骨锤；(9) 刮匙；(10) 金属吸引器；(11) 咬合垫

操作流程

术前（表 25-1）

表 25-1 下颌阻生牙拔除术的四手护理配合技术（术前）

操作步骤	操作要点
1. 素质要求	理解阻生牙拔除术的方法并熟悉操作步骤，能够进行有效的护理配合。无菌观念、爱伤意识及感染控制等护理观念和技术能够自然融入护理配合之中
2. 环境准备	保持环境的安静、整洁、明亮、舒适；确认口腔综合治疗台功能正常
3. 诊前评估	(1) 核实身份信息。至少核对患者的姓名、性别、年龄三项 (2) 核实牙位信息。根据病历及患者主诉核对牙位、阻生牙数量及顺序 (3) 一般情况。了解患者的口腔卫生情况、既往史、过敏史、系统病史、近期饮食情况、当时是否进食，以及体温、血糖、血压是否正常等 (4) 口腔局部症状。检查颌面部有无肿胀、疼痛；阻生牙周围牙龈有无红肿等；嘴角有无皲裂 (5) 心理状况。了解患者心理状态、情绪反应、就诊目的、美观要求及社会支持情况等 (6) 知识了解。了解患者对本次治疗程序、后续治疗等知识的认知情况，其余阻生牙是否需要拔除等
4. 术前护理	(1) 个人防护。护士按照七步洗手法洗手，然后戴口罩、帽子，操作前戴口腔防护镜及手套，必要时佩戴防护面罩 (2) 患者准备。系胸巾、放口杯、嘱漱口；为患者佩戴口腔防护镜；调节椅位（拔除下颌阻生牙，患者大张口时下颌牙的𬌗平面与地面平行）及光源，保持术野清晰，方便手术 (3) 心理护理。向患者讲明治疗步骤及如何配合，消除患者对治疗的恐惧心理 (4) 为患者口角涂抹凡士林，避免张口时间过长造成口角损伤

术中（表25-2）

表25-2 下颌阻生牙拔除术的四手护理配合技术（术中）

操作步骤	用物准备	医师操作要点	护士操作要点	医护患沟通要点
1. 消毒	碘伏、无菌棉球、手术铺巾、镊子等	核对牙位，常规口内口外消毒	铺巾及消毒	治疗前医护患再次核对牙位，确定本次治疗程序
2. 局部麻醉	医嘱麻醉药物、注射器	下牙槽神经阻滞麻醉或局部浸润麻醉	吸取适量麻醉药物，传递注射器给医师（图25-5），注意职业防护	提示患者，轻扶患者肩部，给予安慰，配合医师进行局部麻醉，注意观察患者面色及表情变化
3. 切开	手术刀片、手术刀柄等	根据阻力分析选择适合的切开部位	协助医师止血，维护视野	语调温柔地安抚患者紧张情绪，安慰并询问患者是否有痛感，以确保局部麻醉效果
4. 翻瓣去骨	骨膜分离器、骨凿、骨锤、高速手机等	翻瓣，去骨，保持良好支点	用左手托住患者下颌以保护颞下颌关节，根据手术需要采用不同的击锤方法，忌用暴力	提前告知患者手术步骤，使其有心理准备，嘱患者配合，保持张口，有不适举左手示意
5. 分牙	高速涡轮机、加长裂钻、骨凿等	通过分牙解除邻牙、骨或软组织阻力	传递手机，协助医师牵拉皮瓣，及时吸出血液和唾液，保持术野清晰，减少患者不适感（图25-6）	密切观察患者情况
6. 增隙	骨凿、牙挺	压缩根周骨质以解除阻力，注意保护下牙槽神经	协助医师，传递手术用物，及时打开X线片以备医师观察	询问医师是否需要观看辅助检查的X线片
7. 拔出阻生牙	牙挺、拔牙钳	挺拔、钳拔拔出阻生牙，脱位时注意保护上颌牙	传递拔牙钳（图25-7）等，配合医师，用左手托住患者下颌（图25-8），以保护颞下颌关节，传递托盘承装脱位牙	
8. 拔牙创处理	刮匙、明胶海绵、止血凝胶等	检查拔出的阻生牙是否完整，清理牙槽窝，压迫复位	配合医师检查拔出的患牙是否完整，及时吸出血液、唾液以及清除拔牙窝中刮出的碎屑等	告知患者已拔出患牙，不要紧张，还有少许后期处理工作
9. 缝合	持针器、缝合针线、手术剪	缝合创口，打结	协助医师牵拉口角，剪断缝线	指导患者大张口配合，鼓励患者
10. 压迫止血	无菌棉卷、无菌纱布等	无菌纱布压迫止血	传递无菌纱布给医师	告知患者术后注意事项

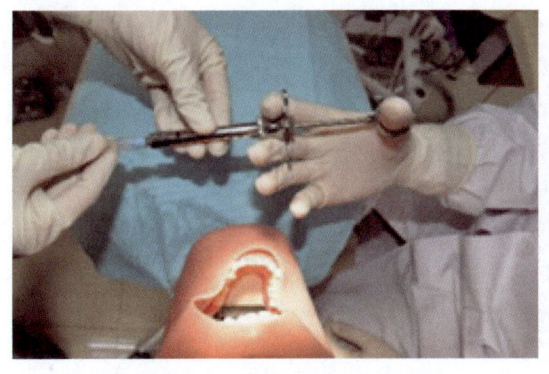

图 25-5 传递局麻注射器

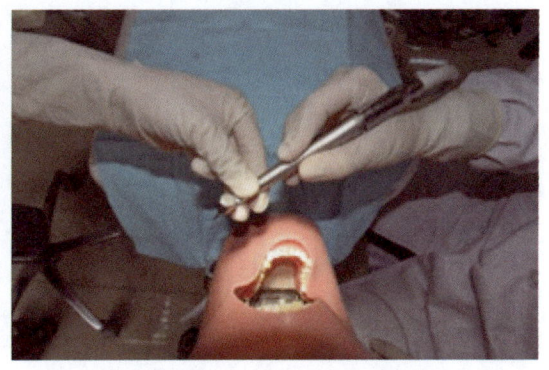

图 25-6 传递仰角手机

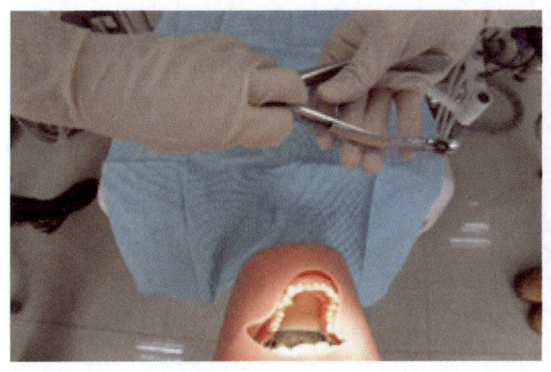

图 25-7 传递拔牙钳

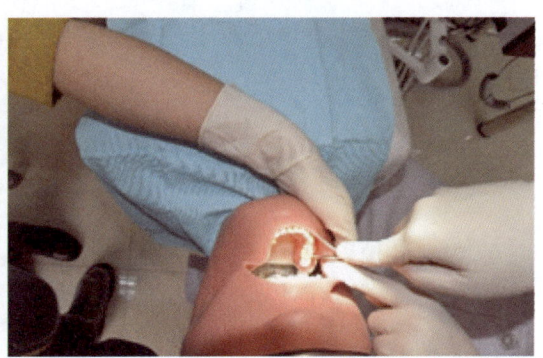

图 25-8 左手托下颌

术后（表 25-3）

表 25-3 下颌阻生牙拔除术的四手护理配合技术（术后）

操作步骤	操作要点
术后护理	（1）患者护理。清洁患者面部，复位口腔综合治疗台，撤去胸巾，清洁痰盂，告知医嘱 （2）整理用物。按照医疗垃圾分拣流程处理所有用物，注意尖锐器械及高危器械的处理 （3）对口腔综合治疗台进行清洁消毒。遵循从洁到污的原则 （4）护士洗手、摘口罩

三、临床护理要点

（1）护士应备齐诊室急救物品，手术前对患者进行全面检查，确保患者病症符合牙拔除术的适应证。局部麻醉前了解患者的生命体征，详细询问有无药物过敏史，是否为过敏体质。

（2）避免空腹进行局部麻醉，了解患者当日饮食情况，如为空腹，指导患者进甜食后再进行局部麻醉，防止虚脱或诱发其他并发症。对老年患者，尽量确保由家属陪同。

（3）注意观察局部麻醉后患者的反应，如晕厥、过敏、心悸等；术中注意观察患者的反应，如面色、神志、呼吸等，及时询问患者感受，发现异常及时告知医师，并积极配合抢救。

（4）操作时应严格遵守无菌操作原则，严格查对制度。对于使用的无菌物品、器械、辅料、药品均应在手术前、中、后进行查对。

（5）增隙或去骨时，击锤力度应适中，腕部用力，有弹性、有节奏地连续敲击。操作过程中要做好职业防护及患者防护。

（6）遵医嘱指导患者冰敷，正确服用抗生素、止痛药，如出现明显不适，应及时复诊。

四、健康教育

1. 治疗前的健康教育

（1）根据治疗计划向患者介绍本次治疗的步骤和配合方法。

（2）指导患者在治疗过程中不要用口呼吸，避免误咽误吸。

（3）嘱患者治疗中如有不适要举左手示意，以免乱动导致误伤软组织。

（4）指导并协助患者填写治疗同意书。

（5）分散患者的注意力，帮助患者缓解焦虑及对治疗的恐惧心理。

2. 治疗中的健康教育

（1）嘱患者如有不适要举左手示意。

（2）嘱患者放松心情，加强对医护人员的信任，配合医护人员操作，避免造成不必要的损伤。

3. 治疗后的健康教育

（1）拔牙结束时嘱患者咬紧无菌纱卷压迫止血观察30分钟，无明显出血方可离院。

（2）嘱患者拔牙后24小时内不能刷牙鼓漱，以免破坏拔牙窝内血凝块，造成感染。

（3）嘱患者不要用舌舔吸伤口或反复吸吮拔牙窝，以免增加口腔负压，破坏血凝块引起出血。

（4）嘱患者术后2小时后可进食温软食物，不宜食用过热、过硬的食物，避免患侧咀嚼。

(5) 告知患者术后 2~3 日唾液中可有少量血性液体，为正常现象，若有明显的大出血、疼痛、肿胀、发热、开口困难等症状，应及时复诊。

(6) 伤口缝线 5~7 日复诊拆线，嘱患者保持良好的口腔卫生。

◆ 链　接

> 　　上颌第三磨牙阻生的常见类型为垂直阻生、远中阻生、近中阻生并颊向错位或阻生，上颌结节骨质疏松，易于挺出，但手术区窄，直视困难，操作不易。
>
> 　　上颌阻生第三磨牙拔除术步骤：术前 X 线检查→切开及翻瓣→去骨→拔牙→创口处理及缝合。

◆ 思考题

去骨或增隙过程中采用击锤方法时，需左手托住患者下颌的目的是（　　）

A. 安抚患者

B. 保护邻牙

C. 保护颞下颌关节

D. 保证视野清晰

E. 通过皮肤接触安抚患者

正确答案：C

答案解析：由于在击锤过程中，用力方向为向下，此过程将会造成颞下颌关节的损伤，而患者本身也难以抵御突然的向下压力，故需护理人员将患者下颌托住，以保护颞下颌关节。

实训二十六

口腔颌面外科双人法口腔冲洗护理技术

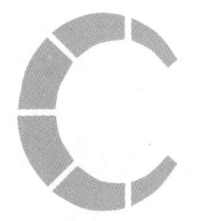

知识要点

一、口腔冲洗的定义

口腔冲洗是指将冲洗液利用一定的冲击力冲至患者口腔内，冲洗口腔内各面及牙齿各面，进一步清除口内的垢秽，保持患者口腔清洁的方法。

二、口腔冲洗的目的

其主要目的是保持口腔的清洁卫生，预防伤口感染及并发症，促进伤口愈合，提高患者的舒适度。

三、口腔冲洗的顺序

冲洗口腔前庭→冲洗上下牙列→冲洗固有口腔。

操作技术

一、学习要点

口腔颌面外科双人法口腔冲洗护理技术要点，包括：①此项操作的物品准备；②双人操作的流程、口腔冲洗的顺序及需遵循的原则；③操作过程中感染控制的方法，以及体现关爱患者的护理细节。

二、操作规程

（一）简易流程

口腔颌面外科双人法口腔冲洗护理技术

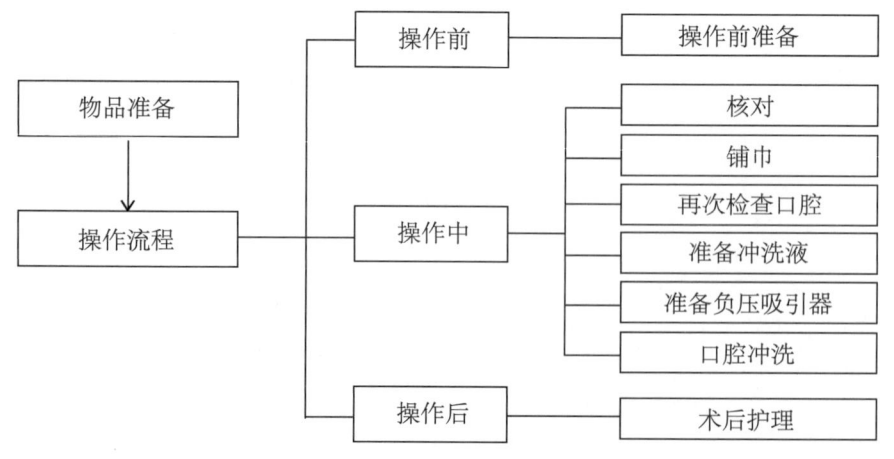

（二）分步流程

物品准备（图26-1，26-2）

一次性口腔护理包、一次性治疗巾、压舌板、冲洗针、冲洗液（以生理盐水为例）、持针器、连接管、吸引头、棉签、红霉素软膏、手电筒、负压吸引器。

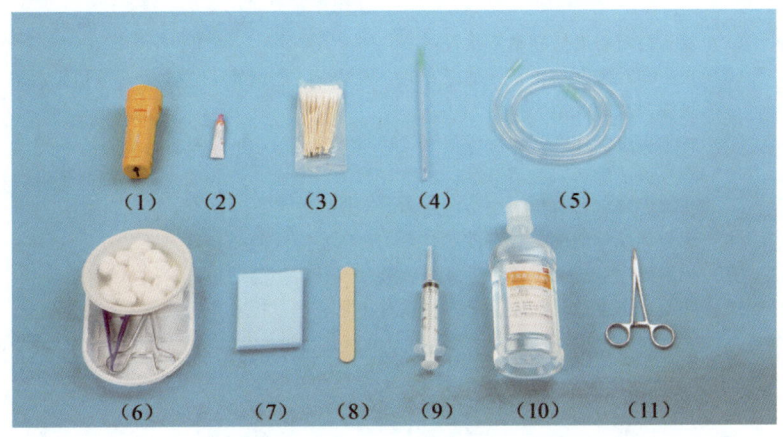

图26-1　口腔颌面外科双人法口腔冲洗护理技术物品准备

(1) 手电筒；(2) 红霉素软膏；(3) 棉签；(4) 吸引头；(5) 连接管；(6) 一次性口腔护理包；(7) 一次性治疗巾；(8) 压舌板；(9) 冲洗针；(10) 冲洗液（以生理盐水为例）；(11) 持针器

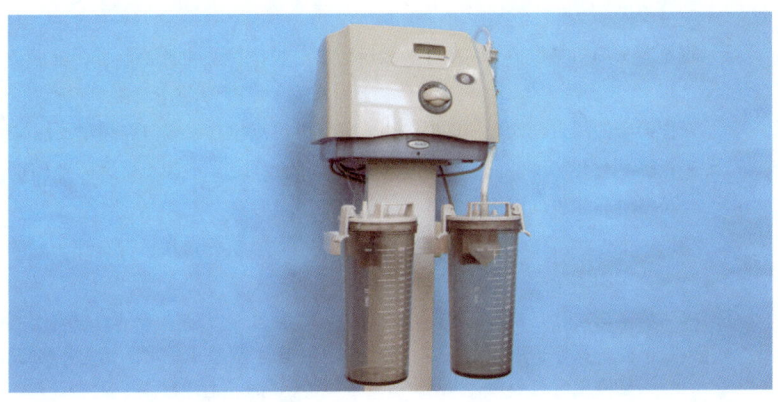

图26-2　负压吸引器

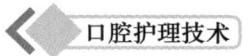

操作流程

操作前（表 26-1）

表 26-1　口腔颌面外科双人法口腔冲洗护理技术（操作前）

操作步骤	操作要点
操作前准备	(1) 双人核对患者医嘱单及执行单 (2) 护士查看患者病历，评估患者的一般情况、病情及手术方式，评估患者的意识状态、自理能力及耐受情况 (3) 护士至患者床旁，向患者解释口腔冲洗的目的，取得配合，做好心理护理 (4) 双人评估患者口腔清洁度，观察有无伤口出血，口腔内有无溃疡、感染、异味等 (5) 合理安置患者卧位，床头抬高 30°～40° (6) 病室环境整洁明亮、舒适安全 (7) 护士按照七步洗手法洗手，然后戴口罩及防护面罩 (8) 在治疗车上合理放置物品，并核对物品名称、检查有效期

操作中（表 26-2）

表 26-2　口腔颌面外科双人法口腔冲洗护理技术（操作中）

操作步骤	操作要点
1. 核对	护士携用物至患者床旁，双人核对患者基本信息及医嘱，并向患者解释口腔冲洗的简要过程
2. 铺巾	将患者头偏向操作护士一侧并铺放治疗巾，操作护士快速手消毒，辅助护士准备操作用物
3. 再次检查口腔	操作护士使用生理盐水棉球湿润患者口唇并再次检查患者口腔黏膜及伤口情况
4. 准备冲洗液	操作护士打开冲洗针，固定针头后抽吸冲洗液 15～20ml，并将冲洗针头进行预弯（图 26-3），角度约成 135°
5. 准备负压吸引器	辅助护士连接负压吸引器电源，打开开关检查吸引器负压，保证压力适当。连接吸引器头，牢固固定
6. 口腔冲洗	操作护士再次核对患者信息并再次固定冲洗针针头，辅助护士将吸引头放其对侧口内较低处，操作护士应嘱患者在冲洗过程中闭上双眼，也可酌情为患者戴上口腔防护镜。双人暴露患者口腔后，操作护士按照对侧颊部、上龈颊沟、近侧颊部、下龈颊沟、牙齿间隙、腭部、舌背、口底顺序进行口腔冲洗。冲洗时针头距冲洗点 2～3cm（图 26-4），匀速冲洗。辅助护士应及时吸净冲洗液，同时注意观察患者有无不适，若有异常及时嘱操作护士停止操作，并做好心理安慰

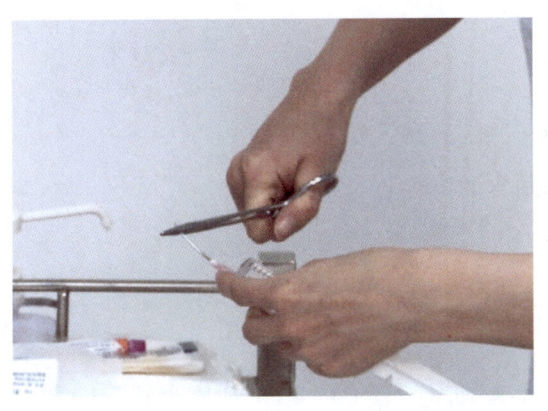
图 26-3　预弯冲洗针头

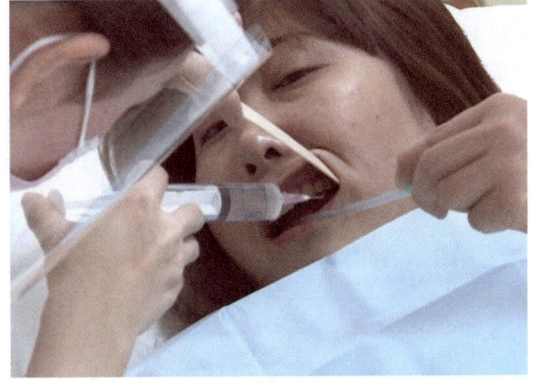
图 26-4　冲洗针头距离冲洗点 2~3cm

操作后（表 26-3）

表 26-3　口腔颌面外科双人法口腔冲洗护理技术（操作后）

操作步骤	操作要点
术后护理	（1）冲洗结束后操作护士再次检查患者口腔内的情况，并使用纸巾轻轻擦拭患者口唇部多余的水分 （2）操作护士结合患者的情况在其口唇部涂抹红霉素软膏 （3）操作护士撤去操作用物及治疗巾并快速手消毒 （4）双人核对患者信息，并在执行单上签字 （5）操作护士整理床单位，安置患者于舒适卧位并为患者做好健康教育，辅助护士进行用物处理

三、临床护理要点

（1）操作护士冲洗前注意固定好针头，勿将针头掉入患者口腔内；冲洗时水柱要均匀，冲洗针头距离冲洗点 2~3cm，勿用力冲洗伤口。

（2）辅助护士固定好吸引器接头，及时吸净冲洗液；吸引时勿吸缝线，以免引起伤口疼痛或因牵拉使伤口裂开；口内有皮瓣移植的患者，吸引器头不能接触皮瓣表面。

（3）冲洗顺序遵循自上而下、由健侧至患侧的原则。冲洗上下牙列时应注意按序冲洗相邻牙齿间隙，避免出现遗漏。

（4）冲洗过程中护士应正确使用口镜，使用前检查口镜表面是否光滑平整，牵拉口唇和口角时动作要轻柔，减少不必要的旋转或移动，避免损伤患者黏膜及皮肤。

（5）整个操作过程中严密观察患者面部表情及病情变化，患者如有不适或出现异常反应，护士必须立即停止操作。

四、健康教育

（1）冲洗过程中，嘱患者闭合双眼，防止冲洗液溅入眼内。

（2）指导患者做好日常口腔清洁，如采用含漱法等。

◆ 链　接

> 除生理盐水外以下几种溶液也常用于口腔冲洗。①1%~3%过氧化氢：遇有机物时放出新生氧，有抗菌、防臭作用。使用时可与生理盐水按照1∶1或1∶2的比例配制使用。但不宜用于皮瓣移植修复患者，以防氧化时产生气泡，影响皮瓣与组织的结合。同时避免与碱性及还原性物质混合。②1%~4%碳酸氢钠：碱性药剂，可用于合并真菌感染时。③复方氯己定：成分为葡萄糖复方氯己定、甲硝唑、甘油、薄荷脑。葡萄糖复方氯己定为广谱杀菌剂，而甲硝唑能抗厌氧菌感染。使用前注意询问患者是否有过敏史。

◆ 思　考　题

1. 双人法口腔冲洗用物不包括（　　）

　　A. 止血钳　　　　　　　　B. 负压吸引器

　　C. 吸引头　　　　　　　　D. 口镜

　　E. 棉签

正确答案：A

答案解析：止血钳常用于口腔擦洗。

2. 口腔冲洗操作过程中不正确的操作是（　　）

　　A. 核对患者

　　B. 检查口腔

　　C. 固定针头

　　D. 观察口腔黏膜

　　E. 用口镜牵拉口角时应用力牵拉以充分暴露口腔

正确答案：E

答案解析：牵拉口角时动作要柔和，以防造成患者疼痛或因牵拉使伤口裂开。

3. 关于口腔冲洗操作中需要注意的事项，不正确的是（　　）

A. 冲洗过程中患者应闭眼或佩戴口腔防护镜
B. 冲洗前应注意固定针头
C. 针头应距离冲洗点 2~3cm
D. 冲洗时应给予一定的压力快速冲洗
E. 吸引冲洗液时要及时，以免发生误吸

正确答案：D

答案解析：冲洗时不应用力冲洗伤口，以免伤口裂开。

参考文献

[1] 戴艳梅. 口腔专科护理 [M]. 北京：人民卫生出版社，2016.
[2] 姚江武，麻健丰. 口腔修复学 [M]. 3 版. 北京：人民卫生出版社，2015.
[3] 徐琨. 口腔科护理技能实训 [M]. 北京：科学出版社，2014.
[4] 古海荣，赵美玉. 医护暴露与防护 [M]. 郑州：郑州大学出版社，2014.
[5] 樊明文. 牙体牙髓病学 [M]. 4 版. 北京：人民卫生出版社，2012.
[6] 李秀娥. 口腔门诊治疗材料 [M]. 北京：人民卫生出版社，2011.
[7] 刘宝林. 口腔种植学 [M]. 北京：人民卫生出版社，2011.
[8] 徐军. 口腔修复专业护理教程 [M]. 北京：人民卫生出版社，2009.
[9] 郑艳. 口腔内科学 [M]. 北京：人民卫生出版社，2009.
[10] 姚江武. 口腔修复学 [M]. 2 版. 北京：人民卫生出版社，2009.
[11] 陈佩珠. 口腔专科护理操作流程 [M]. 广州：广东科技出版社，2006.
[12] 徐军. 口腔修复学 [M]. 北京：北京大学医学出版社，2005.
[13] 宿玉成. 现代口腔种植学 [M]. 北京：人民卫生出版社，2004.

党的二十大精神进教材

习近平总书记在党的二十大报告中强调，要"推进健康中国建设"，"把保障人民健康放在优先发展的战略位置"。这充分说明健康是促进人的全面发展的必然要求，是民族昌盛和国家富强的重要标志。口腔健康是全身健康的重要组成部分。

口腔护理技术是护理学专业（口腔护理方向）的核心课程，是思政教育的主要载体，承担着引导学生守护人民口腔健康，胸怀健康中国战略责任感、使命感的重任。课程中包含大量专业实践教学内容，有助于进一步培育学生的医德医风和护理职业素养，使学生在实践中塑造正确的世界观、人生观和价值观。

本教材在建设过程中坚持以立德树人为根本任务，构建"医护一体化""理论实验一体化"，注重学生专业能力和创新能力的培养。具体教学构建见下表。

课程思政教学案例

序号	知识点	案例	思政建设目标
1	口腔护理的发展	建立口腔护理专业，守护人民口腔健康：口腔专科护士参加口腔科普宣教和"9·20"爱牙日活动	办好人民满意的教育 坚定理想信念，培养口腔专科护理创新型人才
2	口腔四手操作技术	"国家不可一日无兵，亦不可一日无护士"：第一位南丁格尔奖章获奖者王秀瑛的事迹	不忘初心，牢记使命。肩负新使命、新任务，为卫生健康事业而努力。激发专业认同感和社会责任感
3	口腔保健方法指导	健康中国促发展：保护口腔健康的重要性	坚定理想信念，增强医务工作者的责任感和使命感
4	口腔重复使用器械的消毒灭菌技术	筑牢安全防线，保证患者安全：医院感染案例分析	坚持慎独慎行，贯彻患者安全目标 注重培养护生的护理安全意识和职业素养
5	职业暴露的预防及应急处理	美国护士 Arnold Lynda 职业暴露染上艾滋病案例	关爱患者，关爱自己 加强职业安全教育，增强自身防护意识，树立严谨求实、慎独自律的职业品德
6	橡皮障隔离术的四手护理配合技术	中国口腔护理学科带头人、"中国好护士"李秀娥事迹	学习领悟典型人物敬业精神，深化口腔职业理念和职业道德教育，培养口腔专科护理人才的职业精神
7	树脂粘结修复术后的健康宣教	龋病治疗后健康宣教："上医治未病，中医治欲病，下医治已病"	坚持预防为主，加强重大慢性病健康管理 培养学生重视口腔预防、保健和健康教育的职业精神
8	根管治疗术的四手护理配合技术	留守老人牙外伤因贫拒诊，口腔医院免费用病有所医	深入贯彻以人民为中心的发展思想；病有所医；促进健康中国建设

续表

序号	知识点	案例	思政建设目标
9	全口义齿戴入的四手护理配合技术	王维《酬张少府》：晚年唯好静，万事不关心 健康状况良好对老年人个人和家庭幸福的重要意义	促进老年人健康，让老年人享有健康幸福晚年
10	种植牙术前评估	专业技能与大爱无疆的融合："杏林春暖，橘井生香"的故事	把保障人民健康放在优先发展的战略位置，完善人民健康促进政策 培养仁心仁术，激发责任感和使命感
11	牙齿拔除术的四手护理配合技术	情系二十大，关爱口腔，促进健康 医仁心、行至善——浙大颌面外科好医生王慧明教授事迹介绍	坚持人民至上、生命至上，推进健康中国建设。以先进个人为榜样，弘扬医者仁心的奉献精神
12	托槽的种类	托槽材料的更新迭代 材料的进步推动正畸专业的发展	高水平科技推动高质量发展，提高专业认识，树立远大理想和职业规划
13	下颌阻生牙拔除术的四手护理配合技术	民族自豪意深远 国际口腔博物馆——阻生齿探秘	培育家国情怀，激发专业自豪感，树立口腔门诊医护团队合作与爱岗敬业精神